U0247952

临床
疑难罕见心电图
图谱及解析

主 编

史训凡　刘　琼　彭欣辉　张　蓉　马　颖　李湘民

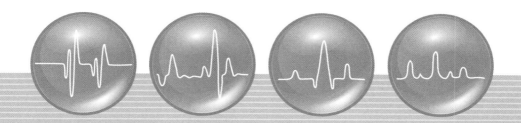

CSK 湖南科学技术出版社 ·长沙

国家一级出版社　全国百佳图书出版单位

《临床疑难罕见心电图图谱及解析》

编委会名单

主　编：史训凡　刘　琼　彭欣辉　张　蓉　马　颖　李湘民

副主编：周建辉　刘建宏　刘灵佳　陈　霞　李华春　何　华

编　委：陈晓彬　谢　伟　李祖亮　李　芳　刘　能　何　瑾

　　　　钟　华　邓桂元　裴志芳　周　环　龙天翼　井　然

　　　　刘　巍　吴东凯　李睿轩　方　晗　李　非　张利辉

　　　　汪　洋　闻　城　邓　彬　陈　华　易　军　彭沙沙

　　　　胡秋宁　陈　琳　李　洁　毛肃肃　蒋敏娜　徐维芳

　　　　彭庆翎　陈美英　胡美玲　喻　南　王嘉惠　张慧慧

　　　　刘　琴　彭继晖　彭　凤　刘女莎

主　审：刘　云　钱招昕　余再新　汪文娟　范咏梅　丁四清

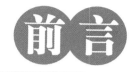

　　自 1887 年 Waller 描记出人类第一份心电图，1903 年 Einthoven 创造出第一代弦线型心电图描记器以来，心电图已走过了百余年的历程。然而作为心电学的重要内涵，心脏病的一个重要诊断手段，临床医学中不可替代的检查项目，伴随着科技设备的高精尖发展和医学理论的纵横延伸，心电图的地位和作用，没有削弱降低，反而愈发巩固和加强。

　　如果说心电图犹如一座大山，那么疑难和罕见心电图则是大山中的险峰高地，历来备受关注。如果没有大量的踩点铺垫，没有广博的知识积累，没有持续跋涉登攀的勇气和毅力，没有慧眼和功力，就很难一睹这高地险峰的无限风光。因此，笔者携本书编写团队搜集、整理了 341 帧心电图，并参照 AHA/ACC/HRS《心电图标准化与解析建议》，根据国内外心电生理的最新进展予以解析，给有志登峰同仁，加油助力，圆梦添彩。

　　心电学发展日新月异，内容丰富多彩、博大精深，由于我们视野有限，书中难免遗漏缺失，尤其是对疑难心律失常更是存在一图多解、不同看法和观点相左，敬请各位专家、同仁及广大读者批评指正，不吝赐教。

　　让我们携手一起在已知中求进，在未知中探究，同赏心电春天的美景，共创心电美好的未来！

中南大学湘雅医院

史训凡

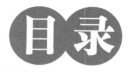

CONTENTS

下篇　疑难罕见心电图图例

疑难罕见心电图解读思路和方法

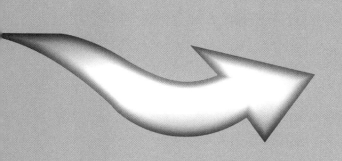

一、 解读技巧

1. 关注细节，见微知著，有疑必究。

2. 辨别规律与特征：①特别方式（成对/成组/交替/渐变/突变/反复等）；②特殊波（U 波/J 波/预激波等）；③特别电压（高/低）。

3. 疑难点：抓主要矛盾（伪善性改变/矛盾性改变/伪差性改变等）。

4. 在貌似简单中寻找复杂，在复杂乱象中探求简单。

5. 找出突破口和切入点（如有序中的无序、无序中的有序、规律中的不规律等）。

6. 充分运用延时、变幅、转模记录法和多导联同步对比法。

7. 结合既往图例及病史对照法。

二、 解读思路

1. 心房波的分析：有/无，正常/异常，频率/快慢。

2. 心室波的分析：①时间/电压/形态/方向的变化；②异常 QRS 波群。

（1）传导异常（不完全性束支阻滞）/完全性束支阻滞/束支分支阻滞/束支文氏型阻滞/束支间歇性阻滞/频率依赖性束支阻滞/交替性束支阻滞/室内差异性传导。

（2）融合变化（持续、间歇、交替预激波/窦性与异位搏动的融合/异位和异位搏动的融合）。

（3）电压变异（高/低/特高/特低/肢体导联/胸导联/全导联）。

（4）电交替（单纯性/阶梯性/双重性/多重性）。

（5）起源异常（早搏/逸搏/心动过速/逸搏心律/室性并行心律/心室扑动和心室颤动）。

3. 心房与心室波关系的分析：[完全相关（1∶1）和（2∶1）房室及室房传导、反复搏动、双径及多径等]部分相关（二度房室阻滞、各种房室干扰与脱节等）/完全无关（三度房室阻滞、完全性房室干扰脱节）。

4. 了解和判定产生上述变化和规律的成因。

三、 解读原则

七大原则：①坚持先常见/后少见、再罕见的概率原则；②坚持首选一元论、次选二元论、后选多源论的程序原则；③坚持心电与临床相结合的匹配原则；④坚持延时、变幅、加导、转模和多导同步描记的技术原则；⑤坚持危急、老残、幼小的人文关爱原则；⑥坚持既往对照、追踪观察、辩证思维、综合判读的框架原则；⑦坚持诊断的可靠性、准确性、全面性及诊断的合理性和协调性的系统原则。

四、 解读能力

解读能力包括：①源自于对心电事业的无私热爱和执着追求；②成功于扎实的基本功和广博的知识面；③收获于批判性思维、创造性思维及辩证性思维，发现问题、分析问题和解决问题能力的全面提高。

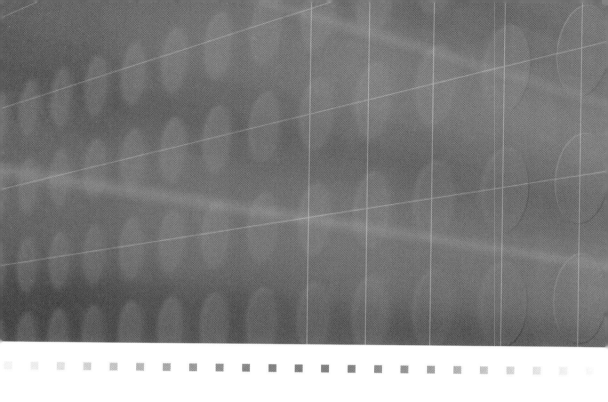

上篇　心电图特点

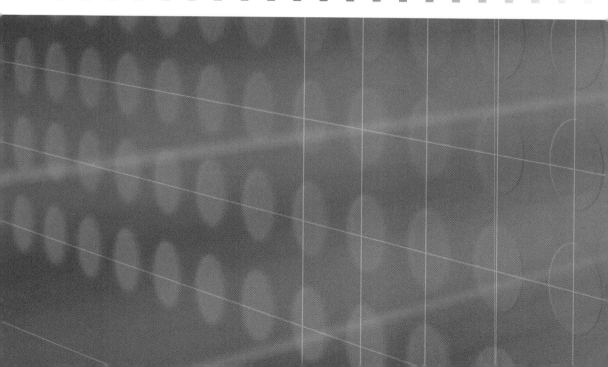

第一章

房室肥大

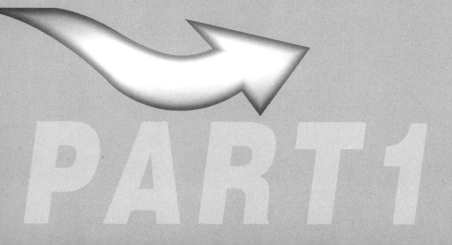

一、心房肥大

心房肥大（atrial hypertrophy）是因为各种器质性心脏病使其前后负荷过重所引起。心房扩大是由于心房肌纤维增长和变粗以及房间隔传导束被牵拉和损伤导致的功能性改变，当其肥大或扩张到一定程度时便产生相应的心电图改变。

（一）左心房肥大

1. 心电图特点：

（1）P波时限增宽≥0.12 s，在Ⅰ、Ⅱ、aVR、aVL导联最明显。

（2）P波的形态常呈双峰型（峰距＞0.04 s）在Ⅰ、Ⅱ、aVR、aVL导联最明显，后峰比前峰高，呈第二峰型，这种形态的P波常称为二尖瓣P波（图1-1），但并非一定由二尖瓣疾病引起。

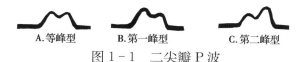

A.等峰型　　**B.第一峰型**　　**C.第二峰型**

图1-1　二尖瓣P波

二尖瓣P波为什么会呈双峰型？结合图1-2进行分析：由于左心房肥大时常伴有心房内阻滞，左、右心房开始除极时间差增大，左心房除极波幅度增高，时限延长，所以双侧心房波峰距离增大，其时限延长，故形成双峰型P波。

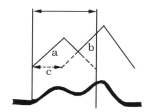

图1-2　二尖瓣P波形成示意图

a为右心房除极；b为左心房除极；c为左、右心房开始除极时间差。

（3）P波在V_1导联呈先正后负，将V_1负向P波的时间乘以负向P波振幅，称为P波终末电势（P-wave terminal force，$PtfV_1$）。当左心房肥大时，$PtfV_1 \leq -0.04$ mm·s，负值越大，左心房扩大越明显。（图1-3）

2. 心电图鉴别：需与不完全性房内阻滞相鉴别。不完全性房内阻滞的P

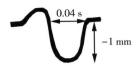

图 1-3　P波终末电势测量

P波终末时间为 0.04 s，幅度为 −1 mm，故 PtfV₁ = 0.04 s×−1 mm = −0.04 mm·s。

波时限＞0.11 s，呈双峰型，有明显痕迹，峰距＞0.04 s，但其后峰不高于前峰，双峰为等峰型，在Ⅱ、aVF、V₄～V₆导联较明显。

3. 病因：常见于二尖瓣狭窄，也见于冠心病、高血压心脏病、急性左心衰竭等。

（二）右心房肥大

一般正常情况下，右心房先除极，左心房后除极。

1. 心电图特点：

（1）P波高耸而且较尖，其振幅≥0.25 mV，在Ⅱ、Ⅲ、aVF导联较明显，又称肺性P波，但并非慢性肺源性心脏病特有。

（2）P波振幅大于同导联 1/2R 波，亦应考虑右心房肥大。

（3）在 V₁ 导联 P 波直立时，其振幅≥0.15 mV；如双向时，其振幅的算术和≥0.20 mV。

（4）右心房肥大时为什么 P 波会高尖？结合图 1-4 进行分析：由于右心房肥大，右心房的除极波幅增大，时限延长，而左心房未增大，其除极波正常，左、右心房除极时间差也正常，左、右心房除极波的降支近重叠，故形成一个形态高尖的 P 波。（图 1-4）

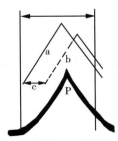

图 1-4　肺性P波形成示意图

a 为右心房除极波；b 为左心房除极波；c 为左、右心房开始除极时间差。

2. 心电图鉴别：应与窦性心动过速时肺动脉高压而引起的一过性 P 波高

尖、类似右心房肥大的心电图改变相鉴别。

3. 病因：常见于慢性肺源性心脏病，房间隔缺损、室间隔缺损、肺动脉高压及肺动脉狭窄等疾病。

（三）双侧心房肥大

1. 心电图特点：

（1）P 波异常高而宽阔，呈双峰型，峰距＞0.04 s。

（2）P 波时限＞0.12 s，P 波振幅≥0.25 mV。

2. 病因：常见于先天性心脏病、风湿性心脏病、扩张型心肌病、缺血性心肌病、高血压心脏病。

二、心室肥大

心室肥大（ventricular hypertrophy）是由于心室肥厚或心室腔扩张所致。心室肥厚是由于收缩期负荷过重而引起心肌呈向心性肥厚，常见于原发性高血压，主动脉瓣狭窄及肺动脉狭窄。心室腔扩张是由于舒张期负荷过重所致，常见于房间隔缺损、室间隔缺损、动脉导管未闭及主动脉瓣关闭不全等，心室肥厚与心室扩张可并存。现介绍左心室肥大。

1. 成人左心室肥大心电图特点：

（1）QRS 波群电压增高：①$R_{v5}＋S_{v1}$，男＞4.0 mV，女＞3.5 mV；②$R_I＋S_{III}＞2.5$ mV（电轴左偏时）；③$R_I＞1.5$ mV；④$R_{aVL}＞1.2$ mV；⑤$R_{aVF}＞2.0$ mV；⑥R_{v5} 或 $R_{v6}＞2.5$ mV；⑦Cornell 标准，$R_{aVL}＋S_{v3}＞2.8$ mV（男）或＞2.0 mV（女）。

（2）可出现电轴左偏，一般＜－30°。但不能诊断左心室肥大的必需条件，有辅助诊断意义。

（3）QRS 波群时限延长：可达 0.10～0.11 s。

（4）ST 段和 T 波的改变：以 R 波为主的导联 ST 段压低＞0.05 mV（V_5、V_6），T 波低平，甚至倒置；以 S 波为主的导联 ST 段抬高（V_1、V_2），T 波直立。

2. 儿童左心室肥大心电图特点如表 1-1 所示。

表 1-1

	电压/mV				
	0~7 天	7 天至 1 个月	1~3 岁	3~5 岁	>5 岁
R_{V6}	>1.2	>2.3	>2.3	>2.5	>2.7
S_{V1}	>2.3	>1.8	>2.1	>2.2	>2.6
$S_{V1} + R_{V5}$	>2.8	>3.5	>3.8	>4.2	>4.7

表 1-1　　　　　　　　　　　　儿童左心室肥大的参考标准

3. 心电图鉴别：

(1) 左束支阻滞：左心室肥大时 QRS 波群时限增宽，V_5、V_6 导联的波形与左束支阻滞相似，易混淆。其鉴别要点是：①左心室肥大时，V_5、V_6 导联常有 q 波，R 波无粗钝，QRS 波群时限<0.12 s，R 峰时间<0.06 s；②而完全性左束支阻滞时，V_5、V_6 导联只有粗钝的 R 波，无 q 波，QRS 波群时限≥0.12 s，R 峰时间>0.06 s。

(2) B 型预激综合征：①左心室肥大时，PR 间期>0.12 s，无 δ 波，QRS 波群时限一般正常或增宽，左心室面电压异常增高；②而 B 型预激综合征时，PR 间期<0.12 s，有 δ 波，QRS 波群时限>0.12 s。

(3) 左心室肥大的 ST-T 改变：一般认为只有左心室面电压增高，QRS 波群的时限延长，电轴左偏而无 ST-T 的改变，称左心室肥大；若无 QRS 波群电压升高，仅有左心室面 ST-T 改变，称左心室劳损；既有左心室面电压增高，又有左心室面 ST-T 改变，称左心室肥大劳损（劳累）。

4. 有学者认为：T_{V5} 倒置≥0.20 mV，双支对称，是左心室肥大劳损的依据。凡有电轴左偏、T_{V5} 倒置（双支对称），即可考虑左心室肥大劳损。

5. 病因：原发性高血压、冠心病、肥厚型心肌病、室间隔缺损、动脉导管未闭等。

第二章

心肌缺血

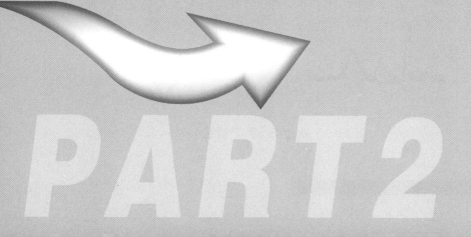

PART2

心肌缺血即冠状动脉供血不足，是指心肌的血液供应满足不了心肌活动的需要。正常的冠状动脉有强大的代偿功能，可根据心脏活动的需要调节血流量，当身体进行剧烈的活动时，冠状动脉也能稍有扩张，这时冠状动脉血流量比安静时增加 5 倍左右，所以正常人一般情况下不会发生冠状动脉供血不足。引起冠状动脉供血不足的原因较多，但必须使冠状动脉血流量下降 50%～70% 时，临床上才会出现冠状动脉供血不足的现象，最常见的病因是冠状动脉粥样硬化，引起管腔狭窄达到一定程度，或因斑块不稳定，病变部位痉挛等，即可引起冠状动脉供血不足。有时类似冠状动脉供血不足的其他表现，很难从心电图上与冠心病明确区分开来，必须结合临床进行综合分析；在排除其他原因后，如有典型的冠状动脉供血不足的临床表现或心电图改变，应考虑冠心病的诊断。所以，症状不典型的患者在休息状态下做心电图检查不一定有明显改变；有典型症状者，在休息状态下做心电图检查也可能有改变，必要时加做心脏运动负荷试验、冠状动脉 CT、单光子发射计算机体层摄影（SPECT）、冠状动脉造影检查及 24 h 动态心电图观察。

一、心肌缺血的心电图改变

在正常情况下，心肌的复极过程是从外膜开始向内膜推进。如发生心肌缺血（myocardial ischemia），复极过程将发生改变，心电图上将出现 T 波改变。

（一）心内膜下心肌缺血

这部分心肌复极正常时更为延迟，而心外膜下心肌供血相对良好，致使最后的心内膜下的心肌复极时已没有其他与之相抗衡的心电向量存在，导致 T 波向量增加，出现与 QRS 波群主波方向一致的宽大直立的 T 波（图 2-1A）。如：下壁心内膜下心肌缺血时，Ⅱ、Ⅲ、aVF 导联上出现宽大直立的 T 波。

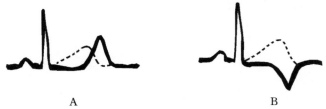

A   B

图 2-1　缺血型 ST-T 改变

（二）心外膜下心肌缺血

这将引起心肌复极顺序逆转（即心内膜复极在先，心外膜复极在后），于是出现与正常方向相反的 T 向量。在心电图上出现与 QRS 波群主波方向相反的 T 波（图 2－1B）。如下壁心外膜下心肌缺血时，Ⅱ、Ⅲ、aVF 导联上出现较深而倒置的 T 波；前壁心外膜下心肌缺血，胸导联（$V_2 \sim V_5$）出现倒置的 T 波。

典型心绞痛发作时，缺血型的 ST 段改变呈水平型或下斜型压低≥0.1 mV 可伴有 T 波倒置。心肌缺血时 ST 段呈水平型或下斜型压低≥0.05 mV，在临床才有诊断价值。目前认为，ST 段水平型或下斜型压低对心肌缺血的诊断意义更大。

二、心电图鉴别

ST-T 改变在心电图上是最常见，但有一部分是属非特异性的一种改变。所以见到 ST-T 改变不一定就要考虑心肌缺血，在心电图诊断之前必须结合临床进行分析及鉴别诊断。影响 ST-T 的因素很多，除考虑冠心病外，其他常见的心肌炎、心包疾病、心肌病等也可出现类似缺血型的 ST-T 改变；此外，还有心室肥大劳损及心脏神经症引起的非特异性 ST-T 改变。（表 2－1）

表 2－1　　　　　　　　　　冠心病与心脏神经症的鉴别

	冠心病	心脏神经症
发病年龄	多见于老年人	多见于年轻女性
服普萘洛尔前	心率一般正常，ST-T 改变	心率稍快，ST-T 改变
服普萘洛尔后	ST-T 无变化	心率减慢，ST-T 恢复正常
普萘洛尔试验结果	阴性	阳性

第三章

心肌梗死

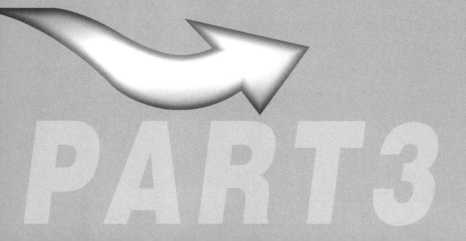

心肌梗死（myocardial infarction）是指心肌缺血性坏死，是冠心病最严重的临床表现之一。绝大多数是由于冠状动脉粥样硬化造成管腔严重狭窄，甚至完全闭塞而又未充分形成侧支循环来代偿，使心肌严重而持久性缺血所致。其心电图表现为特征性改变并有演变过程，对心肌梗死的确诊及预后有重要临床意义。

一、特征性心电图改变的机制

（一）"缺血型"改变

冠状动脉阻塞后，一切复极明显迟缓，产生心肌缺血，T 向量背离缺血区。若缺血发生在心内膜下心肌，且心外膜下心肌供血良好，内膜下心肌复极明显迟缓，但心室复极的过程仍和正常一样从心外膜下心肌开始，其向量方向是从心内膜指向心外膜心肌，所以背离缺血的心内膜，已没有其他抗衡的心电向量存在，这样 T 向量环投影在缺血区心室壁导联轴的正侧，出现宽大而直立的 T 波。若心肌缺血发生在心外膜下心肌，外膜复极明显延缓，且电极面对缺血的导联出现倒置的 T 波，引起 QT 间期延长。

（二）"损伤型"改变

由于缺血时间的延长，缺血程度加重，将会出现"损伤型"改变，面向损伤心肌的导联出现 ST 段抬高。关于 ST 段抬高的机制。以"损伤型"及"受阻型"电流现象解释为妥。

1. 损伤型电流现象：由于心肌细胞缺血的程度更进一步加重，使心肌细胞严重受损，致使心肌细胞发生变化，膜的通透性增加，其极化程度（外正内负）较正常为低，导致该处细胞膜极化不足。其产生原因是由于常有部分阳离子进入细胞内引起损伤区膜外阳离子减少，其电位低于正常区电位而出现损伤型的 ST 段改变。若心外膜下心肌损伤，面对着损伤区导联，出现 ST 段抬高，呈现损伤期的单向曲线，ST 段弓背向上。

2. 除极受阻现象：当心肌除极时，除极到损伤心肌周围，产生保护性除极受阻，出现只有正常区进行除极而受损区未被除极的现象，因此损伤区的电位高于正常区电位，正常心肌与受损心肌之间产生电位差，形成损伤型电流而引起 ST 段向上抬高。

（三）"坏死型"改变

由于心肌缺血进一步加重，导致心肌细胞变性、坏死。该坏死区的心肌细胞丧失了电活动能力，不能再进行除极，也不再产生生物电流，故无电位差。其对侧的正常心肌细胞照常进行除极，致使心电上 0.03～0.04 s 的向量必然指向正常区而背离坏死区，所以"坏死型"改变主要表现为面向坏死区的导联上出现异常的 Q 波或 QS 波，Q 波时限≥0.04 s，Q 波的电压≥1/4R 波或有明显切迹。

二、心肌梗死

根据第四版全球心肌梗死定义，心肌梗死是指急性心肌损伤［血清肌钙蛋白（cTn）增高和/或回落，且至少一次高于正常值上线］和急性心肌缺血的临床证据，包括：①急性心肌缺血症状；②新的缺血性心电图改变；③新发病理性 Q 波；④新的存活心肌丢失或室壁节段运动异常的影像学证据；⑤冠状动脉造影或腔内影像学检查或尸检证实冠状动脉血栓。

根据心肌梗死后的缺血、损伤、坏死随时间不同而出现动态演变，可分为以下 4 期。

（一）超急期（超急性损伤期）

在心肌梗死后数分钟到数小时内，将出现缺血和损伤心电图的改变，表现为巨大高耸的 T 波，类似高血钾心电图改变。ST 段呈斜型抬高，与直立、高耸的 T 波相连，形成单向曲线，但尚未出现异常 Q 波，R 波下降至 J 点后 ST 段升高，弓背向上或向下。由于持续时间短，在心电图上有时难以描记到。如果处理及时，预后较好。

（二）急性期（充分发展期）

在心肌梗死后数小时至数天出现，可持续数周。心电图呈现演变，ST 段呈弓背型向上抬高，与直立的 T 波形成单向曲线，由于心肌的坏死，导致面向坏死区导联的 R 波幅度降低或消失，出现异常 Q 波（或 QS 波），ST 段呈上凸曲线，T 波由直立转向对称型倒置，逐渐加深。

（三）近期（亚急性期）

在心肌梗死后数周出现。此期以坏死及缺血为主要特征，ST 段弓背型抬高减轻，逐渐回至等电位线，异常 Q 波及 QS 波仍存在，缺血型的 T 波倒置由加深逐渐变浅。

（四）陈旧性期（愈合期）

常在急性心肌梗死后 3～6 个月或更久出现，坏死型的 Q 波或 QS 波仍存在，ST 段回到等电位线，T 波持续倒置或低平，趋于恒定不变。如 ST 段半年不回至等电位线，则要考虑室壁瘤的诊断。大多数心肌梗死患者，其 Q 波或 QS 波持续终身，但随着瘢痕组织的缩小和周围心肌代偿性肥大，几年后坏死型的 Q 波明显缩小。但有个别病例异常 Q 波甚至消失，或出现直上直下型的陈旧性心肌梗死图形。

20 世纪 80 年代后，我国开展了对急性心肌梗死实施溶栓及心脏的介入治疗，不但明显缩短整个病程，还可改变急性心肌梗死的特征表现，有部分病例不再呈现上述典型的演变过程。

三、心肌梗死的定位

心肌梗死的定位诊断，主要根据坏死型图形（异常 Q 波呈 Qr 型或 QS型）来确定部位。其常见部位如下（表 3－1）。

表 3－1　　　　　　　　　　　　心肌梗死的定位

	V_1	V_2	V_3	V_4	V_5	V_6	V_7	V_8	V_9	I	II	III	aVL	aVF	V_3R	V_4R
前间壁	+	+	±													
前壁				+	+											
前侧壁				±	+	±			+				+			
广泛前壁	+	+	+	+	+				±				±			
下壁											+	+		+		
后壁	±	±					+	+	+							
右心室	±	±													+	+

注："＋"表示出现异常 Q 波，ST 段弓背型抬高与直立的 T 波形成单向曲线；"±"表示可有无异常 Q 波；"⊕"表示 R 波增高、T 波高耸。

1. 前间壁心肌梗死：异常 Q 波或 QS 波出现在 V_1～V_3 导联。
2. 前壁心肌梗死：异常 Q 波或 QS 波出现在 V_3、V_4、V_5 导联。
3. 前侧壁心肌梗死：异常 Q 波或 QS 波出现在 V_4～V_6 及 I 、aVL 导联。
4. 下壁心肌梗死：异常 Q 波或 QS 波出现在 II 、III 、aVF 导联。

5. 后壁心肌梗死：异常 Q 波或 QS 波出现在 $V_7 \sim V_9$ 导联；而与后壁导联相对应的 V_1、V_2 导联，则出现 R 波增高，ST 段压低及 T 波增高。

6. 广泛前壁心肌梗死：异常 Q 波或 QS 波出现在 $V_1 \sim V_6$ 导联。

7. 右心室心肌梗死：异常 Q 波或 QS 波出现在 V_3R、V_4R 导联。

四、 心肌梗死的几个问题

（一）心肌梗死的特征性改变为病理性 Q 波

现用体表常规心电图 12 导联对于某些部位的心肌梗死可能不一定出现病理性 Q 波。如：右心室心肌梗死，仅在 $V_1 \sim V_2$ 导联上出现 R/S＞1，ST 段压低，T 波高耸常≥0.40 mV；而对应导联 $V_7 \sim V_9$ 导联，表现与 V_1 导联相反图形，呈现 QR 型。从额面六轴系统看心脏的左心室壁大致位于－30°～＋90°的范围内，因此大多数心肌梗死都能在有关导联出现异常 Q 波。但当心肌梗死发生在初始向量 0.03～0.04 s，向量指向自 30°～90°狭窄范围内时，各标准导联上都不出现异常 Q 波，即所谓无 Q 波区。

（二）无 Q 波型心肌梗死

无 Q 波型心肌梗死又称心内膜下心肌梗死或非穿透性心肌梗死。个别病例临床症状为典型的心绞痛，心肌酶学检查异常增高；心电图仅表现 ST 段抬高或压低及 T 波倒置，并符合心肌梗死的规律性演变，但不出现异常 Q 波。

近几年研究发现，无 Q 波型心肌梗死既可能是非穿透性，亦可能是穿透性。与典型的 Q 波型心肌梗死比较，此种不典型心肌梗死经冠状动脉造影证实，常见于多支冠状动脉病变；有些冠状动脉甚至闭塞 100％已经呈完全阻塞，但未见异常 Q 波，可能由于心肌梗死后建立了侧支循环来代偿。此外，产生了几个不同解剖位置的心肌梗死（不同的部位产生不同的电位变化，相互作用发生抵消）或者梗死范围局限及梗死区位于心电图常规 12 导联描记的盲区（如右心室、左心室后壁基底部等），均可产生不典型的心肌梗死图形。所以，Q 波不是心肌梗死的代名词，也不是心肌损伤的同义词。

（三）ST 段抬高心肌梗死与非 ST 段抬高心肌梗死

临床研究发现，ST 段抬高心肌梗死（STEMI）可不出现异常 Q 波；而非 ST 段抬高心肌梗死（NSTEMI），个别患者可出现异常 Q 波，心电图是否出现异常 Q 波通常是回顾性诊断。

为更好地改善心肌梗死患者的预后，将心肌梗死分为两大类：ST 段抬高心肌梗死和非 ST 段抬高心肌梗死，而且与不稳定型心绞痛统称急性冠脉综合征。以 ST 段改变代替过去的 Q 波分类，体现了早期治疗的重要性，在未出现异常 Q 波之前提早治疗（如溶栓、抗栓及介入治疗等），可挽救濒临坏死的心肌梗死或减小心肌梗死的范围。因为 ST 段抬高心肌梗死与非抬高心肌梗死，两者之间治疗对策是不同的，可以根据 ST 波改变选择正确的治疗方案。在诊断 ST 段抬高心肌梗死与非 ST 段抬高心肌梗死时，应该紧密结合临床病史，区别其他原因引起的 ST 段改变。

（四）心肌梗死合并束支阻滞

1. 心肌梗死合并右束支阻滞：QRS 波群起始 0.04 s 向量仍和单纯心肌梗死一样发生改变，因此常具备两者心电图的特点，一般不影响两者的诊断。

2. 心肌梗死合并左束支阻滞：诊断较为困难，因两者均可影响 QRS 波群的起始向量，心肌梗死的图形常被掩盖，按原有诊断标准进行诊断较为困难。左束支阻滞时 $V_1 \sim V_3$ 导联可呈 QS 型。根据左束支阻滞的心电图特点可鉴别：①QRS 波群时限≥0.12 s；② I 、V_5 导联为平顶型的 R 波；③有继发性 ST-T 改变（T 波与 QRS 波群主波方向相反）。

3. 心肌梗死合并心室壁瘤：ST 段持续抬高半年以上。

（五）心肌梗死的鉴别诊断

1. STEMI 应与主动脉夹层、急性心包炎、急性肺动脉栓塞、气胸和消化道疾病（如反流性食管炎）等引起的胸痛相鉴别：

（1）向背部放射的严重撕裂样疼痛伴有呼吸困难或晕厥的患者，无论心电图是否为典型的 STEMI 表现，均应警惕主动脉夹层，必须在排除主动脉夹层尤其是 A 型夹层后方可启动抗栓治疗。

（2）急性心包炎表现为发热、胸膜刺激性疼痛，向肩部放射，前倾坐位时减轻，部分患者可闻及心包摩擦音，心电图表现 PR 段压低、ST 段呈弓背向下型抬高，无对应导联镜像性改变。

（3）肺栓塞常表现为呼吸困难、血压降低和低氧血症。

（4）气胸可以表现为急性呼吸困难、胸痛和患侧呼吸音减弱。

（5）消化性溃疡可有胸部或上腹部疼痛，有时向后背放射，可伴晕厥、呕血或黑便。

（6）急性胆囊炎可有类似STEMI症状，但有右上腹触痛。

2. A型预激综合征：电轴左偏，除极向量背离Ⅰ和aVL导联的正侧，出现起始向量的负向波，酷似高侧壁心肌梗死；如果预激向量位于额面指向左上，则Ⅰ和aVL导联出现起始向量的正向波，可以掩盖高侧壁心肌梗死时出现的异常Q波。

3. B型预激综合征：预激向量指向后上，$V_1 \sim V_3$导联出现起始向量的负向波，酷似前间壁心肌梗死；如果预激向量指向右前方，$V_1 \sim V_3$导联出现起始向量的正向波，将掩盖前间壁的异常Q波。

4. 扩张型心肌病：Ⅱ、Ⅲ、aVF导联可出现异常Q波。部分患者Ⅰ、aVL及V_3以左导联出现异常Q波或QS波，但深而不宽，Q波时限<0.04 s，T波常直立。如两者鉴别有困难，可结合临床及心脏B超检查加以鉴别。

5. 其他：

（1）V_1、V_2导联呈QS波型，应与左心室肥大、肺源性心脏病等进行鉴别：①如V_3R及V_4R导联也出现QS波形，则非心肌梗死；如出现rS波型，则提示心肌梗死。②V_1、V_2导联呈QS波型，左心室肥大也可以引起，但紧接着左胸导联应呈rS型；否则，提示心肌梗死。③单纯的左心室肥大，V_1、V_2导联呈QS波型，可加作V_1导联下一肋：如V_1导联下一肋也呈QS型，提示心肌梗死；如V_1导联下一肋呈rS型，则非心肌梗死。

（2）Ⅲ导联出现异常Q波；下壁心肌梗死时Ⅲ导联有病理性Q波出现，但横位心、肥胖者可出现异常Q波，其鉴别如下：①Ⅲ导联呈QS型或Qr型，伴有ST-T改变，符合心肌梗死演变过程，支持心肌梗死。②aVF导联亦有Q波，Ⅱ导联有不定Q波，伴有ST-T演变，支持心肌梗死。③做深吸气检查，深吸气后再闭气，Ⅲ导联Q波加深，支持心肌梗死；Ⅲ导联Q波消失或变浅，可考虑为心脏位置改变所致而并非心肌梗死。

（3）aVL导联出现异常Q波或QS波：直位心时aVL导联中可出现异常Q波或QS波，Ⅰ导联可出现不明显的Q波而无心肌梗死的临床症状，可能为左前分支阻滞所致。

第四章

心律失常概论

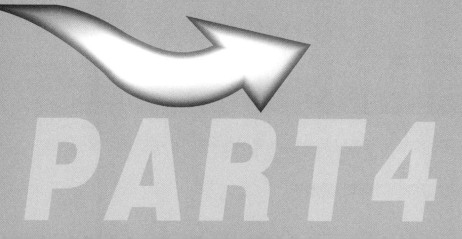

PART4

一、概述

心律又称节律，正常人的心脏激动起源于窦房结并按正常传导系统顺序激动心房和心室，如心脏的某一起搏点连续 3 次以上兴奋即构成心律。当激动起源、频率、传导顺序及相应速度任一环节发生异常称为心律失常（arrhythmia）。

心律失常是临床上最常见的一种现象。它可能是心脏功能性改变或心脏器质性病变的表现，过快、过缓的心率均可引起循环功能障碍，因此，心律失常是心脏病学中的一个非常重要部分。

心电图对诊断心律失常具有独特之处。如系单一异常，心电图表现较为简单；如有多种心律失常并存，将构成较为复杂的心电图。故心律失常是心电图中最难的部分，必须弄清楚基本概念才能做出正确诊断。关于心律失常的分类，可以多方面进行分类，兹以起源（包括速度）及传导异常分为两大类。

（一）激动起源失常

1. 窦性心律失常：包括窦性心动过速、窦性心动过缓、窦性心律不齐及窦性停搏。

2. 异位心律：

（1）被动性异位心律：逸搏与逸搏心律（房性、房室交界性、室性）。

（2）主动性：①早搏（窦性、房性、房室交界性、室性）；②心动过速（窦性、房性、房室交界性、室性）；③扑动与颤动（心房、心室）。

（二）激动传导失常

1. 生理性传导阻滞：干扰与脱节。

2. 病理性传导阻滞：①窦房阻滞；②心房内阻滞；③房室阻滞（一度、二度Ⅰ型和Ⅱ型，三度）；④心室内阻滞（左、右束支阻滞和左束支分支阻滞）；⑤传导激动中的一些现象，超常传导、韦金斯基现象。

3. 兴奋起源点不固定：游走心律、并行心律、反复心律。

4. 传导途径失常：预激综合征。

二、心肌电生理特性

心肌细胞都具有兴奋性、自律性、传导性和收缩性，前三者与心律失常有密切关系。

（一）兴奋性

兴奋性（excitability）是心肌细胞对刺激产生反应的能力，又称应激性。其刺激的作用在于使细胞膜发生通透性改变，而产生动作电位。引起心肌细胞膜的 O 期除极，使细胞膜达到阈电位而引起扩布性兴奋的最小刺激，称"阈刺激"。常用阈刺激的大小作为衡量兴奋性的指标。阈刺激越小，表示兴奋性越高；反之，兴奋性越低。心肌细胞兴奋的最大特点是在一次兴奋之后有较长的周期，又称不应期、兴奋期、反拗期。伴随着周期长短改变，其不应期也会相应变化。以心室肌为例可观察到下列时期（图 4 - 1）。

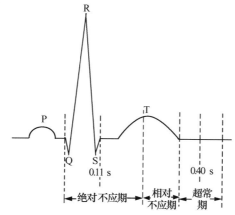

图 4 - 1　绝对不应期、相对不应期和超常期在心电图中的位置

1. 绝对不应期和有效不应期：从心肌开始除极后一段时期相当于心电图中的 QRS 波群的开始至 T 波的顶峰稍前这一段时间内，用强于阈值 1 000 倍刺激也不能起反应；由于快通道失活后尚未恢复，即使有着非常强大的刺激也不促使膜发生除极或兴奋，称绝对不应期（absolute refractory period），大约历时 0.2 s。在其后 0.01 s 的一段时间内，强大的刺激可以产生部分除极或局部兴奋，但不能产生扩布性兴奋。这种局部兴奋又将产生新的不应期，总称为有效不应期（effective refractory period）。心室肌的有效不应期相当于心电图中的 QRS 波群、ST 段及 T 波顶峰前约 0.03 s 附近。

2. 相对不应期（relative refractory period）：在有效不应期完毕后，相当于动作电位恢复−60 mV 左右至复极部分完成（−80 mV）。在这段时期内，较强的刺激才能引起扩布性兴奋，称相对不应期。心室肌相对不应期相当于心电图上 T 波顶峰至 T 波降支处。

绝对不应期加上相对不应期称总不应期。在此时期内所产生的兴奋,其除极速度和幅度均较正常为低,传导亦较慢,而且动作电位的时间较短,故产生新的不应期时间较短。这些现象均利于形成单向阻滞和兴奋所折返发生心律失常导致颤动,又称易颤期或易损期。心房的易颤期相当于心电图上的 R 波降支和 S 波附近;而心室的易颤期相当于心电图上 T 波顶峰前(约 30 ms 附近)。这是由于兴奋在恢复之初,细胞群之间兴奋性恢复的快慢与先后差别最大,使兴奋性、不应期及传导性处于很不一致的电异步状态。在这种电异步状态下,由于某部分兴奋易通过,其余部分难以通过,因此易发生传导迟缓和单向阻滞而形成兴奋折返。如果许多微折返同时并存,导致心房或心室的兴奋和收缩失去协调一致而形成纤维颤动。如在心房易颤期内发生的房性早搏,将会触发阵发性房性心动过速或心房扑动及心房颤动;而在心室易激期内发生的折返性早搏或外源性电刺激将导致 R-on-T 现象,易触发室性心动过速或心室扑动与颤动。(图 4 - 2)

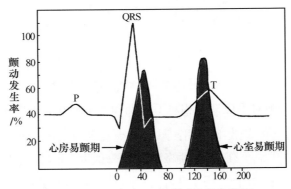

图 4 - 2　心房和心室易颤区示意图

在心电图上易引起心房或心室颤动的部位(黑区),在此区给予直流电刺激,可引起心房或心室颤动。

3. 超常期(supranormal period):在复极完毕的一段时间内(-80~-90 mV)膜电位比复极完毕后(-90 mV)较接近阈电位,因此引起兴奋所需的阈刺激小,亦即此时期兴奋性较高,称超常期。在此期内所产生动作电位的速度较慢,幅度即较小;此后的心肌细胞兴奋性恢复到正常。而心室兴奋的超常期相当于心电图上 T-U 连接处。

（二）自律性

心肌细胞具有自动节律性，是指心脏在不受外界刺激下具有自动地、节律地发生兴奋、发放冲动的特点。这种生理特性称自动节律性，简称自律性（autorhythmicity）。但不是所有的心肌细胞都具有自律性：具有自律性的心肌细胞，称起搏细胞；不具有自律性的心肌细胞，称非起搏细胞。

心脏的窦房结、结间束、房室交界区（结区除外）、希氏束、束支和浦肯野纤维均有自律性的起搏细胞。起搏点之所以具有自律性，是由于静息状态下起搏细胞的一个自动的、缓慢的 4 位相除极所致。但在正常情况下，自律性最高的为窦房结，每分钟发出 60～100 次冲动，成为心脏的正常起搏点；房室交界区次之，每分钟发出 40～60 次冲动；心室纤维最低，希氏束以下每分钟发出 25～40 次冲动。在正常情况下，窦房结起搏点频率最高，所以窦房结成为心脏的主导心律，称窦性心律。当窦房结以外的异位兴奋性增高时，形成主动性异位节律，取而代之为主导节律，出现早搏或异位心动过速；如窦房结的自律性因某种原因受到抑制时，则产生房室交界性起搏，取代高位起搏点而发生冲动，形成被动性心律（逸搏或逸搏心律）。

（三）传导性

传导性（conductivity）是兴奋在细胞膜上能自动地向周围扩布的特性，以单位时间内传导的速度为指标。一处心肌细胞发生了兴奋能沿着细胞膜向外扩布，并能由一条肌纤维扩布到其他相邻的肌纤维。兴奋的扩布是由兴奋部位的细胞膜和邻近安静部位的细胞膜之间发生电位差产生局部电流，从而刺激安静部位的细胞膜而产生兴奋。由此造成连锁反应，继续扩布，使得兴奋得以传导。

心肌各部传导速度都不相同，浦肯野纤维及束支传导速度最快（4 000 mm/min），而房室结传导速度最慢（200 mm/min）。房室结的传导速度慢，使房室结区保持一定的传导速度具有重要意义。一方面使心室收缩后于心房，使心室有充分的血液充盈时间以保证心室的排血量；另一方面可阻止极度快速的心房激动（如心房颤动）下传到心室。决定传导性的因素如下：

1. 心肌的传导和兴奋与 0 位相除极速度：兴奋部位 0 位相期除极是作为引起邻近的安静部位的细胞膜除极进行而形成扩布性兴奋的刺激。0 位相期除极的速度愈快，幅度愈大，则促使邻近安静部分达到阈电位所需的时间越短，兴奋的传导越快；反之，兴奋的传导越慢，产生传导阻滞。

2. 膜电位水平：膜电位增大是促使钠内流的动力之一。钠内流和除极的速度增快，兴奋的传导加速；反之，则传导性降低，发生传导阻滞。

3. 阈电位水平：阈电位水平升高（负值越小），则达到兴奋的差距加大，传导性降低；反之，则传导性增高。

4. 传导系统的病变或异常有如下表现：①完全不传导（完全性传导阻滞）；②隐匿性传导；③单向阻滞；④传导减慢（传导延迟）以及折返激动等。以上表现均与心律失常有密切关系。

第五章

窦性心律与窦性心律不齐

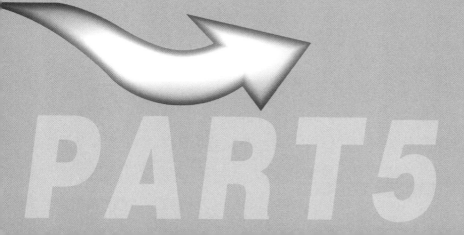

窦房结是心脏的正常起搏点。凡兴奋起源于窦房结的心律，称为窦性心律（sinus rhythm）。

一、正常窦性心律

1. P 波在 Ⅰ、Ⅱ、aVF 及 $V_4 \sim V_6$ 导联直立，aVR 导联倒置。
2. PR 间期 0.12~0.20 s。
3. 频率 60~100 bpm。
4. P 波规则出现，各 PP 间期相差值<0.12 s。

二、窦性心动过速

窦性心动过速（sinus tachycardia）是常见的一种心律失常。其频率为：1 岁以内>140 bpm；1~6 岁>120 bpm；10 岁以上与成人大致相同，>100 bpm；<150 bpm。但据有关报道，只要窦性 P 波清楚，成人可达180 bpm，婴儿可达 230 bpm。由于窦性心律较快，常有 PR、QRS 及 QT 时限相应缩短，心室率>130 bpm；有时还常伴有 ST-T 改变，勿将此种 ST-T 改变误认为心肌病变，最好待心率减慢 1 周后复查心电图。

窦性心动过速常见于正常人，在剧烈活动、兴奋、抽烟、酒过量均可出现一过性心动过速。其他原因也可以出现窦性心动过速，常见于发热、甲状腺功能亢进、感染、贫血、疼痛、心力衰竭、休克、心肌炎、缩窄性心包炎、肺源性心脏病、妊娠、围绝经期综合征、心血管神经症以及交感神经兴奋性增高或迷走神经兴奋性降低。拟肾上腺素药物作用等情况。

（一）心电图特点
1. 窦性 P 波。
2. PR 间期 0.12~0.20 s。
3. 心房率多为 100~150 bpm。

（二）心电图鉴别
1. 阵发性室上性心动过速：
(1) 一般心房率较快，多在 160~250 bpm。
(2) P 波常与窦性心动过速不同，如 P 波在 aVR 直立，则非窦性 P 波。

（3）常有室上性早搏。

（4）常有突起骤停现象，窦性心动过速时，由于 TP 融合（P 波融合在 T 波内），不易看出有窦性 P 波，易误认为室上性心动过速。

2. 2∶1 心房扑动：心房扑动时心室率常为 150 bpm 左右，而且较齐。若是在心电图上发现相邻两个 QRS 波群中的波，既不像 T 波又不像 P 波就很可能是 2∶1 心房扑动。把前一个 F 波误认为 T 波，把后一个 F 波误以为 P 波，因此易误诊为窦性心动过速或交界区性心动过速，但仔细观察是能够辨认的。

三、 窦性心动过缓

窦性频率低于 60 bpm 称窦性心动过缓（sinus bradycardia）。窦性心动过缓由于迷走神经张力增高所致。常见于运动员、老年人、颅内压增高、洋地黄过量、垂体或甲状腺功能减退、冠心病，尤其是急性下壁心肌梗死，由于窦房结供血减少，刺激迷走神经所致，服用某些药物（如 β 受体阻滞药）等亦可引起窦性心动过缓。

（一）心电图特点

1. 具有窦性心律的特点。

2. 1 岁以内常＜100 bpm，1～6 岁＜80 bpm，10 岁以上及成人＜60 bpm。

（二）心电图鉴别

1. 房性早搏未下传呈二联律：有时房性早搏未下传的 P′ 波与 T 波相重叠而不易辨认，易误诊为窦性心动过缓。

2. 二度Ⅱ型窦房阻滞（2∶1）：窦性心动过缓一般不低于 45 bpm，如＜40 bpm，应与二度Ⅱ型窦房阻滞（2∶1）相鉴别。注射阿托品或运动后，如心房率成倍增加，应考虑窦房阻滞（2∶1）所致；窦性心动过缓则是逐渐增加。

3. 二度Ⅱ型房室阻滞：二度房室阻滞受阻的 P 波落在前一个心动周期的 T 波中时，误以为双峰型 T 波而诊断为窦性心动过缓。所以必须观察 T 波有无变化，可用特殊导联或加大电压显示 P 波，以资鉴别。

四、窦性心律不齐

当窦房结不匀齐地发放兴奋而使心室节律不规则，称窦性心律不齐（sinus arrhythmia）。

（一）分类

窦性心律不齐分为呼吸性、非呼吸性和室相性窦性心律不齐。

1. 呼吸性窦性心律不齐：吸气时快，呼气时慢，可能为迷走神经张力改变所致。所以呼吸性窦性心律不齐常呈周期性。

2. 非呼吸性窦性心律不齐：与呼吸无关，无周期性，心率时慢时快。常见于洋地黄中毒、严重心肌缺血，其发生机制尚不清楚。

3. 室相性窦性心律不齐：凡夹有 QRS 波群的 PP 间期比未夹 QRS 波群的 PP 间期为短（有人认为这种正性变时性作用，属于钩拢现象）。常见于二度Ⅱ型及三度房室阻滞，也可见于室性早搏，有以下 4 种原因：

（1）窦房结动脉从窦房结中穿过，所以心室收缩时提高了窦房结的兴奋性而引起窦性心律加快，扩张时引起窦性心律减慢。

（2）心室收缩使窦房结供血改善，使兴奋加快释放。

（3）心室收缩时牵拉了心房，刺激了窦房结，使窦房结兴奋加快释放。

（4）心室收缩时可引起主动脉弓反射，反射性地提高窦房结的自律性，使兴奋加快释放。

（二）心电图特点

窦性心律不齐在同一导联最长的 PP 间期与最短的 PP 间期相差＞0.16 s 或 0.12 s。

（三）心电图鉴别

1. 窦性早搏：窦性早搏的 P 波提前出现，有固定的联律间期及代偿间歇，与呼吸无关。而窦性心律不齐无固定的代偿间歇，PP 间期与呼吸有关。

2. 二度Ⅰ型窦房阻滞：二度Ⅰ型窦房阻滞的 PP 间期逐次缩短至脱落并有规律性地出现，而窦性心律不齐无此规律。

3. 二度Ⅱ型窦房阻滞：窦性心律不齐的 PP 间期最大值尚无统一标准，但小于同导联最短 PP 间期的 2 倍；如≥2 倍，应考虑为二度Ⅱ型窦房阻滞或窦性静止。

窦房结在一个较长的时间内不能产生激动称窦性停搏（sinus arrest），又称窦性静止（sinus standstill）。

（一）心电图特点

1. 在心电图上一段比较长的时间内无 P 波，QRS 波群、T 波。

2. 长的 PP 间期大于短的 PP 间期 2 倍以上，但不成倍数关系。

（二）心电图鉴别

1. 未下传的房性早搏：在长的 PP 间期的 T 波中，埋藏过早的 P' 波使 T 波变形，但长的 PP 间期小于 2 倍正常窦性心律的 PP 间期。

2. 窦房阻滞：二度 II 型窦房阻滞的 PP 间期是基本窦性心律的 PP 间期的倍数，而窦性停搏无倍数关系。

3. 二度房室阻滞：二度 II 型房室阻滞间歇性发生时 P 波细小。易与窦性停搏混淆，应注意区别。

（三）临床意义

窦性停搏常见于迷走神经张力增高及窦房结起搏功能降低，可见于阵发性心动过速后、麻醉中、洋地黄及奎尼丁过量、冠心病、急性心肌炎、病毒性心肌炎、病态窦房结综合征及高钾血症患者。如停搏时间长而出现阿-斯综合征，须安装人工起搏器。

第六章

早 搏

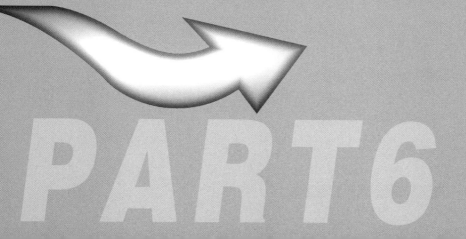

PART6

一、概述

窦房结以外的异位兴奋点提前发出激动而引起心脏搏动，称为早搏，又称期前收缩、期外收缩，是临床上最常见的一种自动异位心律失常。心电图对早搏检获率最高，正常人或心脏正常者早搏并不少见。

（一）病因

1. 早搏可能为神经反射引起，特别是通过胃肠道的感受器所激发的神经反射较常见，如过度疲劳、精神刺激、情绪波动、过度烟酒、饮茶、吃槟榔、饱餐后均能引起早搏。患者在早搏发生时常有心脏停搏感，如早搏过于频发，往往出现心悸、头晕、眩晕甚至胸前区疼痛等自觉症状。

2. 在运动或心率增快时发生的早搏，考虑心脏疾病的可能性大；而休息时出现的早搏，则多为功能性。

3. 其他疾病也可出现早搏，如原发性高血压、冠心病、甲状腺功能亢进性心脏病（简称甲亢性心脏病）、心瓣膜疾病、先天性心脏病、风湿热、心肌炎、心肌病、肺源性心脏病以及心功能不全等。而急性心肌梗死出现的频发室性早搏，常是阵发性室性心动过速、心室颤动的预兆；而并行心律时出现的早搏，则预后较好。

4. 早搏可见于药物作用及中毒（如洋地黄），还有电解质紊乱（以低血钾常见）。外科手术、麻醉、心导管检查及各种插管均可导致早搏。

（二）产生机制

早搏产生的机制为：①触发异位节律点的自律性增高；②折返激动；③并行心律。

按早搏的异位搏动起源部位不同，分为窦性早搏、房性早搏、交界性早搏和室性早搏，其中以室性早搏为常见，房性次之，窦性早搏、交界性早搏少见。

（三）有关早搏心电图特点的几个问题

1. 联律间期（coupling interval）　又称偶联间期、配对间期，是指异位搏动与期前窦性搏动之间的间距。影响联律间期的原因是由于折返途径和激动传导速度。室性早搏的联律间期是从室性异位搏动的 QRS 波群起点测至其前窦性 QRS 波群起点（图 6-1）；而房性早搏是从房性异位搏动 P 波的起点测至其前的窦性 P 波起点（图 6 - 2）。如各 RR′或 PP′之间的间距相差＜0.08 s，称联律间期相等；如＞0.08 s，称联律间期不等。

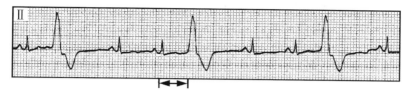

图 6 - 1 室性早搏的联律间期

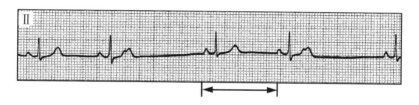

图 6 - 2 房性早搏的联律间期

2. 代偿间歇（compensatory pause）：是指提前出现的异位搏动代替了一个正常窦性搏动，其后出现一个较正常心动周期为长的间歇。

（1）代偿间歇完全（图 6 - 3）：如室性早搏前后的 2 个窦性 P 波的时距等于正常 PP 间期的 2 倍。这是因为室性早搏的激动常不能逆传到心房，当窦房结未受到干扰时，窦性周期按时发生激动，则代偿间歇完全。

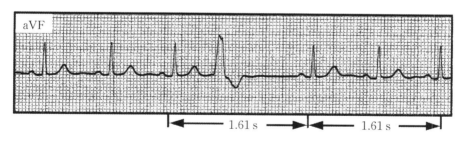

图 6 - 3 室性早搏代偿间歇完全

（2）代偿间歇不完全（图 6 - 4）：即包含早搏的 PP 间期短于 2 个正常的 PP 间期的 2 倍。这是由于早搏的激动传入窦房结，暂时打乱了窦房结的起搏频率，使下一次窦性激动提前出现所致。

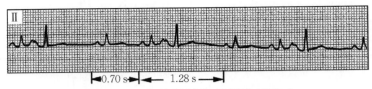

图 6-4　房性早搏代偿间歇不完全

3. 间位性（间插性）早搏：如早搏夹在 2 个相邻的窦性搏动之间，无代偿间歇，称间位性早搏。即正常心动周期之间真正地增加了 1 次心搏，是名副其实的早搏，常见于窦性心动过缓。

4. 单源性早搏和多形性早搏：在同导联中来自于同一异位兴奋点的早搏，如联律间期相同，形态一致，称为单源性早搏；如联律间期相同，而形态不同称多形性早搏。

5. 多源性早搏：如果在同导联中，早搏的联律间期及形态互不相同，称多源性（双源性）早搏。

6. 偶发性早搏和多发（频发）性早搏：6 bpm 或 30 次/h 以下者为偶发性早搏。6 bpm 或 30 次/h 以上者为多发性早搏。

二、心电图诊断

（一）窦性早搏

来自于窦房结附近的过早冲动激动心脏称窦性早搏（sinus premature），是一种比较少见的窦性心律失常。有人亦认为窦性早搏就是舒张晚期的房性早搏。

1. 心电图特点：

（1）提前出现 P 波形态、电压、方向与同导联窦性 P 波一致。

（2）窦性早搏的联律间期常固定。

（3）窦性早搏的代偿间歇不完全。

（4）QRS 波群常与窦性 QRS 波群基本一致，或伴室内差异性传导。

2. 心电图鉴别：

（1）房性早搏：房性早搏 P′波提前出现，P′波的外形与同导联窦性 P 波不同。窦性早搏的 P′波也提前出现，但与同导联 P 波形态一致。

（2）窦房阻滞（3：2）：窦性早搏呈二联律时，短的 PP 间期与长的 PP

间期不成倍数。而 3∶2 窦房阻滞时，长的 PP 间期恰为短的 PP 间期的 2 倍。

（3）窦性心律不齐：窦性早搏的 P′ 波提前出现。联律间期常固定且与呼吸无关。而窦性心律不齐没有固定的联律间期，与呼吸有关。吸气时心率快而 PP 间期短，呼吸时心率慢而 PP 间期长。

（4）早搏传出阻滞时的心电图特点：当异位节律点存在传出阻滞时，是因为传出阻滞区相对不应期的延长，如果是在相对不应期的较晚期，传出阻滞表现为异位节律的联律间期逐渐延长，当它的传导不能传出时，则出现较长的间期，呈文氏现象；如果是在相对不应期的较早期，传出阻滞则表现为异位节律的联律间期逐渐缩短，至脱落现象，出现长的间期，呈反文氏现象。心电图上异位节律点联律间期好似不齐，但它具有一定的规律性和重复性，联律间期逐渐延长至出现脱落或逐渐缩短再出现长间期，这其实是异位节律点的激动按文氏或反文氏周期规律传出所体现的心电图特点。这也能解释心房颤动时的非持续性室性心动过速，其 RR 间期出现绝对不整齐的现象。

（二）房性早搏

来自心房的异位兴奋提前激动心房形成房性早搏（atrial premature beat）。

1. 心电图特点：

（1）房性早搏的主要特点是 P′ 波提前出现，P′R 间期≥0.12 s，或伴干扰性延长，但 P′ 波形态与同导联窦性 P 波常不同，这取决于异位兴奋灶的不同部位，如异位兴奋灶在心房下部则呈逆行 P′ 波，异位兴奋灶在窦房结附近，则 P′ 波与窦性 P 波相似。

（2）代偿间歇常不完全。

（3）QRS 波群正常，有时也可伴室内差异性传导。

（4）一个窦性搏动与一个早搏交替连续三组或三组以上者称为二联律。两个正常窦性搏动后出现一次早搏，连续三组或三组以上者称三联律，1 个正常窦性搏动后连续出现两个早搏，称成对。

2. 心电图鉴别：

（1）与室性早搏的鉴别：①房性早搏 P′ 波提前出现，而室性早搏的是 QRS 波群提前出现；②房性早搏伴室内差异性传导在 V₁ 导联常呈 rSR′ 型，而室性早搏在 V₁ 导联常呈 QR 型、qR 型或 RS 型；③房性早搏的代偿间歇多不完全，而室性早搏的代偿间歇常完全。

（2）与窦性心动过缓相鉴别：参见第五章第三"窦性心动过缓"。

（3）与2：1窦房阻滞相鉴别：参见第八章第一节"窦房阻滞"。

（4）与2：1房室阻滞相鉴别：房性早搏下传受阻型的P波常提前出现，P波的形态与窦性P波不同；而2：1房室阻滞PP间期常按时出现，P波形态不变。

（5）与交界性早搏相鉴别：心房下部的房性早搏伴逆行P'波，但PR间期≥0.12 s，而交界性早搏PR间期＜0.12 s。

（三）交界性早搏

来自房室交界区的早搏称交界性早搏（premature junctional complex），这种心律失常较少见。

1. 心电图特点：

（1）提前出现的QRS波群与一般正常窦性QRS波群基本相同，若伴室内时相性差异性传导时，畸形的QRS波群＜0.12 s，但也可＞0.12 s，常伴室内非时相性差异性传导（QRS波群时限不增宽，而形态发生改变）。

（2）逆行P'波可以落在提前出现的QRS波群之前（心房先除极，心室后除极），但P'R间期＜0.12 s。逆行P'波可以落在QRS波群之中（心房与心室同时除极），看不见P'波。逆行P'波可落在QRS波群之后（心室先除极，心房后除极），一般PR'间期＜0.20 s。

（3）代偿间歇常完全。

2. 心电图鉴别：

（1）心房下部的房性早搏：参见本章"房性早搏"。

（2）室性早搏：参见本章"室性早搏"。

（四）室性早搏

来自于心室的早搏称室性早搏（premature ventricular beat），是一种最常见的室性心律失常，包括偶发性、多发性、多形性、多源性、间位性等。

1. 心电图特点：

（1）QRS波群提前出现，其前无提前出现的P波。

（2）提前出现的QRS波群宽大畸形，时限一般≥0.12 s。

（3）代偿间歇常完全，若房室逆传，侵入窦房结重整节律，则代偿间不完全，若插入性室性早搏时，无代偿间歇。

（4）T波呈继发性改变（与QRS波群主波方向相反）。

2. 心电图鉴别：

(1) 交界性早搏伴室内差异性传导：①室性早搏 V_1 导联呈单向或双向，常呈 qR 型、QR 型或 RS 型；而交界性早搏伴室内差异性传导在 V_1 导联呈 3 相，常呈 rSR′型。②室性早搏的 QRS 波群起始向量与同导联窦性 QRS 波群不同，而交界性早搏的 QRS 波群起始向量与窦性 QRS 波群相同。③室性早搏的 QRS 波群时限≥0.12 s，而交界性早搏伴室内差异性传导的 QRS 波群时限一般<0.12 s。④室性早搏无提前出现的 P 波；而交界性早搏有时有提前出现的 P′波，P′R 间期<0.12 s。

(2) 与间歇性束支阻滞、间歇性预激综合征的鉴别：舒张晚期室性早搏之前出现窦性 P 波，需与束支阻滞，预激综合征相鉴别。舒张晚期室性早搏的 PR 间必缩短，较长描图时，多次发生的室性早搏前 PR 间期不固定，出现其前无 P 波的室性早搏，间歇性束支阻滞与间歇性预激综合征，宽大畸形的 QRS 波群之前必有 P 波，前者 PR 间期与同导联 PR 间期相等，后者 PR 间期缩短。

(3) 室性早搏的单源性、多源性、多形性、并行性的鉴别（表 6-1）。

表 6-1 室性早搏的鉴别

种类	联律间期	波形
单源性	一致	一致
多源性	不一致	不一致
多形性	一致	不一致
并行性	不一致	一致
（除外融合波及室内差异传导）		

第七章

逸搏与逸搏心律

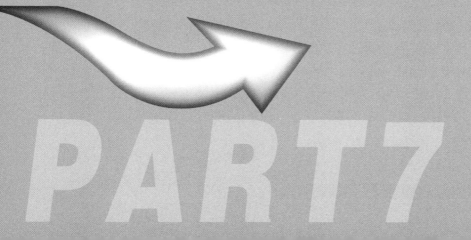

当心脏的起搏点（通常为窦房结）发生的频率过慢（心动过缓）或激动形成障碍时，窦房结以下的异位起搏点被动发出1～2次激动控制心脏的节律点，这种被动异位兴奋称逸搏；连续3次或3次以上者，称逸搏心律。逸搏是一种保护性机制，本身并无病理意义。根据起搏的部位不同，分为房性逸搏、交界性逸搏和室性逸搏，其中交界性逸搏及逸搏心律最常见。

一、房性逸搏及逸搏心律

（一）心电图特点

1. 在一个窦性周期较长的间歇后，出现一个与窦性不同的P′波。

2. P′R间期>0.12 s，QRS波群常呈室上性图形。

3. 连续3次或3次以上的房性逸搏称为房性逸搏心律，频率50～60 bpm。若频率为70～140 bpm，多在100 bpm左右节律规则，为加速性房性逸搏心律，<50 bpm为过缓的房性逸搏心律。

（二）心电图鉴别

1. 与窦性搏动相鉴别：房性逸搏的频率慢于窦性周期，P波形态与窦性P波形态不同。

2. 与交界性逸搏的鉴别：房性逸搏需与P′波位于QRS波群之前的交界性逸搏相鉴别，前者的P′R间期>0.12 s，后者<0.12 s。

二、交界性逸搏及逸搏心律

（一）心电图特点

1. QRS波群：在一个较长的间歇之后，出现一个QRS波群，其形态呈室上性图形，但也可伴非室相性差异性传导，即QRS波群时限不增宽而形态发生改变，或形态发生改变时而时限正常（伴非时相性室内差异性传导）。

2. 逆行P′波：可出现在QRS波群之前，P′R间期<0.12 s，Ⅱ、Ⅲ、aVF及V_4～V_6导联P′波倒置，aVR导联P′波直立；可埋藏于QRS波群之中而不易见到；可落在QRS波群之后，RP′间期<0.20 s。

3. QRS波群之前可出现窦性P波，但PR间期<0.12 s，常在0.10 s以内，系交界性逸搏伴房室干扰所致。

4. 连续 3 次或 3 次以上的交界性逸搏，RR 间期规整，频率为 40～60 bpm，称交界性逸搏心律，频率为 70～130 bpm，称加速性交界性逸搏心律。

5. 交界性逸搏心律中包括左心房心律，其特征与交界区逆 P' 波基本相同。如 I、V_6 导联出现逆行 P' 波，可视为左心房心律。

6. 交界性逸搏心律的 RR 间期相差＞0.08 s，称交界性心律失常。

7. 交界性逸搏心律一般为暂时性，可能与迷走神经兴奋有关。在麻醉过程中及洋地黄、奎尼丁的毒性作用下可引起。冠心病、风湿性心脏病及各种原因所致的心肌炎，可能发生持续性的交界性逸搏心律。

（二）心电图鉴别

1. 与窦性搏动的鉴别：交界性逸搏的 QRS 波群之前出现窦性 P 波时，需与窦性搏动相鉴别，窦性 P 波与交界性逸搏 QRS 波群的 PR 间期，会发现其和短于窦性 PR 间期。

2. 与室性逸搏的鉴别：交界性逸搏伴束支阻滞、室内差异性传导或预激综合征时，QRS 波群会变得宽大畸形，需与室性逸搏进行鉴别。诊断时需观察患者室上性 QRS 波群是否存在束支阻滞，室内差异传导或预激综合征，如果存在，考虑房室交界性逸搏可能性大。

三、室性逸搏及逸搏心律

（一）心电图特点

1. 在一个较长的间歇后出现一个增宽、变形的 QRS 波群，时限≥0.12 s 起搏点愈低，QRS 波群宽大畸形愈明显。

2. PR 间期规整，心室率缓慢，常为 20～40 bpm。

3. QRS 波群与 P 波的关系：室性逸搏的 QRS 波群之前后可出现窦性 P 波，窦性 P 波与 QRS 波群无关。

4. 连续 3 次或 3 次以上的室性逸搏，称室性逸搏心律。心室率 60～100 bpm，称加速性室性逸搏心律，心室率＜40 bpm 称过缓的室性逸搏。

（二）心电图鉴别

需与交界性逸搏伴束支阻滞、室内差异性传导及预激综合征相鉴别，详见本章"交界性逸搏心律"。

第 八 章

窦房阻滞与心房内阻滞

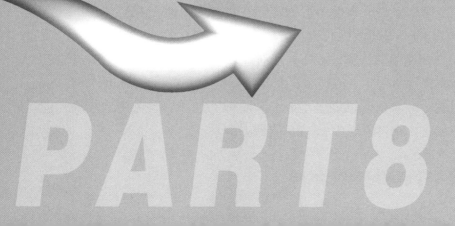

PART8

一、窦房阻滞

窦房阻滞（sinus atrial block）是发生于窦房结与心房连接处的阻滞。由于阻滞的程度不同，可分为一、二、三度。一度窦房阻滞与三度窦房阻滞从心电图上无法诊断，只有二度窦房阻滞才能在心电图上作出诊断。二度窦房阻滞又可分为以下两型。

（一）二度Ⅰ型窦房阻滞

1. 心电图特点：

（1）PP间期逐次缩短至脱落，脱落后的长PP间期大于脱落前的任何一次PP间期。

（2）脱落后的长PP间期小于2个较短的PP间期之和，周而复始。

2. 心电图鉴别：

（1）窦性心律不齐：二度Ⅰ型窦房阻滞易与窦性心律不齐相混淆。前者的PP间期是逐次缩短，并突然出现长间歇；后者的PP间期是逐次缩短，又逐次延长，无规律性，属正常改变。

（2）下传受阻型房性早搏：二度Ⅰ型窦房阻滞在长的间歇中无P波，而下传受阻型房性早搏可找到受阻P′波。

（二）二度Ⅱ型窦房阻滞

1. 心电图特点：

（1）在1个较规整的PP间期中，突然出现1个无P-QRS-T的长间歇。

（2）长PP间期是短PP间期的2倍或若干倍，周而复始，其中持续性2∶1窦房阻滞无法与窦性心动过缓相区别。

（3）长间歇中常见房室交界性逸搏，亦可见房性逸搏及室性逸搏。

2. 心电图鉴别：

（1）二度窦房阻滞与窦性停搏的鉴别：两者均出现长PP间期，二度窦房阻滞长PP间期与基本窦性心律有倍数关系，而窦性停搏无倍数关系。

（2）2∶1窦房阻滞与窦性停搏的鉴别：2∶1窦房阻滞，即每隔一次窦性搏动发生一次窦性激动不下传心房，表现为心率缓慢（30～40 bpm），难以与窦性心动过缓区分。可以增加运动或静脉注射阿托品，改善窦房传导功能，若出现心率加倍，则考虑为2∶1窦房阻滞。

二、心房内阻滞

心房内阻滞（intraatvial block）是指窦房结的激动在心房内时出现延迟或受阻，可分为不完全性和完全性心房内阻滞。

（一）不完全性心房内阻滞

不完全性心房内阻滞的心电图特点为 P 波时限＞0.12 s，呈双峰型，有明显切迹，峰距＞0.04 s。

（二）完全性心房内阻滞

完全性心房内阻滞是指心房内出现 2 个节律点，一个为窦性，另一个为异性，各自发出兴奋激动心房，互不侵犯对方频率，又称"心房脱节"或"心房分离"。

1. 心电图特点：

（1）同导联出现一组为窦性 P 波，另一组为异位 P 波。

（2）窦性 P 波后跟有 QRS 波群，异位 P 波后无 QRS 波群，频率与窦性不同，慢于窦性频率。

（3）P 波与异位 P 波可重叠，但非融合波。

2. 心电图鉴别：

（1）注意异位 P 波是否伪差，伪差形态不同，没有固定频率，亦不规则。

（2）房性并行心律：房性并行心律心房内异位激动可以传入心室，引起 QRS 波群，且可出现房性融合波；而完全性心房内阻滞时心房异位激动不能传入心室，亦不形成房性融合波。

第九章

干扰脱节现象

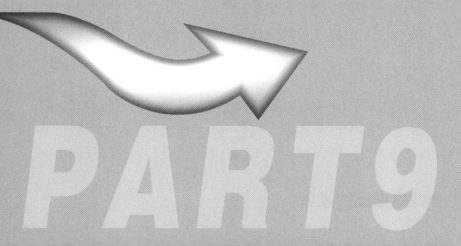

PART9

正常的心肌细胞在一次兴奋后具有较长的不应期，因而对于 2 个相近的激动，前一激动产生的不应期必须影响后面激动的形成和传导，这种现象称干扰（interference）。在心房、房室交界区及心室中任何 2 个起搏点并行发出冲动，各自控制心房或心室，在房屋交界区内产生一系列（≥3 次）的房室干扰，称干扰性房室脱节（interference atrioventricular dissociation）。

一、干扰脱节中常见现象

（一）窦房干扰

1. 异位激动侵入窦房结时打乱了窦房结自身频率，因而发生了窦律周期重整所致。心电图表现为早搏后代偿间期不完全。多见于房性早搏及偶可逆传心房的交界性早搏或室性早搏。

2. 房性早搏的异位搏动传入窦房结，在窦房结与心房连接组织处发生干扰，未打乱窦性频率，使房性早搏代偿间歇完全。

（二）房性融合波

2 个起搏点发生的激动同时激动心房，在心房内发生干扰，各自激动一部分心房肌。在同一导联中，P 波的形态介于窦性 P 波与房性异位 P′波之间，称为房性融合波。

（三）房室交界区干扰

1. 受阻型房性早搏：是因为遇到房室交界区绝对不应期而发生干扰，使 P′波落在 T 波内，其后无 QRS 波群。

2. 下传迟缓的房性早搏：因遇到房室交界区相对不应期，使房性早搏的 P′R 间期延长及间位性早搏后窦性的 PR 间期延长，均系干扰所致。

（四）室性融合波

当窦性激动和室性异位激动在心室相互干扰，在同导联中 PP 间期规整，R′波提前出现，波形介于正常的 QRS 波群与室性异位之间，称为室性融合波。

（五）心室夺获

某些情况下，当窦性激动不能下传到心室，常出现逸搏及逸搏心律，偶尔窦性的 QRS 波群突然提前出现（QRS 波群一般为室上性型，如夺获过早亦可发生室内差异性传导），PR 间期＞0.12 s，也可延长。这种现象称心室夺获。

二、干扰性房室脱节的心电图特点

1. 有窦性 P 波，常出现窦性心动过缓。

2. PP 和 RR 分别有各自的节律，RR 常规整。

3. PP>RR（心房率常稍慢于心室率）。

4. P 波与 QRS 波群无关或大部分无关，P 波可重叠于 QRS 及 ST-T 之中或其前后，但 P 波少于 QRS 波群。

5. QRS 波群<0.12 s 为室上性型，QRS 波群>0.12 s 一般为室性型。如夺获的 QRS 波群变窄，则异位起搏点常位于心室；如夺获的 QRS 波群不变或增宽，则异位起搏点位于房室交界区。

完全性干扰性房室脱节与不完全性干扰性房室脱节基本条件大致相同，若出现心室夺获，称不完全性干扰性房室脱节。

三、干扰性房室脱节的心电图鉴别

干扰性房室脱节应与三度房室阻滞相鉴别（表 9-1）。

表 9-1 干扰性房屋脱节与三度房屋阻滞的鉴别

	P 波与 QRS 波群	RR 与 PP	临床意义
不完全性干扰脱节	P 波少于 QRS 波群	RR<PP	生理
三度房室阻滞	P 波多于 QRS 波群	RR>PP	病理

第十章

房室阻滞

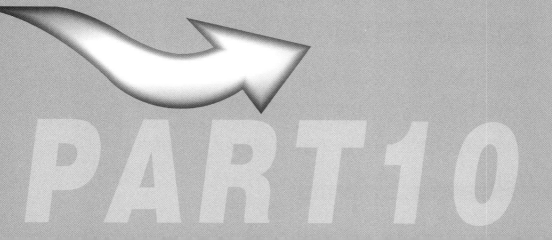

房室阻滞（atrioventricular block，AVB）是由于房室交界区的相对不应期与绝对不应期延长，引起激动从心房至心室传导的速度减慢或者完全或部分阻断。它是临床上一种最常见的阻滞。根据不应期的不同程度的延长，在心电图上的房室阻滞分为一度、二度、三度。其中三度房室阻滞为完全性，其余为不完全性。

一、 一度房室阻滞

一度房室阻滞是由于房室交界区相对不应期延长所致，是常见的一种传导阻滞，但不一定都是病理现象。阻滞部位常在房室结。

（一）心电图特点

1. PR间期延长≥0.21 s（老年人PR间期＞0.22 s，小于14岁的儿童≥0.18 s）。

2. 如PR间期正常，心房率与原心电图大致相同（或稍快），但PR间期与以往心电图比较有延长（≥0.04 s），也可诊断为一度房室阻滞。PR间期可随年龄、心率而有不同，可按正常PR间期最高限度表进行诊断。

（二）心电图鉴别

当心率增快后，P波隐藏在T波内，一度房室阻滞易被误认为交界性非阵发性心动过速，应注意T波是否变形或有切迹，以资鉴别。

（三）临床意义

一度房室阻滞较为常见，可见于正常人及运动员。临床上常见病因有急性心肌炎、急性下壁心肌梗死、轻度洋地黄中毒，儿童为风湿热的表现。有些心肌炎患者虽经治愈，但PR间期不能恢复，应视为心肌炎的后遗症，可能终身存在。

二、 二度房室阻滞

二度房室阻滞可分为二度Ⅰ型房室阻滞和二度Ⅱ型房室阻滞。

（一）二度Ⅰ型房室阻滞

二度Ⅰ型房室阻滞又称文氏型或莫氏Ⅰ型房室阻滞，是房室交界区相对不应期与轻度的绝对不应期延长所致。阻滞部位常在房室结内。

1. 心电图特点：①PR 间期逐次延长，直至一次 QRS 波群漏搏；②漏搏前的 RR 间期逐次缩短；③漏搏的 RR 间期小于 2 个短的 RR 间期。

2. 心电图鉴别：由于窦性心律不齐使二度Ⅰ型房室阻滞的 PR 间期及 RR 间期变化不典型，只要有一次 QRS 波群漏搏就可以诊断为二度Ⅰ型房室阻滞。

3. 临床意义：二度Ⅰ型房室阻滞临床上常见的病因为急性风湿性心肌炎、洋地黄中毒及急性下壁心肌梗死；也可见于迷走神经兴奋性增高。

（二）二度Ⅱ度房室阻滞

二度Ⅱ度房室阻滞是房室交界区绝对不应期延长所致，又称莫氏Ⅱ度房室阻滞，较Ⅰ型少见。通常由房室束支远端或双侧束支阻滞所致，多属器质性病变，其恢复概率较小，伴 QRS 波群增宽时限增宽者预后更差。

1. 心电图特点：①PR 间期正常，也可轻度延长，但 PR 间期相等，常固定不变；②P 波不能下传心室时将出现 QRS 波群漏搏现象，常见的房室传导比例为 2：1、3：1、4：3 或 5：4；③QRS 波群正常，但也可增宽；④连续 2 次或 2 次以上 QRS 波群漏搏者，称为高度房室阻滞。

2. 心电图鉴别：

（1）房性早搏未下传呈三联律：二度Ⅱ型房室阻滞呈 2：1 阻滞时应与之相鉴别（参见第六章"房性早搏"）。

（2）窦性心动过缓：参见第五章"窦性心动过缓"。

3. 临床意义：常见于急性风湿性心肌炎、急性下壁心肌梗死、洋地黄中毒等。

三、三度房室阻滞

三度房室阻滞又称完全性房室阻滞，是由于房室交界区绝对不应期极度延长所致。此时的心房与心室分别由 2 个不同的起搏点控制，通常由窦房结控制心房，房室交界区或心室的起搏点控制心室，各保持自身节律，形成房室分离。

（一）心电图特点

1. P 波与 QRS 波群无关，P 波多于 QRS 波群。

2. PP 间期与 RR 间期各有自固定节律，PP 间期＜RR 间期。

3. QRS 波群形态与起搏点有关：①起搏点在室内束支分叉以上者，QRS 波群时限＜0.12 s，形态正常；②在分叉以下者，QRS 波群时限＞0.12 s，呈宽大畸形。

4. 在整个心电图中只要出现一次心室夺获，就不能诊断为三度房室阻滞，可诊断为几乎完全性房室阻滞。

（二）心电图鉴别

1. 完全性干扰性房室脱节：三度房室阻滞，P 波多于 QRS 波群；完全性干扰性房室脱节，P 波少于或等于 QRS 波群。

2. 二度 II 型房室阻滞：三度房室阻滞无固定的 PR 间期（非真正的 PR 间期）；二度 II 型房室阻滞 PR 间期固定。

3. 高度房室阻滞：三度房室阻滞无心室夺获；而高度房室阻滞有心室夺获。有时记录较短，易将后者误认为前者。有人将 3∶1 以上的房室阻滞称为高度房室阻滞。

（三）临床意义

常见于药物中毒（如洋地黄、奎尼丁等）、各种心肌炎、电解质紊乱、冠心病等。急性下壁心肌梗死、各种心肌炎、洋地黄中毒所引起的三度房室阻滞多为暂时性，而前壁心肌梗死引起者多为永久性。个别无明显临床症状，大多者是由于心肌内退行性病变引起，为心肌损害的后遗症，也有"先天性房室阻滞"的相关报道。

第十一章

束支阻滞与
分支阻滞

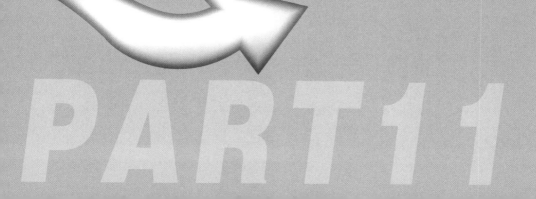

PART11

束支阻滞又称房室束支阻滞，加上发生在房室束以下的传导阻滞，统称室内阻滞。

正常的窦性激动经窦房结沿着房室束进入左、右束支及分支，当一侧束支发生完全阻滞就不能将激动传导到该侧的心室肌，需等另一侧束支激动后再经室间隔和心室缓慢传导才能引起对侧除极。由于室间隔传导速度慢，在时间上可延长 0.04 s 以上，所以 QRS 波群时限延长，成为心电图诊断室内阻滞的主要条件。按阻滞的解剖部位，可分为左束支阻滞、右束支阻滞及分支阻滞，还可构成不同组合的双支或三支阻滞。

一、右束支阻滞

因右束支较细长，由单侧冠状动脉分支供血，不应期比左束支长，易于受损。右束支阻滞（right bundle-branch block，RBBB）包括完全性右束支阻滞和不完全性右束支阻滞。

（一）心电图特点

1. 完全性右束支阻滞：①室上性节律；② QRS 波群时限 $\geqslant$ 0.12 s；③V_1、V_2 导联呈 rsR′型或 M 型，I、V_5、V_6 导联有粗钝的增宽的 S 波，其时限 > 0.04 s；④V_1、V_2 导联 R 峰时间 > 0.06 s；⑤V_1、V_2 导联的 ST 段轻度压低及 T 波倒置，属继发性 ST-T 改变。

2. 不完全性右束支阻滞：QRS 波群时限 $\geqslant$ 0.08 s，但 < 0.12 s，其他特点与完全性右束支阻滞的 QRS 波群相似。

（二）心电图鉴别

1. 预激综合征（A 型）：A 型预激综合征可类似于右束支阻滞，但预激综合征 PR 间期缩短，PJ 间期正常，QRS 波群起始部粗钝，有预激波，I、V_5、V_6 导联的 S 波不增宽。这些特征表现与右束支阻滞不同。

2. 右束支阻滞合并右心室肥大：R'_{V1} > 1.5 mV，电轴右偏（> +110°），S_{V5}、S_{V6} 加深（> 0.5 mV），但有时诊断并不十分可靠。

（三）临床意义

右束支阻滞不一定代表心肌有弥漫性损害，因右束支较细长，易受损。有很多正常人并无束支病变，而心电图常呈现右束支阻滞图形。特别是儿童和年轻人，可能由于右心室流出道（肺动脉圆锥部）最后除极而产生 R′波。

有时由于舒张期负荷过重，亦可产生不完全性右束支阻滞图形。房间隔缺损患者，主要由于血流动力学改变（右心室舒张期负荷过重），多有不完全性右束支阻滞，少数出现完全性右束支阻滞。其产生机制主要由于右心室流出道的室上嵴及圆锥部肥厚所致，V_1 呈 rsR′型，不是真正的右束支阻滞。

右束支阻滞常见病因有先天性心脏病（房间隔缺损）、冠心病、高血压心脏病、风湿性心脏病、心肌病、慢性肺源性心脏病等。

二、 左束支阻滞

左束支比右束支粗而短，由双侧冠状动脉分支供血，所不易发生传导阻滞。如发生阻滞，可能为左、右冠状动脉均有病变，其预后较差，常为器质性心脏病所致。左束支阻滞（left bundle-branch block，LBBB）包括完全性左束支阻滞和不完全性左束支阻滞。

（一）心电图特点

1. 完全性左束支阻滞：①室上性节律；②QRS 波群时限≥0.12 s；③Ⅰ、aVL、V_5、V_6 导联 R 波增宽，顶峰粗钝或有切迹，常有不同程度的电轴左偏；④V_1、V_2 导联常呈 QS 型或 rS 型（r 波幅度小，S 波较深明显增宽）；⑤Ⅰ、V_5、V_6 导联 q 波一般消失；⑥V_5、V_6 导联 R 峰时间＞0.06 s；⑦ST-T 方向常与 QRS 波群主波方向相反，属继发性改变。

2. 不完全性左束支阻滞：较难作出诊断，主要区别要点为 QRS 波群时限＜0.12 s，有些完全性左束支阻滞由左心室肥大和不完全性左束支阻滞演变而来。其图形与左心室肥大的心电图十分相似，两者相鉴别比较困难。

（二）临床意义

左束支阻滞比右束支阻滞少见。左束支阻滞多见于器质性心脏病患者，正常人极为罕见，常见病因是冠心病、高血压心脏病、主动脉瓣疾病、风湿性心脏病及各种心肌疾病。

三、 左束支分支阻滞

（一）左前分支阻滞

左前分支较细而长，分布于较薄的心肌，靠近血流急速的左心室流出道。

由左冠状动脉前降支一个小分支供血，易受损，常发生左前分支阻滞（left anterior hemiblock，LAH）。

1. 心电图特点：①室上性节律；②电轴左偏（$-45°\sim-90°$）；③出现 Q_I、S_{III} 型的波形变化，Ⅱ、Ⅲ、aVF 导联 QRS 波群呈 rS 型，Ⅲ导联 S 波＞Ⅱ导联 S 波，Ⅰ、aVL 导联呈 qR 型，aVL 导联的 R 波＞Ⅰ导联的 R 波。④aVL 导联 R 峰时间≥45 ms；⑤QRS 波群时限正常或稍延长≥0.08 s，但＜0.12 s，胸导联可呈顺钟向转位。

2. 心电图鉴别：诊断左前分支阻滞必须排除肺源性心脏病所引起的假性电轴左偏，下壁心肌梗死、肺梗死、B 型预激综合征所引起的电轴左偏。根据病史及心电图不难鉴别。

3. 临床意义：电轴左偏不是一种正常心电图，大多数由左前分支阻滞引起。60 岁以上老年人如出现左前分支阻滞，常可能为冠心病；年轻人则要考虑心肌炎。原发性高血压、主动脉瓣疾病、心肌炎、先天性心脏病（房间隔缺损、三尖瓣闭锁、心内膜垫缺损）、糖尿病、神经肌肉疾病等也可引起。

（二）左后分支阻滞

左后分支较左前分支粗而短，分布于较厚的心肌内，靠近血流较缓慢的左心室流入道。有双重冠状动脉供血，不易受损，故左后分支阻滞（left posterior hemiblock，LPH）非常少见。

1. 心电图特点：①室上性节律。②电轴右偏，$+90°\sim+180°$；＞120°有较肯定的诊断价值。③Q_{III}、S_I 型（Ⅲ导联 Q 波＜0.02 s，Ⅰ导联 S 波较深），Ⅲ、aVF 导联呈 qR 型，Ⅰ、aVL 导联呈 rS 型，Ⅲ导联 R＞Ⅱ导联 R 波。④QRS 波群时限正常或稍延长（≥0.08 s，但＜0.12 s）。

2. 心电图鉴别：诊断左后分支阻滞时应先排除其他原因引起的电轴右偏，如有垂位心、肺气肿及其他肺部疾病、右心室肥大、前侧壁心肌梗死等方能诊断。

3. 临床意义：左后分支阻滞非常少见，常与右束支阻滞同时存在。冠心病引起的心肌纤维变性是最常见的原因，心肌炎、心肌病、原发性高血压、广泛前壁及后壁心肌梗死也可引起。

（三）左中隔分支阻滞

左中隔分支阻滞又称前向性传导延缓（anterior conduction delay，ACD）。

1. 心电图特点：①室上性节律；②V_1、V_2 导联 QRS 波以 R 波为主，$R_{V2} > R_{V6}$ 或 $R_{V2} > S_{V2}$；③QRS 波群时限正常；④Ⅰ、V_5、V_6 导联 q 波消失或 < 0.01 s。

2. 心电图鉴别：左中隔分支阻滞非常罕见，必须根据病史及心电图，排除右心室肥大、A 型预激综合征、正后壁心肌梗死后正常变异等才能诊断。

3. 临床意义：左中隔分支阻滞是由前向性传导迟缓所引起，心肌缺血、损伤、变性等均易产生左中隔分支阻滞。临床上男性老人多见，常见的病因是冠心病、高血压心脏病、心肌炎、心肌病、肺气肿等。

四、室内双支阻滞

（一）完全性右束支阻滞＋左前分支阻滞

1. 胸导联呈右束支阻滞型图形。

2. 肢体导联示电轴左偏$\leq -45 \sim -90°$，呈 $Q_Ⅰ$、$S_Ⅲ$ 型。

（二）不完全性右束支阻滞＋左后分支阻滞

1. 胸导联呈不完全性右束支阻滞型图形。

2. 肢体导联示电轴右偏$\geq +110°$，呈 $Q_Ⅲ$、$S_Ⅰ$ 型。

（三）不完全性右束支阻滞＋左前分支阻滞

1. 胸导联呈不完全性右束支阻滞型图形。

2. 肢体导联示电轴左偏$\leq -30°$，呈 $Q_Ⅰ$、$S_Ⅲ$ 型。

（四）完全性右束支阻滞＋左后分支阻滞

1. 胸导联示完全性右束支阻滞型图形。

2. 肢体导联示电轴右偏$\geq +110°$，呈 $Q_Ⅲ$、$S_Ⅰ$ 型。

（五）完全性左束支阻滞＋一度右束支阻滞

1. 肢体导联及胸导联呈完全性左束支阻滞型图形。

2. PR 间期延长。

（六）完全性右束支阻滞＋二度Ⅱ型左束支阻滞

胸导联呈完全性右束支阻滞＋二度Ⅱ型房室阻滞，提示二度Ⅱ型左支束阻滞。

（七）完全性右束支阻滞＋一度左束支阻滞

1. 肢体导联及胸导联示完全性右束支阻滞型图形。

2. PR 间期延长。

（八）左前分支阻滞＋一度左后分支阻滞

1. 肢体导联示左前分支阻滞型图形。

2. PR 间期延长。

（九）左后分支阻滞＋一度左前分支阻滞

1. 肢体导联示左后分支阻滞型图形。

2. PR 间期延长。

五、 室内三支阻滞

右束支、左前分支及左后分支同时发生阻滞，称室内三支阻滞。常为右束支阻滞和左前分支阻滞在前，而左后分支阻滞在后。室内三支阻滞有多种组合形式。

（一）完全性右束支阻滞＋左前分支阻滞＋一度左后分支阻滞

1. 胸导联呈完全性右束支阻滞型图形。

2. 肢体导联电轴左偏≤－45°。

3. PR 间期延长。

（二）完全性右束支阻滞＋左后分支阻滞＋一度左前分支阻滞

1. 胸导联示完全性右束支阻滞型图形。

2. 肢体导联电轴右偏≥＋120°。

3. PR 间期延长。

（三）完全性右束支阻滞＋左前分支阻滞＋二度Ⅱ型左后分支阻滞

1. 胸导联示完全性右束支阻滞型图形。

2. 肢体导联电轴左偏≤－45°。

3. 二度Ⅱ型（2∶1）房室阻滞。

（四）完全性右束支阻滞＋左后分支阻滞＋二度Ⅱ型左前分支阻滞

1. 胸导联示过多全性右束支阻滞。

2. 肢体导联电轴≥＋120°。

3. 二度Ⅱ型（2∶1）房室阻滞。

（五）间歇性室内三支阻滞

1. 胸导联示间歇性完全性右束支阻滞。

2. 肢体导联示间歇性电轴左偏≤－45°。

3. PR 间期延长。

六、激动传导中一些现象

（一）文氏现象（Wenckebach phenomenon）

文氏现象是传导阻滞中的一种特殊表现，可发生在心脏传导系统中的各个部位，最常发生于房室交界区。文氏型房室阻滞也是二度房室阻滞中的一种类型。其心电图特点是 PR 间期逐次延长，RR 间期逐次缩短等。文氏现象还可以发生在传导系统的其他部位，在下行或逆行传导过程中亦可出现。

房室阻滞中的文氏现象：房室逐渐减慢，心电图表现为 PR 间期逐次延长，至一次 QRS 波群漏搏，出现一个长的 RR 间期，此即为二度 Ⅰ 型房室阻滞。

（二）隐匿性传导（concealed conduction）

对接踵而来的冲动带来影响称隐匿性传导。在较复杂的心律失常中，隐匿性传导较为常见。隐匿性传导是由于某部分心肌受到抑制，应激性降低，激动在通过此抑制区时强度逐渐减弱甚至未能完全通过该区，又称递减传导。

1. 心电图特点：

（1）房性早搏：房性早搏代偿间歇不完全是由于早搏逆传至窦房结，产生隐匿性传导，使窦性激动的周期重组。

（2）室性早搏：发生在舒张晚期的室性早搏，特别是窦性心动过缓时出现的间位性室性早搏常有下一个窦性激动的 PR 间期延长，亦是由于室性早搏隐匿性逆向传导所致。

（3）房室脱节：在干扰性房室脱节时，窦性心律与交界性心律形成的干扰性房室脱节有时出现房室交界性逸搏推后出现的现象，是由于窦性冲动进入交界区时产生隐匿性传导尚未下传至心室，交界区节律点提前释放，使得按期出现的交界性逸搏推后发生。

（4）房室阻滞：二度房室阻滞时，由于心室漏搏，常出现一次或多次房室交界性逸搏，逸搏的周期多数固定，但有时窦性激动在房室交界区产生隐匿性传导而使逸搏推后发生，致使逸搏周期发生变化。

（5）心房颤动：在心房颤动时，心室律绝对不齐。有时在较长的周期后才出现房室交界性逸搏，这都是隐匿性传导的结果。

2. 心电图诊断：虽然隐匿性传导在心电图上无直接的表现，但可用隐匿性传导现象来帮助分析某些复杂的心律失常。如遇到下列心电图表现，应考虑隐匿性传导的可能：①早搏后的 P′ 波未下传或窦性 PR 间期延长；②出现 2 个 P 波在交界区受阻；③不典型的文氏周期；④心房颤动时，心室律绝对不齐，缓慢出现房室交界性逸搏，室性早搏后的类代偿间歇；⑤房室交界区的超常传导；⑥干扰性房室脱节的交界区节律延迟起搏。

（三）室内差异性传导

室上性激动在心室内产生传导途径异常时易产生一个或一连串宽大畸形的 QRS 波群，称室内差异性传导。引起室内差异性传导的因素有：①室上性激动易产生室内差异性传导，常见于室上性早搏、阵发性室上性心动过速、心房颤动以及不完全干扰性房室脱节的心室夺获。除取决于异位激动提早的程度外，还与心室周期（RR 间期）有关。心室的周期越长，不应期越长，所以长周期后的短距离易产生室内差异性传导。②双侧束支不应期长短不同。因右束支的不应期比左束支长，大多数室内差异传导常呈右束支阻滞图形。③与心室内束支病变的程度有关。

室内差异性传导有 2 种形式出现：①室性时相性差异性传导，QRS 波群宽大畸形，但一般 <0.12 s；②非室性时相性差异性传导，QRS 波群畸形，但时限不增宽（与正常 QRS 波群时限相同）。

如果室内差异性传导之后，紧接着室上性激动持续过早传入心室（呈阵发性室上性心动过速时），这时室内差异性传导可能持续存在（有人称之为蝉联现象），直至心室率减慢后，这时双侧束支才可能均脱离不应期，室内差异性传导才能结束。

1. 心电图特点：

（1）可呈单个或连串出现，如单个发生易误诊为室性早搏，一连串出现易误诊为短暂性室性心动过速。

（2）QRS 波群形态在 V_1 导联常呈右束支阻滞图形（如呈 rSr′ 型或 rSR′ 型），因右束支比左束支长而细小，不应期长，所以恢复较慢。

（3）QRS 波群起始向量与正常室上性者相同，虽然右束支阻滞，但室间隔从左向右的激动过程不受影响，故起始向量（0.02 s）和正常下传心搏的 QRS 波群形态相同。

（4）QRS波群常有易变性，无联律间期。因室上性激动以不同程度过早激动，使RR间期很不一致，故QRS波群形态各异。

（5）除心房扑动、心房颤动、交界性心律外，一般正常QRS波群前均有P波。但因心室率过快，P波可以隐藏在前一个周期的T波之中，易被误诊。

2. 心电图鉴别：

（1）室上性早搏伴室内差异性传导：易误诊为室性早搏。两者的心电图鉴别要点如下。前者P波的形态改变，在提前出现的QRS波群之前后有一个异常的P′波，有时隐藏在前一个T波内，要注意正常节律的T波形态，以识别其内是否藏有P′波；而后者无提前出现的P′波。其他鉴别要点如表11-1所示。

表11-1　　　　　　　　　室上性早搏伴室内差异性导与室性早搏的鉴别

	室上性早搏伴室内差异性传导	室性早搏
起始向量的Q波	罕见	可见
QRS波群形态	V_1导联呈右束支阻滞型	多为单向或双向
起始向量与正常搏动	基本一致	常不一致

（2）室上性心动过速伴室内差异性传导：P′波可藏于前一周期的T波中，唯有发作开始时心电图可见提前的P′波及畸形的QRS波群，常呈右束支阻滞图形。

（3）心房颤动伴室内差异性传导与室性早搏的鉴别：参见第十三章"心房颤动"。

（四）超常传导

超常传导是指当心脏的传导功能受抑制的情况下，本应阻滞的早期激动却反常地发生了传导功能改善。它与隐匿性传导完全相反。前者是在预期激动的传导阻滞时，意外地得到改善；而后者是在预期激动传导时，不能下传心室，反而被阻滞的可能性。

在整个心动周期中，发生超常传导的部位至今尚无定论。随着临床电生理学的深入探讨，认为心电图上超常传导也可以用双径路传导、分层阻滞、空隙现象等来解释。超常传导常发生在房室交界区内，偶尔发生于左、右束支内，后者称心室内超常传导。超常传导的心电图特征改变有以下形式。

1. 房室传导中超常传导：

（1）一度房室阻滞伴超常传导：PR 间期可呈长、短交替改变。即短的 RP 间期后出现短的 PR 间期，而长的 RP 间期后出现长的 PR 间期。

（2）二度房室阻滞伴超常传导：晚期下传心搏的 PR 间期比早期下传心搏的 PR 间期长。即较长的 RP 间期后出现较长 PR 间期，而较短的 RP 间期后出现较短的 PR 间期。如二度 I 型房室阻滞的超常传导，也可以改变文氏周期的规律。

（3）高度房室阻滞伴超常传导：使室上性激动在心动周期早期短时间内得以下传形成心室夺获，而更早或更迟出现的激动完全受阻不能下传心室。

2. 心室内的超常传导：是指室内束支的超常传导。其心电图表现为：凡是有束支阻滞较早出现的室上性激动传导正常，推迟出现的室上性激动则发生阻滞。这种现象见于心房颤动伴束支阻滞，但应与心房颤动伴室内差异性传导相区别：前者有超常传导，常发生在短-长周期时，后者常发生在长-短周期时。

（五）韦金斯基现象（Wendensky phenomenon）

人类心脏的传导性和自律性受到抑制时，可以出现各种代偿机制，使原来受阻的向下激动得以通过，使受损的功能获得暂时的改善。

韦金斯基现象是指部分心肌传导功能处于抑制状态时通过一次强烈的刺激后使传导暂时得到改善，分为韦金斯基易化作用和韦金斯基效用两部分。韦金斯基现象是一种保护性反应，对改善心肌缺血有重要意义。由于此种现象的存在，使少数患者免遭心室停搏的危险，故有重要的临床意义。

韦金斯基现象的心电图表现常见于高度及三度房室阻滞时，在房室交界区及室性逸搏后，对接踵而来的几个窦性 P 波，能接连通过阻滞区而下传心室。

第十二章

心动过速

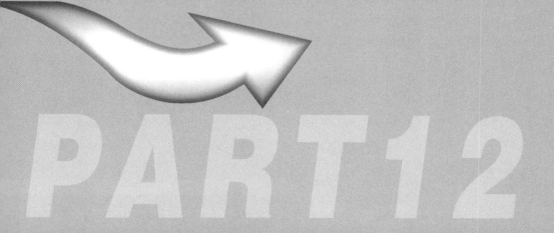

心脏内异位起搏点自律性增高或折返引起的异位心律连续出现 3 次或 3 次以上的早搏称阵发性心动过速。根据异位起搏点的位置不同，一般可分为房性心动过速、交界性心动过速和室性心动过速，以室上性心动过速多见。

一、阵发性室上性心动过速

阵发性室上性心动过速（paroxysmal supraventricular tachycardia，PSVT）可分为房性心动过速和交界性心动过速。有时因 P′ 波辨认困难而统称室上性心动过速，常见突起骤停现象。

（一）心电图特点

1. 频率常为 160～250 bpm。

2. 节律规整而匀齐。

3. QRS 波群形态一般正常，可伴室内差异性传导或束支阻滞，应与室性心动过速相鉴别。

4. 频率为 70～130 bpm 称非阵发性室上性心动过速。

5. 临床上最常见室上速类型，常为预激旁路引发的旁路折返性心动过速以及房室结双径路引发的房室结折返性心动过速。

（二）心电图鉴别

1. 阵发性室上性心动过速伴束支阻滞与阵发性室性心动过速相鉴别：阵发性室上性心动过速伴束支阻滞时，出现宽大畸形的 QRS 波群，酷似室性心动过速，鉴别如下。

（1）寻找 P 波：如发现 P 波，前者 P 波与 QRS 波群有固定关系；而后者 P 波与 QRS 波群无关，心房率慢于心室率。

（2）前者未发作前的窦性心律伴有束支阻滞，发作时 QRS 波群形态与未发作前的 QRS 波群形态相同；后者常有早搏发生，但阵发性室性心动过速的 QRS 波群形态与室性早搏一致。

2. 阵发性室上性心动过速伴室内差异性传导与室性心动过速相鉴别：如表 12-1 所示。

表 12-1　　　　　　阵发性室上性心动过速伴室内差异传导与室性心动过速的鉴别

	阵发性室上性心动过速	阵发性室性心动过速
RR 间期	绝对一致，相差 0.01 s	可有不齐
QRS 波群形	绝对一致	不完全一致，可见 P 波重叠
频率	160～250 bpm	140～200 bpm
刺激迷走神经	可突然转为窦性	无效
有无病变	无明显器质性心脏病	常有器质性心脏病
QRS 波群时限	<0.11 s	≥0.12 s
V₁ 导联 QRS 波群形态	V$_1$ 导联呈 RSR′ 型，后 R′>前 R，支持室上性心动过速	V$_1$ 导联呈 RSR′ 型，前 R>后 R′，支持室性心动过速

二、阵发性房性心动过速

1. 阵发性房性心动过速的 P 波形态与窦性 P 波不同，但同导联提早的房性 P′波形态基本一致，发源于右心房下部时，Ⅱ、Ⅲ、aVF 导联 P 波倒置，aVR 导联直立，发源于左房上部时Ⅱ、Ⅲ、aVF 导联直立。

2. PR 间期>0.12 s，频率为 160～250 bpm，婴儿>230 bpm，儿童>180 bpm。

3. 阵发性房性心动过速发作初始有"温醒"现象，即频率逐渐加快，房内折返性心动过速，具有突发突止的特点，无逐渐加快的过程。

4. 与室性早搏的鉴别，见第六章"室性早搏"。

三、阵发性室性心动过速

（一）心电图特点

1. 阵发性室性心动过速（paroxysmal ventricular tachycardia）频率常为 140～200 bpm，节律可稍有不齐。

2. QRS 波群宽大畸形，时限常≥0.12 s，小儿≥0.10 s，ST-T 改变呈继发性改变，与主波方向相反。

3. 如可见 P 波，则 P 波频率较慢，与 QRS 波群无固定关系（房室分离），大多存在干扰性房室脱节现象；如果 P 波落在 QRS 波群之上，则使

QRS波群形态不一致。

4. 可见心室夺获或室性融合波，这是诊断室性心动过速的佐证。

5. 频率为60～100 bpm称非阵发性室性心动过速。

（二）心电图鉴别

1. 阵发性室性心动过速与阵发性室上性心动过速伴室内差异性相鉴别：参见本章"阵发性室上性心动过速"。

2. 阵发性室性心动过速与阵发性室上性心动过速伴束支阻滞相鉴别：参见本章"阵发性室上性心动过速"。

3. 宽的QRS波群心动过速为无人区电轴（－90°～＋180°）时多为室性心动过速。

4. 心房颤动伴预激综合征：酷似阵发性室性心动过速，将给治疗带来困难，所以要认真区别，其鉴别如表12-2所示。

表 12-2　　　　　心房颤动伴预激综合征与阵发性室性心动过速的鉴别

	阵发性室性心动过速	心房颤动伴预激综合征
心律	基本整齐	绝对不齐
QRS波群形态	在同导联上大致相同	多形，以异常畸形为主
发作ECG	常有室性早搏	可有预激综合征

（三）临床意义

阵发性室性心动过速绝大多数发生于有严重器质性心脏病患者，可导致心室扑动、颤动，偶尔可见于正常人，大多数为男性冠心病、心肌炎、高血压心脏病、风湿性心脏病、心肌病、低钾血症等患者。另外心导管检查时刺激心室、心脏手术、二尖瓣脱垂、QT间期延长综合征、药物中毒、麻醉、缺氧、低温、心血管造影等也可引起阵发性室性心动过速。

四、扭转型室性心动过速

扭转型室性心动过速（torsade de pointes，TDP）是一种极为严重的室性心动过速，常是心室颤动的前奏：发作时以3～10个QRS波群以基线为轴心不断扭转其主波方向，常在数秒或十几秒内自行停止，发作时常易转为心室颤动。临床上表现为反复发作心源性晕厥，或称阿-斯综合征。

第十三章

扑动与颤动

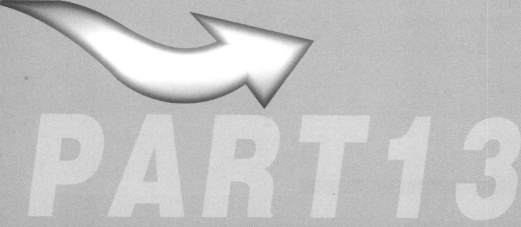

PART13

心房扑动（atrial flutter）与心房颤动（atrial fibrillation）是发生在心房而比阵发性房性心动过速频率更快的一种主动异位心律，可分为阵发性和持续性；而心室扑动（ventricular flutter）与心室颤动（ventricular fibrillation）是来自于心室的异位节律，属临终前的一种表现。

一、心房扑动与心房颤动

（一）心房扑动

1. 心电图特点：

（1）正常窦性 P 波消失，以规则的 F 波代替，F 波呈锯齿形或波浪形，升支较陡，降支较平，在 V_1、V_2、Ⅱ 导联最清楚。如 P 波不像 P 波，T 波不像 T 波，则应考虑心房扑动，频率常为 250～350 bpm。

（2）QRS 波群呈室上性型，也可伴室内差异性传导。

（3）房室传导比例以 2∶1、3∶1、4∶1 常见，1∶1 非常罕见。如伴有 1∶1 房室传导可以引起严重的血流动力学改变，应及时处理。

（4）F 波的大小、形态及间隔略有差异，且频率且＞350 bpm，可称不纯性心房扑动或称非典型心房扑动，对于扑动波明显者，可通过射频消融术阻断折返途径达到根治目的。

2. 心电图鉴别：

（1）阵发性房性心动过速：阵发性房性心动过速心房率为 160～250 bpm，无 F 波，心室率较快；心房扑动心房率为 250～350 bpm，P 波消失，以 f 波代替。

（2）阵发性室上性心动过速：当心房扑动呈 2∶1 传导时，f 波重叠在 QRS-T 波群之中，易误认为 PT 融合，而误诊为阵发性室上性心动过速。仔细查看心电图不难发现，如心室率 150 bpm，QRS 波群之外的波既不像 P 波，也不像 T 波，则应考虑 2∶1 心房扑动。

3. 临床意义：心房扑动常见于有器质性心脏病的患者，偶见于正常人。

（二）心房颤动

心房颤动是一种较常见的心律失常，其发病率远较心房扑动为高，可分为阵发性和持续性。1 天内自行恢复窦性心律者为阵发性心房颤动，一般时间<48 h。2016年ESC指南超过7天为持续性心房颤动是较心房扑动频率更高的一种房性异位心律失常，可能与心房扩大、心房肌受损有关。由于心房肌不规则地颤动，心房失去协调一致的收缩能力，可影响心脏排血功能，易形成附壁血栓。如果心电图上出现心室率绝对规则，而心室率缓慢，常提示发生完全性房室阻滞。

1. 心电图特点：

（1）正常的P波消失，以快速不规则、形态各异、间隔极不匀齐的颤动波（f）代替。f波频率为350～600 bpm；f波在V_1、Ⅱ导联最清楚。

（2）心室律绝对不规则。

（3）QRS波群呈室上性型，可伴室内差异性传导。

2. 心电图鉴别：心房颤动伴室内差异性传导与室性早搏可以从以下几方面相鉴别。

（1）前者无联律间期，后者有固定的联律间期。

（2）前者无代偿间歇，后者有类代偿间歇。

（3）前者与正常的QRS波群起始向量一致，后者往往不一致。

（4）前者QRS波群形态在V_1导联常呈3相（rsR'），后者多呈单向或双向。

（5）前者在心率快时易出现，后者心率慢时易出现。

（6）前者长周期短距离易出现，后者无此规律。

3. 临床意义：常见于器质性心脏病患者，分为瓣膜性心房颤动和非瓣膜性心房颤动两大类，瓣膜性心房颤动以风湿性心脏病发病率最高。非瓣膜性心房颤动中，高血压、心力衰竭、糖尿病、心肌炎、心包炎、肥厚型心肌病、甲亢性心脏病、先天性心脏病、慢性肺源性心脏病等易发生心房颤动，一旦出现心房颤动，多为持久。少数正常健康人可以发生心房颤动。

（三）心房扑动与心房颤动的发生机制

1. 单点激动学说：此学说认为，阵发性房性心动过速、心房扑动、心房颤动均由于心房内有一异位兴奋点发出迅速的激动而引起，由于频率不同而产生以下3种类型的房性异位心律。心房频率>250 bpm；以相同的途径和速度传到心房，即将形成心房扑动；心房异位频率>350 bpm；在传播过程中有部分心肌尚处不应期，将产生心房颤动。临床上常见心房扑动与心房颤动是由单个房性早搏而引起。但心房扑动、心房颤动常有复发倾向，有不少转为持久性（图 13-1）。

有学者认为，单点激动伴有多发性微小折返激动比较符合实际情况，即心房扑动、心房颤动是由于房性异位激动恰遇心房易激期而导致的异位房性激动所引起。

2. 多点激动学说：由于心房存在许多异位兴奋点，同时发生激动而引起心房颤动。心电图上有某些心房扑动与心房颤动是由多源性房性早搏及多源性房性心动过速引起的（图 13-2）。

图 13-1　单点激动学说示意图　　图 13-2　多点激动学说示意图

3. 环状运动学说：该学说认为，心房肌内有一处心肌发生局部传导阻滞即单向阻滞，激动到达此处时不能通过而只能沿着对面一个方向前进。当激动绕过一周回到原处时，该处及前面的心肌已恢复了应激性，激动能循单方面不断向前循环运行，未按环行途径在上、下腔静脉入口处之间形成母圈，由此"母环"处散发激动（子波）使心房除极。但母环很小，可能仅围绕大静脉处或围绕在二尖瓣口，同样发出子波而形成心房颤动，与心房扑动大致相同（图 13-3）。

20 世纪 90 年代后，有学者认为许多阵发性心房颤动是由于激动方式恒定的单个或多个房性早搏诱发的心房颤动，呈现局灶触发或局灶驱动两种方式。如果能在房性心房颤动的起源部位阻断，能成功消融房性早搏后，心房颤动不再发生。有人将后部分心房颤动称为灶性心房颤动，90％以上的灶性心房颤动起源于肺静脉口附近和入口内 1～4 cm 的异位冲动。

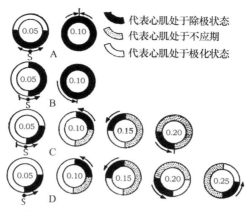

图 13 - 3　环状运动形成示意图

A：环行肌内无局部阻滞。传导能力降低，不应期未延长。自 S 点给予刺激同时向左、右 2 个方向进行除极，两除极波相遇后，不能形成环环运动。B：有局部阻滞。传导能力未降低，自 S 点给予刺激，由于有局部阻滞，激动只能向 1 个方向除极，到 0.10 s 时除极已转了一圈，激动停止，不能形成循环。C：环行肌内有局部单向阻滞。心肌传导能力降低，当激动到达 0.20 s 时激动方能环行一圈，但该处的心肌处于不应期，即不能产生环行运动。D：表示有局部阻滞。心肌传导能力降低，不应期缩短，已具备了形成循环运动的 3 个条件，故 0.20 s 处又回到 S 点，由于不应期已过，该处心肌又能应激，激动得以再一次前进，这样就形成了循环运动。

二、心室扑动与心室颤动

心室扑动与心室颤动是一种最严重的异位心律失常，是临终前的表现。心脏失去整体收缩能力，呈蠕动形态。

（一）心室扑动

1. 正常的 P-QRS-T 基本消失，无法分清 QRS 与 T。

2. 频率 200～250 bpm，节律基本规整的宽大畸形的波幅，心脏失去排血功能，是心脏停搏前短暂征象，也可以因急性心肌缺血或心电紊乱而发生。

（二）心室颤动

1. 无 QRS-T，代之以形态各异，振幅大小不一致，极不规整的颤动波。

2. 频率为 200～500 bpm。

三、紊乱性心室律

紊乱性心室律是一种不稳定的多源性室性心律，是指各种室性心律失常，如短暂性阵发性心动过速、心室扑动或颤动、多源性室性早搏、三度房室阻滞、心室自主心律、室性逸搏心律和室性静止等；频率的快慢和形态不一致。在临终前心室常由多个异位起搏点控制，常出现紊乱性心室律。

四、全心停搏

在心电图上出现一个长时间的等电位（无 P-QRS-T）称全心停搏，又称死亡心电图。其心电图特点为心室颤动的波形愈来愈纤细，直至记录为一条平线。

第十四章

不固定心律

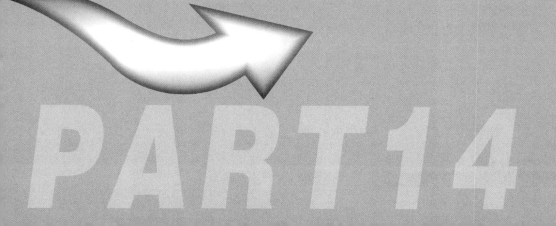

PART14

（一）窦房结内游走心律

心脏起搏点在窦房结内不固定称窦房结内游走心律。窦房结内游走心律常见于正常人，临床意义不大。

1. 心电图特点：

（1）在同导联中 P 波形态稍有差异，但方向一致，振幅由高到低或由低到高，伴周期性改变，无逆行 P′波。

（2）PR 间期亦不等，但均≥0.12 s，伴随 PP 间期延长，P 波逐渐变小，PR 间期稍有缩短。反之 PP 间期稍缩短，P 波逐渐升高，PR 间期延长。

2. 心电图鉴别：

窦房结内游走心律应与呼吸性 P 波变形相鉴别。后者 P 波受呼吸影响，在同一导联中可稍有变形，同时伴有 QRS 波群变化，但 PR 间期恒定；而窦房结内游走 PR 间期不固定。

（二）窦房结至心房内游走心律

1. P 波形态发生改变，由直立、低平逐渐转变为倒置，由低平逐渐转变为直立，周而复始。

2. PR 间期不规则，心率快时，P 波幅度升高，心率变慢时，P 波振幅变低。

3. PR 间期多固定。

（三）房内游走心律

1. 异位房性 P 波，其形态及与频率快慢变化的规律不同于窦性 P 波。

2. 异位房性 P 波形态多变，PR 间期不等，P′P′间期心律失常，P′波时限不一致。

3. P′波变化多呈现明显的游走式渐变。

4. PR 间期＞0.12 s。

（四）窦房结至房室交界区游走心律

窦房结至房室交界区游走心律是最常见的一种游走心律，也属窦性心律不齐的一种正常变异。与窦性心律不齐相类似，表现为与呼吸有关的周期变化，发生的原因与迷走神经张力有关。

心电图特点：

（1）在同导联内异位 P 波形态、大小、方向逐渐发生改变，由直立变矮小，低平至倒置，以后逐渐恢复。

（2）PR 间期逐渐发生改变，由≥0.12 s，变成为＜0.12 s，侧证明节律点由窦房结游至房室交界区，P 波可以发生倒置。

（3）由于起搏点频率不一，PR 间期不等。

（4）常见房性融合波。

二、 并行心律（pararrhythmia）

正常人的心脏起搏点由窦房结发出激动。但在某些情况下，主导心律（常为窦性）和异位 2 个节律点同时各自发出冲动，两者相互竞争控制心房或心室而形成双重心律，称并行心律，又称平行收缩。

（一）发生原因

并行心律的形成常由于有传入阻滞或传出阻滞的存在（图 14-1）。一般认为异位起搏点邻近心肌组织存在着保护性阻滞（即传入阻滞），它是一种单向阻滞，可以防止窦性激动入侵，因此异位起搏点有节奏地以自己固定的频率发出激动。由于有传入阻滞持续存在，异位起搏点可以连续发放激动而形成并行心律，有时还可导致心动过速。

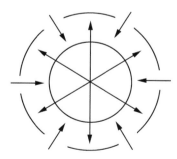

图 14-1　并行心律的传入阻滞及传出阻滞示意图

内圈代表传入阻滞，外圈代表传出阻滞。

传出阻滞是指异位心律的起搏点不能在任何时间均可将激动向四周传导（图 14-1 外层圆圈表示），如恰遇周围心肌不应期已过，才有引起心房、心室激动。

（二）心电图特点

并行心律的共同特点有：①各异位搏动与窦性心律之间无固定的联律间期；②各异位搏动之间的间距有简单的倍数关系；③可见融合波。

并行心律多见于器质性心脏病老年患者，也可见于正常人。室性并行心律多见，房性并行心律、交界性并行心律少见。

1. 室性并行心律：②各室性异位搏动之间无固定的联律间期；②各室性异位搏动之间的间距呈简单倍数关系；③常见室性融合波，既有室性早搏，又有室性融合波，室性并行心律可能性大。

2. 房性并行心律：①房性异位的 P' 波长-短距离常成简单倍数关系；②异位 P' 波无固定的联律间期；③可见房性融合波。

3. 交界性并行心律：①交界区异位搏动联律间期不固定；②各异位搏动之间的间距有倍数关系；③室性融合波少见。

（三）心电图鉴别

室性、房性、交界性并行心律，应与室性、房性、交界性早搏相鉴别。前者联律间期不等，后者联律间期固定；前者有最大公约数、最小公倍数，长短异位搏动之间常成倍数关系，而后者无此关系；前者常见融合波，而后者少见。

三、反复心律（reciprocal rhythm）

从心脏的心房、房室交界区或心室发出的激动经过交界区逆传而引起心室或心房再次除极，称反复搏动；连续 3 次或 3 次以上称反复心律或回头心律。

（一）房性反复搏动

1. 房性早搏或窦性 PR 间期延长，中间夹一个室上性型 QRS 波群，随后出现一个逆行 P' 波（图 14-2）。

2. PR 间期延长。

3. 呈 P'—QRS—P'（逆行）顺序，称完全性房性反复搏动。如下传受阻不紧跟 QRS 波群，称不完全性反复搏动。

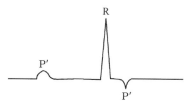

图 14-2 房性反复搏动示意图

（二）交界性反复搏动

1. 室上性型 QRS 波群-逆行 P′波-室上性型 QRS 波群伴室内差异性传导，因折返至心室时心室正处于相对不应期，则 QRS 波群可伴室内差异性传导（宽大畸形的 QRS 波群）。

2. PR′间期常延长，＞0.20 s（使心房有足够的恢复时间）。

3. RR 间期＜0.50 s（偶可达 0.64 s）（图 14-3）。

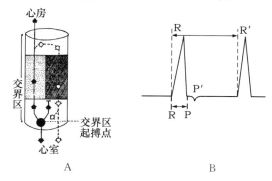

图 14-3 交界性反复搏动示意图

（三）室性反复搏动

1. 宽大畸形 QRS 波群-逆行 P′波-室上性型 QRS 波群或伴室内差异性传导。

2. RP′间期及 P′R 间期与交界性反复搏动一致（图 14-4）。

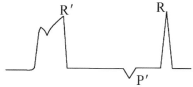

图 14-4 室性反复搏动示意图

（四）逸搏夺获

2 个 QRS 波群之间夹着 1 个正常的窦性 P 波，呈 QRS-P（窦性）—QRS（伴室内差异性传导）的顺序，称逸搏夺获，又称伪反复搏动。

第十五章

其他心脏疾病

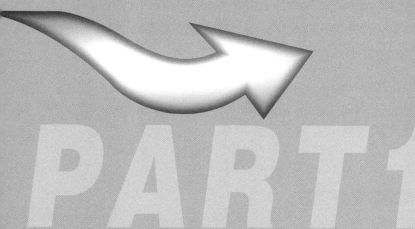

PART15

一、急性心包炎 (acute pericarditis)

心包本身的炎症不会出现心电图异常，而是由于炎症波及心脏外膜下心肌使心电图发生病理性改变，所以心电图对心包炎的诊断以及预后均有一定的临床价值。

（一）心电图特点

1. 除 aVR 导联外，其余导联 ST 段普遍弓背向下型抬高，一般＜0.5 mV，Ⅰ、Ⅱ、V$_5$、V$_6$导联较明显。这是诊断急性心包炎的主要指标。但 ST 段抬高一般不超过 1 周，有的仅数小时。这是由于心包的炎症主要损伤心肌较表层，不太严重，易消失。

2. T 波在急性期为直立，待 ST 段恢复至等电位线后，T 波才逐渐变低平倒置。

3. QRS 波群低电压：由于心包内有渗出性积液导致心肌电流短路而有低电压改变。病情好转后，电压可恢复正常。

4. 窦性心动过速。

（二）心电图鉴别

急性心包炎应与急性心肌梗死相鉴别：①前者 ST 段除 aVR 导联外，其他导联普遍呈弓背向下型抬高，与直立的 T 波不形成单向曲线；后者在同一解剖的导联上 ST 段呈弓背向上型抬高，与直立的 T 波形成单向曲线。②前者无明显 Q 波；而后者 Q 波明显。

二、慢性心包炎 (chronic pericarditis)

慢性心包炎又称慢性缩窄性心包炎。其心电图特点为：

1. QRS 波群低电压，各肢体导联及胸导联 QRS 波群电压分别低于 0.5 mV、0.8 mV。可能由于心肌纤维发生萎缩，心包粘连或呈厚的瘢痕，而导电能力减弱所致。

2. ST 段稍压低。

3. T 波改变，在多数导联中 T 波低平或倒置。

4. 常出现室性心动过速，少数患者可发生心房颤动、心房扑动。

三、 心肌炎和心肌病 (myocarditis and cardiomyopathy)

（一）心肌炎

1. ST 段压低，T 波低平或倒置。

2. QT 间期延长。

3. 可出现多种传导阻滞，以房室阻滞常见。

4. 个别病例酷似急性心肌梗死的心电图改变。

（二）心肌病

1. 心室肥大心电图改变。

2. ST 段压低、T 波低平或倒置。

3. 个别导联出现异常 Q 波，但无 ST-T 演变过程。

4. 室内阻滞，以束支阻滞为常见。

5. 常见多种心律失常，室性早搏最为多见。

四、 肺源性心脏病 (cor pulmonale)

（一）急性肺源性心脏病

急性肺源性心脏病非常罕见，系肺动脉发生血栓或栓塞后，使肺循环阻力急剧增加，引起右心室急性扩张。需结合患者突然出现休克气促、发绀、心前区疼痛等才能诊断为急性肺源性心脏病（或肺梗死）。

1. 心电图特点：①S_I、Q_{III} 及 T_{III} 倒置（Q 波＜0.03 s），$V_1 \sim V_3$ 导联 T 波倒置，个别情况 V_1 导联可出现异常 Q 波；②Ⅰ、Ⅱ、aVL、aVF 导联及多个胸导联 ST 段压低，aVR 导联 ST 段抬高；③可出现室上性心律失常；④PR 间期正常；⑤电轴右偏；⑥可出现不完全性右束支阻滞。

2. 心电图鉴别：急性肺源性心脏病应与急性下壁心肌梗死相鉴别。前者 Q_{III}、aVF＜0.03 s，$V_1 \sim V_3$ 导联 T 波倒置，异常 Q 波数天内可消失；而后者 Q 波宽而深，异常 Q 波不易消失，$V_1 \sim V_3$ 导联 T 波直立。

（二）慢性肺源性心脏病

1977 年全国第二次肺源性心脏病专业会议对慢性肺源性心脏病的心电图诊断标准做出如下修订。

1. 主要条件：①额面平均电轴≥＋90°；②V_1导联 R/S＞1；③V_5导联 R/S＜1；④$R_{V1}＋S_{V5}＞1.05$ mV；⑤aVR 导联 R/S＞1 或 R/Q≥1；⑥V_1～V_3导联呈 QS 型、Qr 型、qr 型（除外心肌梗死）；⑦肺性 P 波，P 波电压≥0.22 mV 或 P 波电压≥0.2 mV，呈尖峰型，结合 P 波电轴＞＋80°；或当低电压时，P 波电压＞1/2R，呈尖峰型，结合 P 波电轴＞＋80°。

2. 次要条件：①肢体导联 QRS 波群低电压；②右束支阻滞（不完全性或完全性）。

具有以上 1 项主要条件即可诊断，2 项次要条件为可疑肺源性心脏病的心电图表现。

五、 甲状腺功能亢进（hyperthyroidism）

1. 常见窦性心动过速。病程较长者，可出现早搏、阵发性室上性心动过速、心房扑动、心房颤动。

2. PR 间期正常，但可延长。

3. 常出现 ST 段压低，T 波倒置，可能与心动过速有关，亦可能由于心肌的耗氧量增加而引起冠状动脉供血不足。

4. 常见 P 波高尖，可能由于肺循环血量增多所致。

六、 二尖瓣狭窄及关闭不全(mitral stenosis and insufficiency)

大部分二尖瓣狭窄患者由风湿性心内膜炎引起。二尖瓣狭窄及关闭不全的心电图特点为：

1. 左心房扩大（又称二尖瓣 P 波）。

2. 右心室肥大。

3. 心律失常，常有房性早搏，可见阵发性室上性心动过速，心房颤动及心房扑动等。

七、 先天性心脏病（congenital heart disease）

（一）右位心

1. 心电图特点：①Ⅰ、aVL 导联 P-QRS-T 倒置，Ⅱ导联类似正常Ⅲ导联波形，Ⅲ导联类似正常Ⅱ导联波形；②aVL导联类似正常aVR导联波形，而aVR导联类似正常aVL导联波形，aVF导联不变；③$V_1 \sim V_6$导联R波逐渐降低，而V_3R、V_4R、V_5R导联的QRS波群与正常V_3、V_4、V_5导联的QRS波群相同。

2. 心电图鉴别：右位心应与左、右手导联线错接相鉴别。后者不会有胸导联心电图改变，也不必再全部重做，把Ⅱ、Ⅲ导联互换，aVR导联与aVL导联互换，把Ⅰ导联写成"反映"即可。

（二）房间隔缺损

1. 不完全性右束支阻滞较为常见，完全性右束支阻滞较为少见。

2. 右心室肥大。

3. 右心房肥大。

4. 少数房间隔缺损患者心电图正常。

（三）室间隔缺损

1. 右心室肥大、V_1、V_2导联呈R型、RS型或rSR'型，R'波异常增高。

2. 左心房肥大。

3. 左心室肥大。

（四）动脉导管未闭

动脉导管未闭常见左心室肥大、电轴左偏，Ⅱ、Ⅲ、aVF、V_5、V_6导联R波异常增高，ST段抬高，T波直立而对称，可能系伴左心室舒张期负荷过重所致。如有右心室肥大，应考虑合并其他先天性畸形如肺动脉瓣狭窄、法洛四联症等。

（五）法洛四联症

法洛四联症包括肺动脉狭窄、室间隔缺损、主动脉骑跨及右心室肥大。其心电图特点为：

1. 右心室肥大。

2. 右心房肥大。

3. Ⅱ、Ⅲ、aVF、V_1、V_2导联ST段压低，T波倒置。

4. 部分患者可见房室阻滞或不完全性右束支阻滞。

八、肺动脉瓣狭窄

1. 右心室肥大。
2. 右心房肥大。
3. 胸导联 T 波倒置。

第十六章

心电综合波

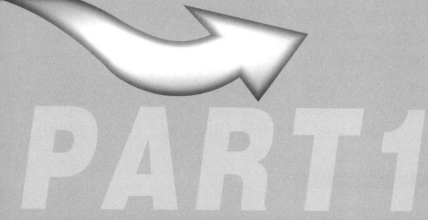
PART16

心房激动通过正常的途径下传未到达心室之前通过附加传导途径使室上性激动过早地预先激动心室肌，使 PR 间期缩短、QRS 波群增宽而出现起始部粗钝的 δ 波，称预激综合征，又称 W-P-W 综合征。预激综合征可反复出现阵发性室上性心动过速。

（一）心电图特点

1. 短的 PR 间期＜0.12 s。

2. QRS 波群时限 0.11～0.16 s。

3. QRS 波群起始部有钝挫，即有 δ 波。因其形态像希腊字母 δ，所以称 δ 波。

（二）分型及心电图特点

1. A 型预激综合征：①PR 间期＜0.12 s，但仍为窦性 P 波；②QRS 波群时限＞0.11 s，QRS 波群在右胸导联（V₁～V₃）呈 R 型或 RS 型，酷似右束支阻滞型；③QRS 波群起始部呈钝挫，即有 δ 波；④PJ 间期正常（＜0.26 s）；⑤ST-T 呈继发性改变。

2. B 型预激综合征：QRS 波群在右胸导联呈 rS 型或 QS 型，在左胸导联则呈 R 型，酷似左束支阻滞型；其他条件与 A 型预激综合征相同。

3. C 型预激综合征：非常罕见，V₁～V₂ 导联的 δ 波与 QRS 波的主波均向上，V₅～V₇ 导联的 δ 波及 QRS 波群的主波向下，呈 Qr 型，易误诊为前壁及后壁心肌梗死。

4. 非典型的预激：

（1）马海姆纤维综合征（Mahaim 型）：①PR 间期正常；②QRS 波时限增宽；③有 δ 波。

（2）短 P-R 综合征：又称詹氏束型预激综合征（James 型）、Lown Ganong Levine 综合征（简称 L-G-L 综合征）。①PR 间期缩短＜0.11 s；②无 δ 波；③QRS 波群形态及时限正常。

（三）心电图鉴别

1. B 型预激综合征与左束支阻滞：B 型预激综合征 V₁、V₂ 导联常呈 rs 型或 QS 型，V₅、V₆ 导联呈 R 型，易误诊为左束支阻滞。前者 PR 间期短，

有 δ 波；后者 PR 间期正常。

2. A 型预激综合征与右心室肥大、正后壁心肌梗死、右束支阻滞：前者 PR 间期短，有 δ 波；后者 PR 间期一般正常。

3. 预激综合征与前间壁、下壁、高侧壁、前侧壁心肌梗死：前者 PR 间期短，有 δ 波；后者 PR 间期正常。但有时又可掩盖心肌梗死的心电图改变；如心肌梗死伴预激综合征时，可以掩盖坏死型 Q 波，应注意心电图的动态观察，并结合心肌酶学检查及临床症状综合分析加以判断。

4. 间歇性预激综合征与间歇性室性融合波：前者有 δ 波，PP 间期、PR 间期及 PJ 间期恒定，按时出现；后者 PP 间期按时出现，而 R 波提前出现，PR 间期、PJ 间期常有变化，QRS 波群形态介于正常窦性及异位两者之间。

5. 合并室上性心动过速与室性心动过速：预激综合征常易发生房室折返性心动过速，但 QRS 波群的时限和形态多属正常。如伴心室内差异性传导，QRS 波群可宽大畸形，酷似室性心动过速。①合并室上性心动过速时，发作前后有典型的预激波。②合并室上性心动过速时，RR 间期整齐；而室性心动过速时，RR 间期可稍不规整，常见心室夺获、室性融合波和房室分离。

6. 合并心房颤动与室性心动过速：①前者心室律绝对不规整，而后者有时规整；②前者有 δ 波，而后者无 δ 波，常见于房室分离，可见心室夺获；③前者有心动过速发作史，常发生于无心脏病患者，而后者多发生于心脏病患者。

7. 左心室肥大：预激综合征时，由于 QRS 波群传导异常，常有电轴左偏，左心室电压异常增高，不能草率下左心室肥大的诊断。

二、病态窦房结综合征

病态窦房结综合征（sick sinus syndrome，SSS）是由于窦房结动脉供血不足引起功能性减退，并伴有起搏、传导系统和其他部位病变所引起的心律失常。其产生原因较多，除冠心病、心肌炎、心肌病、原发性高血压外，有一部分尚未查清病因。其心电图特点为：

1. 出现持久性窦性心动过缓（常<50 bpm，少数<30 bpm），常有逸搏及逸搏心律（又称恶性的窦性心动过缓）。

2. 窦房阻滞或窦性停搏。

3. 常出现快速性室上性心律失常如阵发性室上性心动过速、心房扑动、心房颤动，因此称快慢综合征。

4. 合并多级房室阻滞及室内传导异常。

5. 可采用阿托品试验来协助诊断。注射阿托品后心房率＜90 bpm 者，说明有窦房结功能不全表现。

三、心肌桥综合征

心肌桥综合征是指由于心脏上有肌桥横在冠状动脉血管上，导致心电图上出现类似冠状动脉缺血样改变。

心肌桥综合征的心电图特点为：①左、右胸导联出现 ST 段水平型压低，甚至 T 波倒置明显；②患者常有心绞痛病史；③冠状动脉造影正常，但发现有肌桥横在血管上；④临床上常用药物治疗，缓解症状后或肌桥被切除后，ST-T 恢复正常。

四、心血管神经症

心血管神经症是指因心脏 β 受体功能亢进而引起的心电图改变，又称 β 亢综合征、交感神经亢进症。它多见于年轻女性，其他年龄也可发生，可出现心悸、气促、心动过速、胸闷、烦躁，个别出现心绞痛样发作的临床症状。

心血管神经症的心电图特点为：常出现窦性心动过速，T 波改变较普遍，Ⅱ、Ⅲ、aVF 及 V$_4$、V$_5$最多见，ST 段轻度压低，易误诊为下壁冠状动脉缺血及心肌病变。普萘洛尔试验阳性者，有助于诊断（服普萘洛尔后 1～2 h，ST-T 恢复正常），但目前意见不一，有待进一步探讨。

第十七章

电解质紊乱对心电图的影响

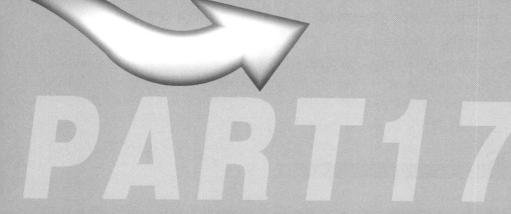

PART17

正常情况下心肌细胞内外各种电解质维持动态平衡，如因疾病或其他因素使之失衡，造成电解质浓度的改变，将影响心肌代谢，造成心电图的相应改变。

一、高血钾

细胞外血钾浓度＞5.5 mmol/L，称高血钾。

其心电图特点为：

1. T 波高尖，双肢对称，呈帐蓬状改变。

2. 血清钾＞6.5 mmol/L 时，QRS 波群间期逐渐增宽，R 波降低，S 波加深，ST 段压低。

3. 血清钾＞7 mmol/L 时，QRS 波群进一步增宽，QT 间期及 PR 间期进一步延长，R 波电压降低，P 波增宽，振幅减低，心率减慢，P 波逐渐消失。

4. 严重高血钾时，可出现多种心律失常，如窦房阻滞或窦性停搏、窦室传导、室性心动过速、交界区或心室自主心律，还可导致心室扑动、颤动至全心停搏。

二、低血钾

细胞外血钾浓度＜3.5 mmol/L，称低血钾，是电解质紊乱中最常见的一种。

其心电图特点为：

1. T 波幅度降低，甚至倒置，有时形成拱桥型 T 波。

2. U 波明显（特别是 V_3），U 波≥1/2T 波是诊断低血钾的依据之一。

3. ST 段压低＞0.05 mV，QT 间期延长，实质上是 TU 波融合、QU 间期延长所致。

4. 严重低血钾时可导致多种心律失常，最常见的为室性早搏，甚至发生室性心动过速、室性异位搏动，还可以引起房性心动过速、室内阻滞、房室阻滞、心室扑动、心室颤动等各种心律失常。

三、高血钙

高血钙的心电图特点为：

1. ST 段缩短至消失而导致 QT 间期缩短，T 波甚至倒置。

2. 严重高血钙时，可出现窦性停搏、窦房阻滞、窦性心动过速及室性早搏、阵发性室性心动过速或心室颤动。

四、低血钙

低血钙的心电图特点为：

1. ST 段平直延长＞0.16 s。

2. T 波直立，变窄、低平，QT 间期也相应延长，低血钙严重者 T 波可以倒置。

第十八章

药物对心电图的影响

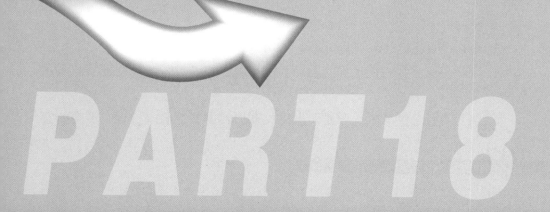

PART18

临床许多治疗心力衰竭和心律失常的药物如用量过大可引起毒副作用，导致心电图的异常。因此，及时观察心电图变化，以尽早发现和处理，具有重要的临床意义。

一、洋地黄

洋地黄（Digitalis）能加强心肌收缩力，影响心肌的电生理特性，临床上用于治疗心力衰竭。但使用不当时，可致洋地黄中毒，引起各种心律失常，导致心电图改变。

（一）洋地黄效应（洋地黄作用）的心电图特点

ST 段呈下斜型下降，T 波低平。双向或倒置，并呈现鱼钩型，QT 间期缩短，这些改变应视为洋地黄影响而不诊断为洋地黄中毒。

（二）洋地黄中毒的心电图特点

洋地黄中毒的心电图改变最常见的室性心律失常。可出现频发室性早搏呈联律，有时呈多源，严重时还可以出现室速或尖端扭转型室性心动过速，还可见房性心动过速伴房室阻滞、双向性及双重性阵发性心动过速、短暂性心房扑动、心房颤动，甚至心室颤动。

二、奎尼丁

奎尼丁是奎宁的右旋体，具有降低心肌自律性、延长其不应期、减慢传导等作用，用以治疗心律失常。但它具有较多的不良反应，除有胃肠道症状外，还可引起心动过缓、QT 间期延长，QRS 波群增宽等心电图改变。

奎尼丁的心电图特点为：

1. QRS 波群间期增宽，用药过程中不能超过原有的 25%（如原有 QRS 波群为 0.08 s，则不应大于 0.10 s）。

2. ST 段压低，T 波倒置，U 波增高。

3. QT 间期延长，当 QT 间期＞0.50 s 时，更应慎重用药。

4. 可以出现各种程度的房室阻滞，以及窦性心动过缓，窦性停搏或窦房阻滞。

5. 各种室性心律失常，严重时发生尖端扭转型室性心动过速，甚至心室颤动和突然死亡。

三、胺碘酮

胺碘酮为苯丙呋喃衍生物，具有良好的抗心律失常作用，但长期口服后，可出现心动过缓及 QT 间期延长的心电图改变。

四、普萘洛尔

普萘洛尔是一种 β 受体阻滞药，有抑制室上性心动过速的作用。其心电图特点为：

1. 降低窦性频率，引起窦性心动过缓。
2. T 波增高，ST 段改善。

第十九章

其他常用心电图检查

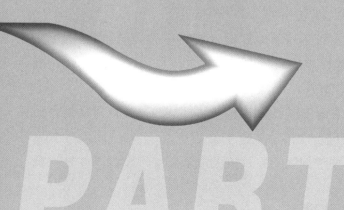

PART19

动态心电图（dynamic electrocardiogram，DCG）可一次连续记录24 h或更长时间3~12导联的心电图（图19-1），以补充常规心电图仅能做短时间静态记录的不足，可捕捉心律失常和短暂心肌缺血的 ST-T 改变，给临床提供重要的诊断依据，成为临床常用的无创性心血管疾病诊断手段之一。

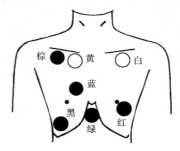

A. 3 导联电极安放示意图

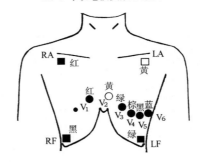

B. 12 导联电极安放示意图

图 19-1　动态电极安放示意图

（一）导联体系

目前采用双极导联或 3 导联同步记录，常用导联有：

1. CM$_5$导联：正极置于左腋前线第 5 肋间（V$_5$导联位置），负极置于右锁骨下窝中 1/3 处。该导联为检出心肌缺血最敏感的导联（ST-T 改变），描出的 QRS 波群振幅最高（红-黄）。

2. CM$_1$导联：正极置于右绿第 4 肋间（V$_1$ 导联位置），或胸骨柄处，负极置于左锁骨下窝中 1/3 处（蓝-白）。

3. M$_{aVF}$导联：正极位于左腋前线肋绿，负极位于左锁下窝内 1/3 处（绿

-棕)。

（二）临床应用

1. 心律失常的定位，定量分析，评价起搏器植入术后的功能。

2. 对心肌缺血程度的判别；对药物疗效的评定。

3. 选择安装起搏器的指征。

4. 捕捉短暂的心律失常，对特殊病例的研究，用于宇航员等的功能测定。

二、心脏起搏心电图

心脏起搏心电图是临床起搏工作中的重要一环，是了解起搏工作状态的最简便及较准确的方法。随着生物工程技术的进步，起搏器的类型和工作方法不断增多，功能日趋复杂。目前我国基础的单腔和双腔起搏器正常和异常的心电图表现，仍然是分析起搏心律和对患者随访工作中最重要的和最基本的资料，也是了解复杂起搏器的前提。

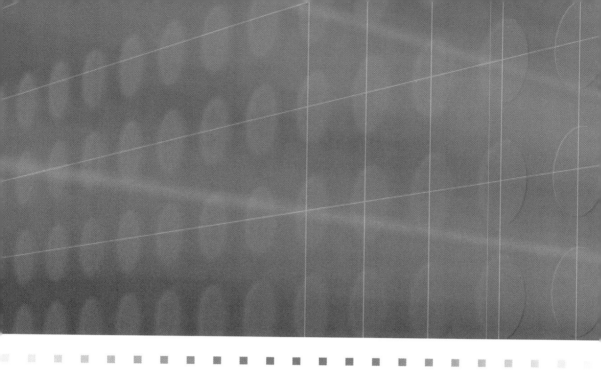

下篇　疑难罕见心电图图例

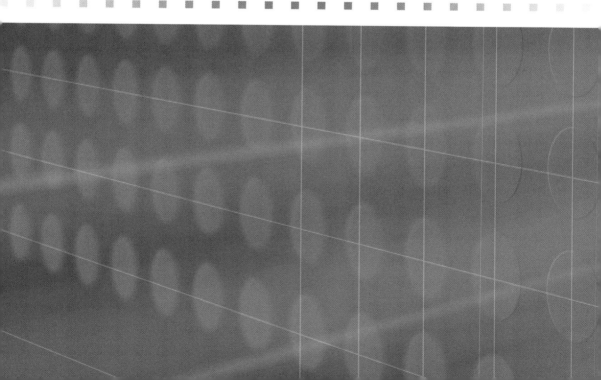

第二十章

个案病例

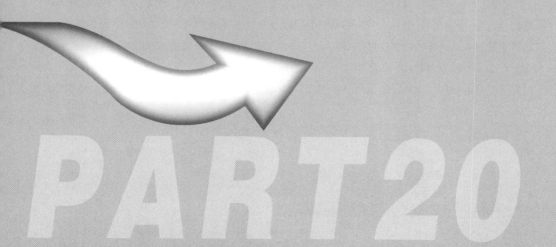

PART20

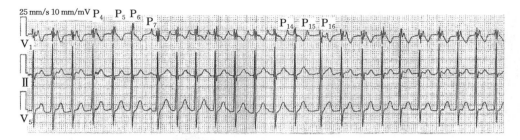

图 20-1　窦性心动过速伴前向性房室结双径路传导及快慢径路不典型文氏现
　　　　象和蝉联现象

　　患者，男，14 岁。临床诊断：病毒性心肌炎。因心率快，活动后胸闷气促来院就诊。窦性 P 波有序发放，频率 150 bpm，QRS 波群时间 0.08 s，除 $R_1 R_6$ 间距呈渐短模式，$R_6 R_7$ 间期和 $R_{14} R_{15}$ 间期 0.54 s 略延长外，余 RR 间期恒定。应关注的是其房室传导呈以下两种情形。①逐渐延长脱落型：$P_1 R \sim P_5 R$ 为 0.32～0.36 s，P_6 后心室波脱落；②逐渐延长伴跳跃延长型：$P_7 \sim P_{14}$ 和 $P_{15} \sim P_{24}$ 分别为 0.12～0.16 s 及 0.28～0.32 s 逐渐延长。P_{15} 较 P_{14} 传导明显滞后跳跃性延长 0.12 s。提示前向性房室结双径路传导伴快慢径路不典型文氏现象及蝉联现象，其中慢径路均呈跨"T 波"性传导。

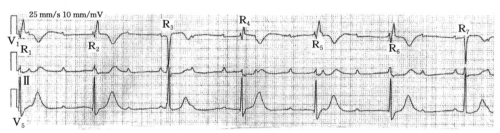

图 20-2　窦性心律，双源性室性逸搏心律伴 QRS 波群正常化室性融合波，三
　　　　度房室阻滞

　　患者，男，70 岁。临床诊断：冠心病。V_1、Ⅱ、V_5 同步三导记录：P、QRS 两波频率稳定，分别为 83 bpm 和 38 bpm，房率＞室率，部分 P 波重叠于 QRS 波中，PR 间期长短不一，示房室间无关联传导。心室波群形态多变：①R_1、R_2 及 $R_4 \sim R_6$ 呈右束支阻滞型，时间形态略异，考虑为左心室起源；②R_3 呈类不完全性左束支阻滞型，提示右心室源与左心室源形成的室性融合波可能性大；③R_7 系完全正常型，考虑为正常化的室性融合波。延长记录时间或动态心电图有利于判别。

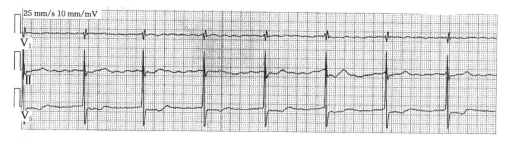

图 20 - 3　心房扑动，交界性逸搏心律伴不完全性右束支阻滞，三度房室阻滞

患者，男，59 岁。临床诊断：原发性高血压病，冠心病，病态窦房结综合征。既往有 5 次晕厥史。V₁、Ⅱ、V₅ 导联同步描记，P 波消失，细小的 F 波可见，频率 300 bpm；室率缓慢匀齐，47 bpm，V₁ 导联呈 rsR′型，余导联 s 波略宽钝，示不完全性右束支阻滞。依据 FR 间期长短不一，可排除 6∶1 传导可能，诊断三度房室阻滞性房室分离无疑。

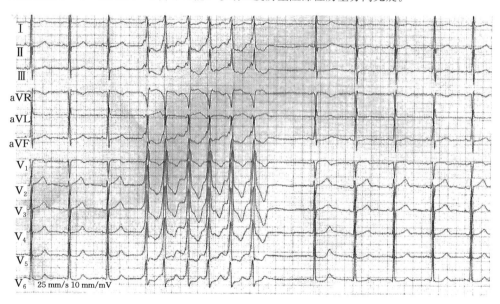

图 20 - 4　R-on-P 型室性早搏诱发短阵性室性心动过速伴间歇性室房传导和 T 波电交替及其后 T 波系列改变，左心房肥大

患者，男，78 岁。临床诊断：因阵发性胸闷、心悸不适半个月余，突发头晕、肢体麻木、乏力半天来院就诊。既往有高血压病史 30 余年，冠心病及心律失常史 10 余年。心脏彩超示：左房室肥大，主动脉瓣退行性病变，主动脉瓣中→重度反流，二尖瓣及三尖瓣轻度反流，左室顺应性降低。心电图同步 12 导联示：窦性 P 波 Ⅱ 导联呈高-低双峰增宽型改变。心率 68 bpm，QRS 波时限正常 0.08 s，V₆ 导联 ST 段水平型下移 0.1 mV。R₄ 提前 0.08 s 发生，

重叠于窦性 P 波上，宽大畸形，形成 R-on-P 现象，致短阵同形性室性心动过速（$R_5 \sim R_9$）。值得注意的是：①$R_5 \sim R_9$ 后似有逆行 P 波相随，下壁及 aVR 导联明显，R_4 则因恰逢心房不应期而缺失；②V_3 导联 $R_5 \sim R_6$ 及 $R_7 \sim R_9$ 其 T 波分别表现为低-高交替和低-较高-高阶梯样改变两种类型；③短阵室性心动过速后，多导联连续 3 个窦性 T 波呈不同程度类型系列改变，如 V_6 导联为正向增高→明显降低→降低的罕见序型。

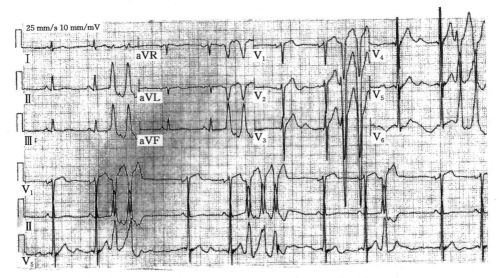

图 20-5 频发性室性早搏伴室房传导，部分呈成对型四联律，偶见短阵室速
及室房传导文氏现象，左房室肥大

患者，男，70 岁。临床诊断：高血压心脏病。自觉心悸、气促月余。上图为同步 3 导联记录，两次窦性搏动后续两次室性早搏连续规律显现。下图 V_1、Ⅱ、V_5 为与上图非同步的 3 导联连续描记，室性早搏呈单发→成对→连续 3 次模式。纵观室性早搏的逆传情形有：①单发逆传（RP′间期 0.14 s）；②成对短-长交替逆传（RP′间期 0.14～0.20 s），为成对→连续 3 次→单发；③连续 3 次文氏型逆传（RP′间期 0.14 s→0.20 s→脱落），示 3：2 室房传导文氏现象。此外，$PtfV_1 -0.06$ mm·s，P 波改变及 RV_5 电压 3.7 mV，可考虑左房室肥大。

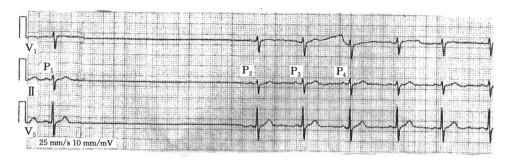

图 20-6　窦性静止，短暂性全心停搏，病态窦房结综合征双结病变

患者，男，68 岁。临床诊断：突发脑梗死。近有心律失常，气促，阿-斯综合征病史。V_1、Ⅱ、V_5 同步 3 导联示：窦性心律，频率 68 bpm，PR 间期及 QRS 时限正常。突发 P_1P_2 长间歇为 3.80 s，是窦性周期 4.5 倍，未见下级潜在起搏点发放生理保护性逸搏。结合临床病史，应紧急安植心脏起搏器为要。

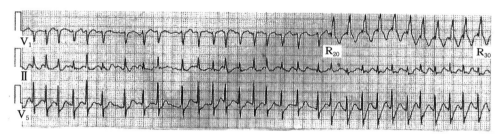

图 20-7　极速型心房颤动伴室内差异性传导呈右束支内蝉联现象

患者，男，77 岁。临床诊断：右下肢水肿 2 年，有心力衰竭，冠心病病史。V_1、Ⅱ、V_5 同步 3 导联示：窦性 P 波消失替之以 f 波，心房率 353 bpm，RR 间期长短有异，平均心室率为 180 bpm，属极速型心房颤动，心电危急值范畴，临床需紧急处理。QRS 波群呈宽窄两种类型：窄者为正常下传，宽者（R_{20}～R_{30}）连续 11 搏呈完全性右束支阻滞型，有长（$R_{18}R_{19}$ 间期 0.44 s）-短（$R_{19}R_{20}$ 间期 0.26 s）周期阿什曼现象，且略有不齐，其 RR 间期差值等于 0.06 s（未超过穿隔时间），更为重要的是最短的 R_2R_3 窄间期（0.26 s）小于最短宽者 $R_{25}R_{26}$ 间期（0.28 s），为确认右束支蝉联现象（经左束支下传与跨室间隔连续隐匿性逆传激动右束支，产生不应期而发生功能性阻滞）而非 3 相性右束支阻滞提供了鉴别的关键点。

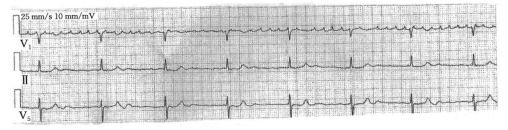

图 20-8　f 波形态变化的不典型心房扑动伴交界性逸搏心律，三度房室阻滞

患者，女，55 岁。临床诊断：高血压。窦性 P 波消失，V_1 导联可见明显心房扑动 f 波，但其频率有异（R_1R_2 间 f 间距 0.16～0.20 s，房率 300～375 bpm），波形有变（R_2～R_5 中段 f 波振幅明显降低似正负双向），对此种扑动波形变化多样，频率较快，发作稳定性相对较低，电生理机制相对复杂的表现特点，有学者称之为非典型心房扑动（非峡部依赖性心房扑动）。心室波群时限 0.08 s，心律基本匀齐，室率 46 bpm，FR 间期不一，为三度房室阻滞及交界性逸搏心律。

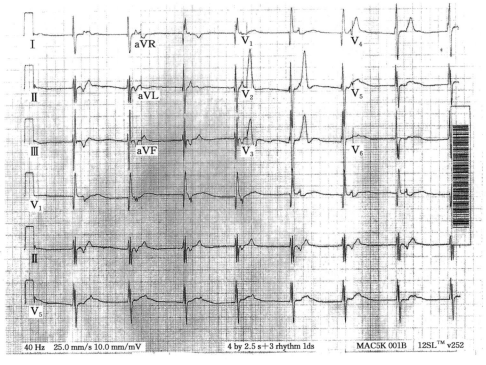

图 20-9　房性、室性双重性逸搏心律伴房性融合波

患者，男，58 岁。临床诊断：心肌病，病态窦房结综合征。QRS 波群时限 0.12 s，心律

临床疑难罕见心电图图谱及解析

略不齐，1.26～1.32 s，室率 45～47 bpm；P 波均落于 QRS 波后，Ⅱ 导联倒置，aVR 导联正负双向，V_1 导联显示多种变异：①P_1 正负双相；②P_2 双峰浅倒；③P_3、P_4 双峰深倒；④P_5～P_7 正向双峰。P′波间距变化于 1.20～1.34 s 之间，房率 44～50 bpm。梳理 RP′间期的动态变化，推定如下：①源于心房下部节律点产生逆 P，源自左束支近端节律点（不排除交界性起源）产生右束支阻滞型 QRS 波；②P_1、P_2 为程度不同的房性融合波（两个起搏灶共同引起心房除极）；③P_3、P_4（房性激动）与 R_3、R_4（室性激动）于房室交界区发生绝对干扰而无关联；④P_5～P_7 与其前 R 波相关，RP′间期 0.20 s，为室性起搏灶逆传所致。结合临床诊断，符合病窦综合征（窦房结起搏功能障碍型）。

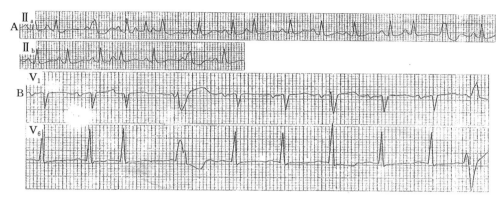

图 20 - 10　连发成对的房性早搏和室性早搏

A：频发 PAS、PVS，部分呈连发。B：双源性 PVS 及 VFW，偶见 PAS 和 PVS 连发。

例 1　患者，男，71 岁。临床诊断：冠心病，右半结肠癌。图 A 为术后当天突发心悸、胸闷时急诊描记。图 A，Ⅱ 导联记录示：窦性心律，125 bpm，PR 间期 014 s，有宽大畸形 QRS 波。R_3 其前有窦性 P 波，因 PR 间期明显短于窦性 PR 间期，可判为室性早搏，R_{15} 有窦性 P 波重叠，同理属室性早搏。值得注意的是各宽大畸形波皆接续于不完全性代偿的房性早搏，形成房性和室性的连发模式，曾初诊为房性早搏伴加速型室性逸搏，而测量该连发 RR 间距仅为 0.48 s，等同于窦性周期。R_5、R_6 和 R_9 分别为双发和单个的房性早搏，其后不伴随室性早搏。Ⅱ$_b$ 为延长记录所得，R_4 和 R_6 则分别呈现独立发放的房性早搏和舒张晚期室性早搏。综上所述，不难判定貌似因果关系的房性早搏和室性早搏组合，实为巧合连发的房性早搏和室性早搏。心电图诊断：①窦性心动过速；②频发房性早搏和室性早搏，部分连发或成对。

例 2　患者，男，55 岁。因心悸气促，双下肢水肿 4 个月来院就诊。既往有慢支史。体检：血压为 105/75 mmHg，心界扩大，心率为 110 bpm，心律失常，心尖区可闻及 Ⅱ 级收缩期杂音。有肺气肿特征，双下肢水肿。X 线胸片：心影两侧扩大，心胸比值 0.61。心脏彩超：全心扩大，以左心增大为主，左室射血分数 47%。临床诊断：扩张型心肌病，心律失常，心力衰竭 Ⅱ 级。图 B 心电图为 5 mm/mV，胸导联同步记录：窦性 P 波按序发生，PP 间距

0.52 s，频率 115pbm，PR 间期 0.16 s，PtfV$_1$ —0.10 mm·s，负值明显异常。R$_3$ 房性早搏后随呈完性左束支阻滞图形的 QRS 波（R$_4$），其前可见无传递关系的窦性 P 波，表明该畸形搏动属右室起源。R$_3$～R$_4$ 为 0.60 s，较窦性周期略长，致 R$_4$ 酷似加速型室性逸搏。R$_7$ 变形较小，形态介于窦性 QRS 和 R$_4$ 之间，PR 间期 0.14 s，较窦性 PR 短 0.02 s，为典型的室性融合波，可佐证其与 R$_4$ 属同源性。提前出现的末次心搏，因呈完全性右束支阻滞图形，其前无相关的 P′波，可判定为源于左心室的早搏。心电图诊断：①窦性心动过速；②双源性室性早搏及室性融合波，偶见房性早搏和室性早搏呈连发。

单独发生的房性早搏和室性早搏较易诊断，当其顺序呈连发时则可表现为房性居前、室性随后和室性居前、房性随后两种类型且较易误诊。本文 2 例属于前者，辨识这种少见连发组合类型早搏的意义为：①判别意义，因室性早搏显现于房性早搏的代偿间歇后，其一，是逸搏，还是早搏，判别时颇感棘手和困惑，而最容易联想到的诊断往往是早搏后逸搏这种搭配，窦律较慢时尤其如此。其二，两者可能完全相关，互为依存，也可能恰为貌似关联的一过性巧合。若有关联则可将房性者视为"原发性"，室性者为"继发性"。判别时，关键依据为两者是否各有其独立性，特别是继后者能否单独呈现，而延长描记和观察时间不失为有效而实用的方法。本文例 1 即是例证。②临床意义，若为室性逸搏，则为继发性伴随现象，属被动的生理代偿性保护机制，常无临床意义；若为连发双源的房性早搏和室性早搏组合，则多提示病理性，本文 2 例与此相符。

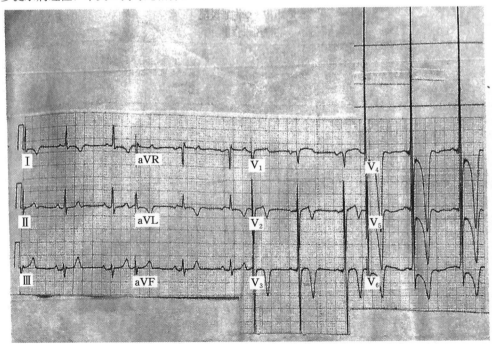

图 20-11　窦性心动过缓，急性前侧壁心内膜心肌梗死，左房室肥大

患者，男，67岁。临床诊断：冠心病。突发心绞痛6 h，心肌酶谱检查异常增高，血压90/50 mmHg。窦性心律，心率58 bpm，PR间期0.18 s，V_5导联P波呈罕见增宽等峰样3峰型改变。QRS波群时限0.10 s，$V_4 \sim V_6$导联R波明显增高，分别为5.8 mV、5.2 mV、3.3 mV。Ⅰ、aVL及$V_3 \sim V_6$导联T波呈明显对称深倒状，最深达0.32 mV，$V_4 \sim V_6$导联ST下移0.2~0.4 mV伴U波倒置。综合临床病史，符合急性心内膜心肌梗死及左房室肥大。

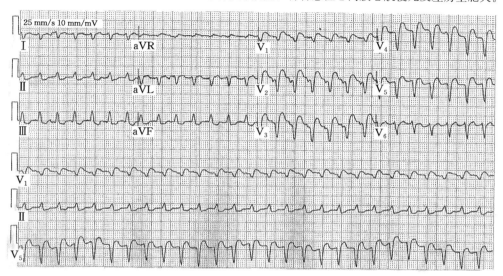

图 20-12　阵发性室上性心动过速，急性广泛前壁心肌梗死

患者，男，56岁。突发心绞痛6 h，心肌酶谱异常增高。既往有糖尿病，甲亢病史。临床诊断：冠心病，急性心肌梗死。心律快速匀齐，频率160 bpm，$V_1 \sim V_3$导联见倒置P波，PR间期0.06 s，考虑交界性起源可能性大。胸导联主波向下，除V_6导联外，余均呈QS型改变伴ST-T单向曲线异常，符合急性广泛前壁心肌梗死。心动过速＋心肌梗死犹如雪上加霜，行临床紧急救治不容迟疑。

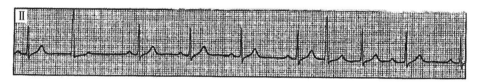

图 20-13　并行性交界性间位型早搏诱发房室传导反文氏现象

患者，男，36岁，肺癌术前检查。心电图Ⅱ导联描记示：基本窦性心律PP间期0.92~1.04 s，频率57~65 bpm，PR间期0.17 s，QRS波时限0.08 s。R_2、R_7提前出现，其前后无相关P波，QRS波时限0.08 s，呈qRs型，与窦性Rs型有别，配对间期明显差异，分别为0.80 s和0.52 s，前者R_2为非间位性，代偿完全；后者为间位性，窦性P波重叠于T波顶峰

处，无代偿间期，考虑为偏心的交界性起源（激动循房室交界区、希氏束内解剖或功能上纵向分离的径路下传，首先通过希氏束的一部分传导纤维到达心室肌的特定位置使其提早除极，然后再通过浦肯野纤维快速传导通道到达心室的其他部分，导致 QRS 波群形态变化），并行性可能性大。需特别关注的是：间位性交界性早搏 R_7 后 $R_8 \sim R_{10}$ 连续 3 次窦性心搏之 PR 间期分别为 0.36 s、0.26 s、0.20 s，呈递减样反文氏现象，因后续描记中断，完全恢复正常房室传导（0.17 s）尚难确定，然至少可判定影响了 3 次窦性房室传导。早搏（尤其是间位性）诱发房室传导反文氏现象，可见于室性、房性及交界性（显性及隐匿性）3 种。后两种均较罕见。本例为较罕见的交界性源，其发生机制与该早搏（R_7）隐匿性逆传交界区产生不应期及隐匿性折返（R_8）和 RP 间期较短（R_9）有关。然后 R_9P 达 0.76 s，R_{10} 仍以 0.20 s 较慢下传，表明交界区仍未脱离前次下传心搏（R_9）之相对不应期的影响，故不能除外其有病理意义。

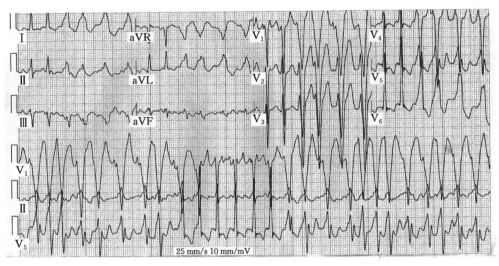

图 20-14　预激综合征伴心房扑动酷似室内差异传导或室性心动过速

　　患者，男，41 岁。临床诊断：高血压。因阵发性心悸、气促、胸闷来院就诊。窦性 P 波消失，f 波清晰散落于上下两条非同步 V_1 导联正常 QRS 波群间，ff 间距 0.16 s，频率375 bpm。长条 V_1、V_5 导联明显可见宽 QRS 波群时间形态有别，V_5 导联预激波明显与正常下传的 qRs 型迥异，这种多变性既是冲动经房室旁路及正常房室通道不同程度前传在心室内形成程度不同的融合波，也是除外伴室内差异传导及室速的重要征象。根据波形及电轴特征，可确认本例为右侧房室旁路并排除多条旁路的可能。鉴于 f 波重叠于快速宽大畸形的 QRS-T波中而被掩盖，多难以确认，心律匀齐的预激综合征伴房扑常被误认为逆向性房室折返性心动过速或室性心动过速，若描记食管导联或其他方法（包括药物）改变房室传导比例，均有助于 f 波的确认。本例为在常规心电图描记中得以判定。

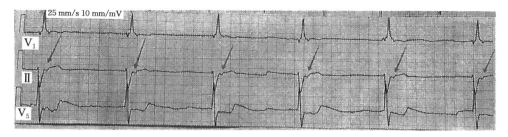

图 20 - 15　室性逸搏心律伴室房传导

患者，男，69 岁。临床诊断：慢性肾炎，尿毒症，病态窦房结综合征。有多次晕厥史。V_1、Ⅱ、V_5 导联同步记录，QRS 波宽大畸形，时限 0.16 s，V_1 导联呈右束支阻滞 rsR′型，室率 36 bpm，R 波后可见逆行传导 P′，RP′间期 0.26 s。如此缓慢室性逸搏心律，未见主导窦性心律光临，既提示窦房结功能障碍，也符合临床疾病诊断，结合反复晕厥史，当需紧急实施心脏起搏术。

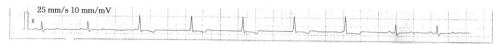

图 20 - 16　窦性心动过缓及不齐，短阵交界性逸搏心律伴非时相性室内差异传导，不完全性等频性房室干扰脱节

患者，女，45 岁。临床诊断：心动过缓查因。首尾 4 搏 R_1R_2、R_8R_9 系窦性下传。R_3～R_7 为时限正常，形态略异，频率缓慢（52 bpm）规整的交界性逸搏心律，R_3、R_7 前见无相关传导的窦性 P 波，余窦性 P 波与 R 波重叠，两者间发生连续性绝对干扰，形成不完全性等频性房室干扰脱节。

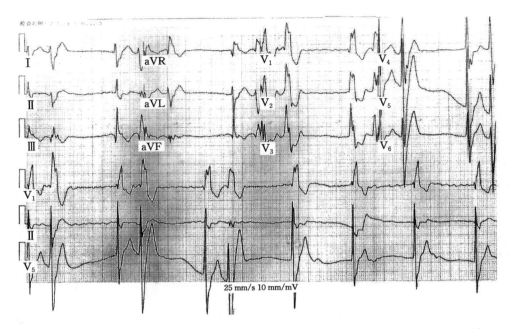

图 20 - 17 慢率型心房颤动伴室性逸搏心律及三度房室阻滞，短暂室性早搏二
联律呈电阶梯样改变

患者，男，60 岁。反复心悸、气促 2 年，双下肢水肿 1 年。临床诊断：酒精性心肌病，心脏扩大，心功能Ⅲ级。心房颤动 f 波贯穿全图，上图 3 条示宽-宽型二联律，QRS 波形态互异。下图 3 条 V₁、Ⅱ、V₅ 导联同步连续描记，R₁～R₆ 为异形宽-宽型二联律，R₂、R₄、R₆ 提早搏动配对间期 0.50 s，QRS-T 波形态呈高-中-低阶梯样改变（V₁、Ⅱ导联明显），这种配对一致的多形性变化，提示为心室内多径路等速折返所致，其 QRS 波时限无渐变样特征，则是区别于交替性 QRS-T 手风琴现象的关键所在。R₇～R₁₀ 考虑为室性逸搏心律，形态略异，R₁、R₃、R₈～R₁₀ 相同，呈完全性右束支并左后分支阻滞图形改变，频率 47 bpm。R₅、R₇ 为另一种形态。综上所述，本例可诊断为心房颤动伴三度房室阻滞，室性逸搏心律及短阵室性逸搏异源室性早搏二联律呈电阶梯样改变。

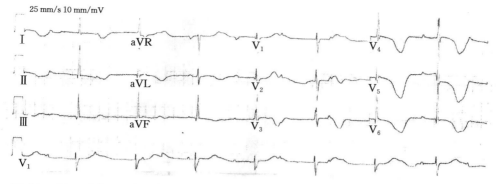

图 20-18　窦性心动过缓，交界性逸搏心律伴巨大倒置 T 波及 QRS 波电交
　　　　　替，三度房室阻滞

患者，男，83 岁。临床诊断：冠心病，心力衰竭。窦性 P 波与正常心室波按序发生，房率＞室率，分别为 58 bpm 和 45 bpm，PR 间期长短各异，表明房室间呈完全无关的三度阻滞状态。值得关注的是：①多导联巨大 T 波非对称性倒置，ST 段延长、QT 间期达 0.72 s 之多，常见于心肌梗死（尤其是心内膜下心肌梗死）、三度房室阻滞、脑卒中、心尖肥厚性心肌病、晕厥后的心动过缓时及新近发生的阿-斯综合征者等，是一种危险信号；②交界性逸搏心律 QRS 波群呈高低样 2:1 交替，这种慢率型电交替，更是雪上加霜，预后较差。综合评估，起搏治疗应是重要而有效的举措。

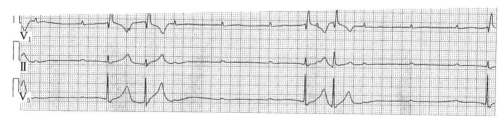

图 20-19　窦性心律，高度房室阻滞，交界性逸搏伴完全性右束支阻滞，韦登
　　　　　斯基易化作用

患者，男，70 岁。临床诊断：原发性高血压，糖尿病，冠心病，病态窦房结综合征。有反复晕厥史。心律失常，窦性 P 波按序发生，频率 60 bpm；QRS 波群呈完全性右束支阻滞型，RR 间期长-短有别，长者 R_1R_2、R_3R_4、R_5R_6 分别是 2.20 s、3.36 s 和 3.24 s；短者 R_2R_3 及 R_4R_5 分别为 0.80 s 和 0.60 s，两者间期，且无精确完整的倍数关系。两次提前出现的 QRS 波群和前面的 P 波有传导关系，PR 间期均为 0.40 s，此患者存在高度房室阻滞，两次提前出现的 QRS 波群出现在长间期后，考虑为韦登斯基易化作用所致。无论如何，尽快安装心脏起搏器是化险为夷，转危为安的首选或必选项。

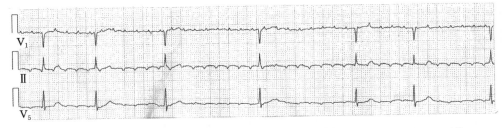

图 20 - 20　心室率缓慢型心房扑动，交界性逸搏，提示二度房室阻滞

　　患者，男，51 岁。临床诊断：白血病，心力衰竭。V₁、Ⅱ、V₅ 导联同步记录：取替窦性 P 波的 f 波，符合电压、形态、方向、时限及间距 5 个绝对一致，频率 250 bpm。RR 间距长短不一，变化于 1.12～2 s 之间，室率 30～53 bpm。判定心房扑动有否合并二度房室阻滞如同心房颤动合并二度房室阻滞一样是个难题，在平均心室率<60 bpm 的前提下，满足如下条件之一者，可考虑合并二度房室阻滞：①FR 间期一致，房室传导比例>5∶1。②有明确的交界性或室性逸搏。若见逸搏心律，则诊断可靠性更高。③既往有窦性心律伴二度房室阻滞的病史。本例 R₄R₅ 均系 2.0 s 长间距搏动，且 F-R 间期各异，可判为成对交界性逸搏，依照上述条件，符合心房扑动伴二度房室阻滞。

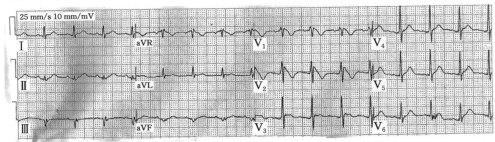

图 20 - 21　Brugada 波

　　患者，男，42 岁。临床诊断：因短暂性胸痛（有时仅数秒）来院就诊。既往无特殊病史。窦性心律，心率 94 bpm，PR 间期 0.14 s，QRS 波群时限 0.08 s。V₁、V₂ 导联见 J 波抬高伴 ST 向下倾斜及 T 波倒置，符合"穹降型"Ⅰ型心电图特征。因尚无其他高危型心电异常及家族流调史和可能的其他疾病，故称之为"Brugada 波"或"特发性 Brugada 综合征样心电图改变"。

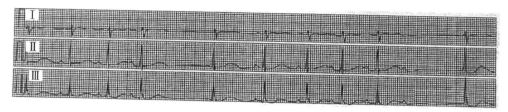

图 20 - 22　低血钾致窦房、房室传导双重文氏现象

患者，男，19 岁。临床诊断：因突发双下肢无力，麻木，症状加重 1 h 入院，家族中有类似病史。体格检查：神志清，双肺（—），心音低钝，律不齐，心率约 55 bpm，血压 120/76 mmHg，腹软，双下肢及左上肢不能活动，肌力"0"级。实验室检查：血清钠147.4 mmol/L，血清钾 1.9 mmol/L，氯化物 112 mmol/L，CO_2 结合力 19.0 mmol/L。入院诊断：家族性周期性麻痹（低钾型）。标准 3 个导联同步心电图示：QRS 波群时间正常，T、II、III 呈正向等峰增宽型，后峰为 U 波，实测 QT（U）间期 0.56 s。值得关注的是本例窦房和房室的传导情况：前半段 R_1～R_4 和后半段 R_5～R_9 其 RR 间期分别为 092 s→082 s→0.73 s 和 0.92 s→0.72 s→0.79 s，而与其各自相关的 PR 间期则分别为→0.18 s→0.20 s→0.22 s→P波脱落和 016 s→019 s→022 s→0.24 s→QRS 波群脱落。其中 P_4 后长间歇见明显异于窦性 P 波的 P_5，P_5R 间期 0.14 s，P_{10} 下传受阻后同样继以长间歇，形成其前重叠有窦性 P 波的交界性逸搏 R_{10}。窦性 $P_{10}P_{11}$ 长 1.24 s，明显短于最短窦性 PP 间距的 2 倍。综上所述，本例心电图其特征为：PP 间距或 RR 间距整体上呈渐短-突长（文氏型窦房阻滞）和 PR 间期呈渐长-脱落（文氏型房室阻滞），同时继随房性逸搏和交界性逸搏结束。前半段双部位发生同步和同比例的阻滞产生 P-QRS-T 脱落。后半段则因窦房（6:5）和房室（5:4）双文氏型传导导致 P_{10} 未下传心室得以显现。故本例心电图诊断：①窦房和房室传导双重文氏现象伴偶发房性和交界性逸搏；②低血钾心电图改变。经静脉及口服补钾，6 h 后复查心电图，窦性心律，传导阻滞消失。血钾测定 6.0 mmol/L，肌力由"0"恢复为 II 级。

低血钾性心脏传导阻滞是低钾性心律失常的一种少见形式，文献报道可发生于窦房交界区、心房内、房室交界区、束支及其分支和心室内各部位。根据其阻滞部位不同，又可分为单纯性（1 个部位，尤常见于房室交界区）和复合性（2 个或 2 个以上部位）两种类型，后者远较前者罕见。

1979 年蒋文平等［中华心血管病杂志，1979，7（1）：45］报道 1 例低血钾引起阿-斯综合征，其心电图表现为二度 II 型窦房和房室阻滞及交界性逸搏心律和室性异位心律的复合型。胡勇、陆娟又报道 1 例低钾致窦房和房室阻滞的双文氏现象。其心电图特征为 2 个阻滞部位的传导呈同比例和同步并存，使文氏型房室阻滞的心室漏搏无法表现。黄赛银则首报 1 例低血钾同时引起心房和心室内的复合性阻滞。本例心电图与上述病例皆有所不同，窦房和房室的双重文氏现象，表现为同时、同步和同比例（前半段）掩盖文氏型的心室漏搏和同时、非同步和比例（后半段）而显示文氏型传导受阻两种情形，实属罕见。笔者认为，双文氏现象和双重文氏现象如同交替心律及双重心律一样，其概念和内涵并非相同。前者两个部位文氏型、传导阻滞以交替、间歇或先后出现为特征；无同时、同步和同比例之规律，后者则恰好相反。这亦即本例为何诊断为双重性文氏现象的缘由。

低血钾性心脏传导阻滞的成因尚未完全清晰，主要原因可能是低血钾时，心肌细胞膜内外浓度比例差异及通透性的变化造成心肌静息膜电位负值失衡，其传导性降低，产生过极化阻滞和除极性阻滞，又称细胞内低钾的高钾效应。此外，低血钾引起迷走神经张力亢进，而对心率及房室传导产生影响也许是原因之一。总之，我们认为，不同病例，甚至是同一病例其发生机制可能系上述已知和未知因素有所侧重的综合影响所致。

窦房和房室双重或双文氏现象，并非低钾血症引起所特有，亦可见于风湿性心脏病，甚至体检和卧位描记时。尽管低血钾时心脏阻滞的诊断相对简单，血钾测定、心电图表现、病史和体格检查是判别的关键。然而轻视之，则可能丧失抢救治疗时机，酿成惨局；重视之，则可化险为夷，转危为安，挽救生命。文献报告阿-斯综合征抢救成功1例即为佐证。这亦是其最大的临床意义所在。

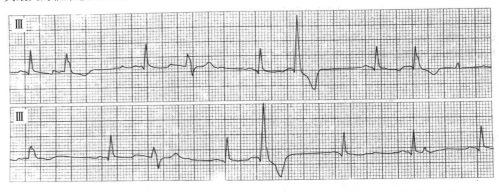

图 20-23　短阵二联型多形性房性早搏伴交替多变的室内差异性传导

患者，男，57岁。因胸闷、心悸加重5天来院就诊。既往有冠心病病史。体格检查：T 37 ℃，P 80 次/min，R 22 次/min，BP 150/95 mmHg。神志清，胸廓无畸形，心律不齐，闻及频发早搏，两肺可闻及少许湿啰音。临床诊断：原发性高血压，冠心病，心律失常，继发性肺结核。图示Ⅲ导联两条为非连续记录，共见16次心搏，R_1、R_3、R_5、R_7、R_{10}、R_{12}和最后连续3搏（$R_{14} \sim R_{16}$）为窦性心搏及心律，频率匀齐68 bpm，QRS波群时限正常，PR间期0.13 s；R_2、R_4、R_6、R_8、R_9、R_{11}、R_{13}心搏，均提前出现，宽大畸形、形态不一，其前可见与之相关多变的异形 P′波，为房性早搏。PP′偶联间期0.48 s，P′R间期与交替多变且增宽异常的QRS波群有以下关系：①完全性右束支阻滞型者（R_2、R_8、R_9），P′R间期较短（0.14 s）；②完全性左束支阻滞型者（R_4、R_{11}），P′R间期较长（0.20 s）；③类似于左后分支与右束支阻滞的中间型者（R_6、R_{13}），P′R间期亦居中（0.16 s）。其各相对应的 R′R 代偿间期则分别为 1.03 s、0.92 s 和 1.03 s。奇偶数搏动的长、短相间及 QRS 波群形态交替多变和 P′ 波的形态相异，构成了本例颇为特殊罕见的二联型模式。

综上所述，本例心电图诊断：短阵多形性房性早搏二联律伴交替多变的室内差异性传导。二联型房性早搏伴交替性（两种波形）左、右束支阻滞型室内差异性传导已不为鲜，而呈交替多变（≥3 种波形）的室内差异性传导则罕见。后者根据其变化特征可分为规律型（如 A、B、C 3 种波形有序反复交替）和无规律型两种。本例表现为罕见的多形性房性早搏二联律伴增宽交替多变的（束支和分支）室内差异性传导组合，且当属无规律型，其征象与张洁、胡伟国报道的图例"貌合神离"［实用心电学杂志，2005，14（1）：60～61］，貌合的（共性）是：两例皆系二联型，交替多变；神离的（个性）是：本例为早搏增宽型，该例属交接性逸搏-夺获宽窄并存型，且 2 例发生机制、鉴别诊断和临床意义均不相同。

房性早搏二联律伴交替多变型室内差异性传导的成因往往可能为多因素所致。本例不仅与各束支及分支的不应期长短不同，其相互间隐匿性逆行传导和早搏前周期（R′R 间期）、PP′偶联间期相关，而且还应考虑心脏自主神经功能调节失衡的影响。上述其中任何一个环节、部位的错位或因素的变化均可能造成交替多变搏动的始动和终止。此外，本例也与心脏疾病本身不无关联。

正确辨识和解析本例的最大价值和意义是：①鉴别诊断的重要性，本例室内差异性传导显现为 QRS 波群宽大畸形和形态多变，与多源或多形性室性早搏极为相似，但前者病理程度轻，预后较好；后者则程度较重、需及早确诊病因，综合辨治。否则较易诱发恶性室性心律失常，危及生命，而努力寻辨有无提前相关异形的 P′ 波无疑是两者鉴别的关键所在。②多导联同步诊断的优越性，本例波形相同或相近的导联（Ⅰ、V₂～V₆），在其他导联则迥然不同，甚至明显差异（V₁）。充分显示了多导联同步描记对波形判别的有效性和可靠性。

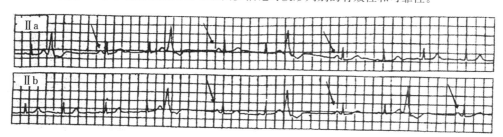

图 20-24　室性早搏后 P-T 波改变

患者，女，37 岁。1965 年曾患精神分裂症。1980 年起感心悸，心电图检查为多发性室性早搏。1983 年 10 月住院治疗，经检查血常规、抗"O"、红细胞沉降率、肝功能、超声心动图和胸片等，结果均正常。11 月 10 日下午 8 时服用美西律（剂量不详）后，头痛，恶心，手颤，随即描记心电图。上下两行为Ⅰ导联连续记录，可见两种形态的 QRS 波群，一种 RR 基本规则，时限正常，频率 60～70 bpm，为窦性心律；另一种提早出现，宽大畸形，每行各见三搏，配对时间一致，为室性早搏。值得注意的是，各早搏间的窦性搏动数目是 2、2、8、2、2，提示可能为隐匿性室性早搏三联律。此外，可见每个室性早搏后的第一个窦性 P 波振幅明显增高，形态一致。T 波则轻度降低。室早后的第一个 RR 或 PP 间距与窦律周期相符，表明变形的 PT 波仍为窦性搏动。

室性早搏使随后基本心搏（几乎均为窦性心律）的心电图各波段、间期、电压发生改变的现象，最常见于第一个基本心搏，偶尔亦可连续二个或若干个。它一般有单一和复合改变两种类型。对于早搏后基本心搏的 P 波改变这种短暂的"心电交替"现象，常称之为"房内差异性传导"或"非时相性房内差异传导"。它可发生于各种早搏及并行心律中，是一种罕见的表现形式。Chung 氏在 12 万份心电图中仅发现 120 例，占 0.1%。其中房性早搏 72 例（60%），交界性早搏 20 例（16.6%），室性早搏 12 例（10%）和并行心律 16 例（13.3%），其中室性并行心律 4 例（3.3%）。查阅早期国内有关室性早搏的文献报道 3 338 例及相关专著仅见 7 例，其中有 2 例为复合型，但均无本例 P 波增高而 T 波降低这种罕见的"异向"复合改变型。

关于室性早搏后窦性心搏所发生的心房除极和心室复极波变化的产生机制不甚清楚。有人认为早搏后 T 波变化并非由于早搏本身，而是由于其所产生的长代偿间歇所引起。然临床上，室性早搏后常见的是 T 波而不是 P 波改变；反之，房性早搏后常见的是 P 波，而不是 T 波改变。这些是否可以说明对心房除极产生影响的早搏，就容易引起 P 波变化，而对心室除极和复极产生影响的早搏，亦就容易引起 T 波变化这样一种相互关系。长间歇只是造成早搏后心电图改变的一个次要因素，而早搏本身则可能是更主要的因素。非时相性房内差异传导见于对心房除极产生影响的房性早搏、短阵性房速或能逆传心房的交界性和室性早搏代偿间歇之后，支持这种观点。本例为 I 导联，是否伴室房传导，难以判别。

非时相性房内差异传导绝大多数见于器质性心脏病，室性早搏后 T 波改变多数文献报道亦认为是器质性心脏病的心电图表现。然亦有资料研究表明，如振幅轻度变异，则无意义，只有当 T 波较基本心搏降低＞50% 或由直立变倒置时，方有病理意义。本例虽有异常心电图改变，但究竟为器质性或功能性尚难肯定，有待随观确定。

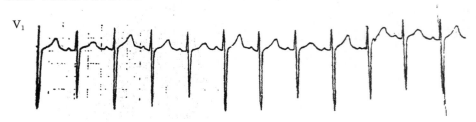

图 20-25　表现为 QRS 波群及 T 波递减样改变的心电阶梯现象

患者，男，16 岁。既往无心脏病史。因心悸、胸闷 3 天就诊。体检无特殊，胸透无异常。心电图 V$_1$ 导联示：窦性心动过速（101～109 bpm），心室波呈 RS 型，第 3～5 心搏 S 波逐渐变浅，T波则由正向单峰型逐搏降低为双峰型，同时并有QT间期逐渐延长（0.34 s→0.36 s→0.38 s）。这样每3搏为一周期，周而复始呈递减样改变。经观察呼吸频率为23 bpm，与心电阶梯现象周期36 bpm不符。此外，机器标准电压和阻尼正常，亦无患者本身和电极接触不良的影响，故可除外呼吸及其他因素干扰，符合心电阶梯现象的诊断条件。

心电阶梯现象属心脏电交替中的一种罕见形式，其心电图特征是QRS波群或/和T波图形与振幅呈渐变性，通常表现为渐高→渐低→渐高样变化。国内冯蜀豫［心电学杂志，1992，11：38］和戚厚兴［中华心血管病杂志，1992，20：192］。分别报道1例特殊类型的心电阶梯现象。前者系QRS波群发生极性改变而呈尖端扭转样；后者则表现为QRS波群渐高，T波渐低而呈"爬楼梯样"。本例心电图改变与后者相似，所不同的是QRS波群及T波同时呈递减样改变，QT间期则逐搏递增，颇为罕见和特殊。

心电阶梯现象的发生机制不甚明确。本例无心包积液临床证据，故可除外机械因素所致［戚文航.临床心电学杂志，1992，1：122］。其心室除极和复极波的规律性变化可能与心肌电生理紊乱，即电离子通过细胞膜的速率、范围和程度发生周期性变化，使跨膜动作电位亦发生周期性改变相关。

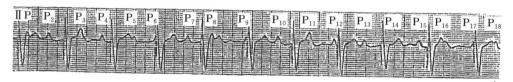

图20-26　起搏心律伴窦性早搏二联律

患者，女，54岁。因冠心病、三度房室阻滞伴晕厥植入VVI起搏器4年。附图I导联心电图为1993年1月8日来院随访时记录。示起搏信号后紧随与之相关的宽大畸形QRS-T波群，显示有效起搏征象。起搏周期为0.94 s，起搏频率64 bpm。窦性P波清晰可辨，形态高尖，电压0.25～0.30 mV，时间0.10 s，部分重叠于起搏QRS-T波群中。其中P_9～P_{11}呈等距离0.64 s规则出现，为基本窦律周期，频率94 bpm；其余PP间期则呈短-长二联律，短者0.24～0.26 s，长者0.64～0.66 s。长者与基本窦律周期相吻合。此外，窦性P波受阻于心动周期任何时相，表明房室之间尚存病理性阻滞因素。心电图诊断：有效性心室起搏，窦性早搏二联律并三度房室阻滞，P波高尖异常。

本例PP间期短-长交替，规律出现，且长-短间期无倍数关系，P波形态相仿，此种房性二联律可见于如下情形：①起源于窦房结的早搏；②窦房交接区性早搏；③窦房3∶2文氏型外出阻滞。鉴于有无基本窦律周期与二联律之长间距相比较是鉴别诊断的关键所在，故延长心电图观察和记录时间，或采用某些方法（如运动、变换体位等）捕捉基本窦律周期尤显重要。若长间距和基本窦律周期相等可判为窦性早搏，较短可判为窦房交接区期前收缩，较长则可判为窦房3∶2文氏型外出阻滞。本例与第①种情况相符，故诊断为窦性早搏二联律。

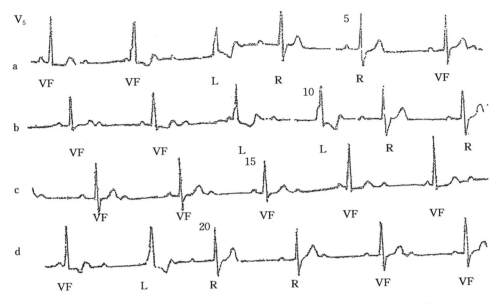

图 20 - 27　双源性室性逸搏心律并不完全性干扰性室内脱节

　　患者，男，7 岁。1 周前曾昏厥 2 次，1985 年 9 月 23 日来院就诊。临床诊断：昏厥原因待查。V$_5$ 导联 4 条（a～d）当天连续记录示：窦性 P 波频率 68～75 bpm，P 波与 QRS 波群无关，间有相互重叠。QRS 波群形态明显差异，但可见两种形态较稳定，一种呈完全性左束支传导阻滞（CLBBB）型，时限 0.22 s，频率 35 bpm；另一种则呈完全性右束支传导阻滞（CRBBB）型，时限 0.16 s，频率 36 bpm。心电图诊断：窦性心律，三度房室阻滞及源于右和左室的双源性室性逸心律。此外，尚可见貌似正常、不完全右或/和左束支阻滞型等多种 QRS 波群形态变化的不同程度的室性融合波。两种基本波群的交替有一定的规律性，表现为由 CRBBB 型（左心室心搏）开始，提早发生（R$_4$、R$_{11}$、R$_{20}$），联律间期恒为 1.30 s，随后系数个 QRS 波群时限不等、程度各异的室性融合波组成的过渡波群系，最后继以 CLBBB 型（右心室心搏）而结束，这样循环往复。其中 R$_{13}$～R$_{16}$ 连续 6 次室性融合波，S 波时间、电压呈递减样变化，形成"手风琴样"或"电阶梯现象"。该征象表明：左室起搏点激动心室的面积和速度递减，而右心室激动的面积和速度递增，直至右心室激动完全控制整个心室。

　　不言而喻，完全性房室阻滞时，心室通常由一个起搏点所控制，表现为单源性逸搏心律，而同时起源于心室不同部位或左、右心室两个部位组成双源性室性逸搏心律，并相互竞争于心室，出现系列（≥3 次）室性融合波，形成不完全性干扰性室内脱节者颇为少见。国内最早 1985 年见何庆根报道 1 例［贵州医药，1985，9（3）：34］，次年林青报道一例［心电学杂志，1986，5（4）：223］与本例大体相似，但仅见单个或双发的室性融合波，未见系列融合变化。本例心电图表现典型，且见于儿童，颇有特点。

干扰性室内脱节同阻滞型室内脱节或分离在产生机理、心电图表现、临床意义和预后等方面迥然不同，故熟识两者的鉴别尤为重要。本例心电图和病史表明无疑有器质性心脏病，应予重视。

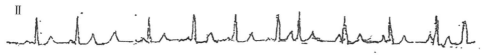

图 20-28　窦性早搏二联律及短阵窦性早搏性心动过速并存

患者，女，45 岁。因心悸不适来院就诊。Ⅱ 导联心电图示：QRS 波群均系室上性，其中 $R_7 \sim R_{12}$ 连续 6 次心搏呈短-长相间的二联律序列。短者 0.64～0.66 s，长者 0.90 s。其前皆有与之相关、形态一致伴正常房室传导的窦性 P 波，为典型的窦性二联律。值得关注的是，在维系相同的窦性 P 波和窦性 PR 间期之时，虽 $R_3 \sim R_6$ 其二联律型模式突然消失，但测量后仍可得与二联律有吻合之征象：①起始的 $R_3 R_4$ 间距等同于二联律之短间距；②结束的 $R_6 R_7$ 间期等同于二联律之长间距。因此，$R_4 \sim R_6$ 为连续 3 次频率较快（79 bpm）的窦性早搏。上述情形，延长记录仍重复显现。心电图诊断：窦性早搏二联律及短阵窦性早搏性心动过速？

窦性早搏依据其房室传导特性有传导型和阻滞型之分，后者极为罕见，两者几乎皆与窦性心律并存，与逸搏心律同时发生者十分少见，且容易忽漏。

窦性早搏多为散在发生，此时其鉴别诊断较为简单，而当呈二联律，且短、长间距不呈倍数时，则作出鉴别对于心电图及临床皆甚为重要：①窦性早搏的长间距等于基本窦律周期；②窦房交界性早搏的长间距多短于基本窦律周期；③窦房 3∶2 文氏型外出阻滞的长间距长于基本窦律周期；④窦房阻滞属被动性心律失常，常与药物使用和较严重的缓慢性心律失常相关，甚至可能需要植入起搏器，而窦性或窦房交界性早搏则为主动性心律失常，虽可能与某些有症状的房性快速心律失常有关，但常不引发明显的血流动力学改变。两者的发生机理、临床意义、治疗和预后皆不相同。综上可见：有无基本窦律周期与二联律之长间距相比较是做出鉴别的关键所在。而延长心电图记录，或采用某些方法（如运动、深呼吸和改变体位等）使二联律之有序变无序（联律变更或消失），来达到显现和捕获基本窦律周期之目的尤为重要。本例延长记录虽未见基本窦律周期，亦未采取其他方法诱捕之，然而短阵连续（$R_4 \sim R_6$）发生的窦性早搏，则可与窦房 3∶2 文氏型外出阻滞足资鉴别，而且据其发生率，窦性二联律并非罕见，均为 6‰，故本例以窦性早搏之可能性最大。

对于此种单导记录显示者判为窦性早搏，其诊断可信度较差，如为同步记录都显示此种 P 波外形完全一致，PR 间期固定，则可考虑。

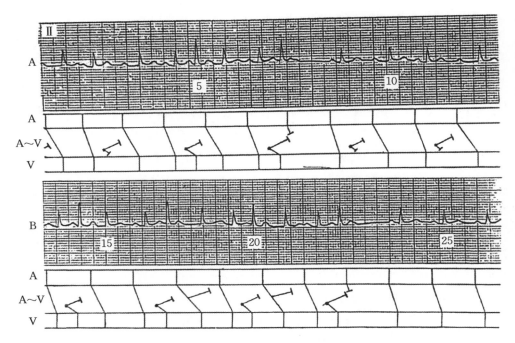

图 20 - 29　隐匿性插入性交界性早搏致假性间歇性一度房室阻滞

患者，男，70 岁。临床诊断：慢性支气管炎并支气管扩张，有早搏史 10 余年。多次心电图诊断为：交界性早搏并间歇性一度或/和二度房室阻滞。Ⅱ导联 A、B 两条连续记录乍看 RR 间距差异明显，特别是 $R_{13} \sim R_{23}$ 心室率在 94～187 bpm，P 波时隐时现，酷似紊乱型房速或快速型心房颤动。然综观全图，PP 间距相当规整，为 0.68 s，房率 88 bpm，P 波形态、时限正常。QRS 波群显示 qR 型和 R 型 2 种，时限均约 0.08 s，前者系窦性下传，后者 R_5、R_8、R_{14}、R_{17}、R_{20}、R_{23} 电压略高，无相关 P' 波，考虑该早搏源于房室交界区下部或希氏束。其中 R_8、R_{23} 后有完全代偿期，属非插入型早搏；R_5、R_{14}、R_{17}、R_{20} 后无代偿，为插入型早搏。值得注意的是窦性 PR 间期的变化：①PR 固定型，如 $R_{24} \sim R_{26}$，PR 间期为 0.17 s 系正常房室传导时间。②PR 非固定型，如 $R_{18} R_{19}$ 和 $R_{21} R_{22}$，PR 间期分别为 0.40 s、0.20 s 和 0.34 s、0.22 s，呈长-短样递减或反文氏型改变。长者皆大于正常 PR 间期 0.17 s，系窦性 P 波下传时恰逢其前显性早搏于交界区产生的生理性不应期所致；短者则可能与其前窦性搏动发生隐匿性逆行折返有关。两者皆非病理性房室传导障碍。然而对于 PR_6 间期（0.28 s）和 PR_{18} 间期（0.40 s）而言，早搏前周期、配对时间及 $R'P$ 间期皆相吻合，而 PR 间期却相差 0.12 s，似除考虑早搏的影响外，心脏自主神经调节功能失衡或是原因之一。③P 波下传受阻型，因 R_8、R_{23} 之 $R'P$ 间期甚短，窦性 P 波受阻于早搏所致交界区的绝对不应期而不能下传。④PR 长-短和短-长交替型，如 $R_1 \sim R_4$ 和 $R_9 \sim R_{12}$ 之 PR 值分别为 0.36 s→0.20 s→0.28 s→0.17 s 和

0.17 s→0.26 s→0.17 s→0.34 s。PR 间期这种短-长交替变化其突然延长，系隐匿性交界性早搏影响房室交界区的传导所致。由梯形图可见：除 B 条后 3 次窦性心搏外，每隔 2 个窦性 P 波和/或 QRS 波群后出现 1 次显性或隐匿性早搏，形成罕见的插入型显性和隐匿性交界性早搏三联律，间歇性假性一度房室阻滞。

早搏有显性和隐性之分，后者少见，且常须同次或非同次心电图中并存有显性者方能诊断。据报道有窦房交界性、房性、房室交界性和室性 4 种。其中源于房室交界区者，可呈插入和非插入型两种，因同时兼有前向心室和逆向心房隐匿性传导的特征，常导致复杂多变的假性心电异常变化而常易误诊。本例为插入型隐匿性交界性早搏致 PR 间期交替变化，既往多次心电图误诊为间歇性一度及二度房室阻滞即为佐证。我们认为，PR 间期长-短交替时，尤其是长 PR 间期各异时，应注意是否有插入型隐匿性交界性早搏呈二或三联律之存在，延长心电图记录时间和对照原图有助于判别与诊断。隐匿性交界性早搏虽可见于无器质性心脏病患者，但文献报道的病例多有心脏病史，故具有一定临床意义。

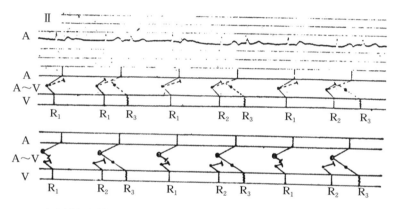

图 20-30   交界性逸搏心律伴真、伪逆行双径路交替传导及反复搏动三联律

患者，男，66 岁。既往有阵发性房颤史。临床诊断：冠心病，病态窦房结综合征（慢-快型）。图 A Ⅱ 导联 3 组三联律示：QRS 波群呈室上型，每组的 R_1R_2 间距 1.08 s，各波前无窦性 P 波，后于 T 波升降两肢各见一形态相仿的逆行 P′波，R_1P'（180 ms）和 R_2P'（360 ms）间期短长交替，互差 180 ms。每组的 R_2R_3 间距 0.56 s，组成 R_2 - P′- R_3（V-A-V）序列，P′R_3 间期 0.20 s，R_2P'>P′R_3，R_3 形态略异，其后无相关 P 波。上述征象，酷似单源交界性逸搏心律逆行快慢径路交替传导及反复搏动三联律并室内差异传导（见梯形图上）。然测量 P′P′间距恒为 1.30 s，故考虑其 P′波并非 R_1 和 R_2 逆传所致，而系来自另一个节奏点（交界区上部或心房下部）。因 R_1P'间期较短，P′波受阻低位起搏点于交界区产生的绝对不应期；又因 R_2P'间期较长，P′波前向心室传导时，恰遇低位起搏点所致的生理性相对不应期而缓慢下传（0.20 s）形成 R_3；（见梯形图下）。此外，各 R_3R_1 间距，较逸搏周期 R_1R_2（1.08 s）为短。心电图诊断：双重性交界性逸搏心律伴高位起搏点 2：1 前向心室传导及室内差异传导。

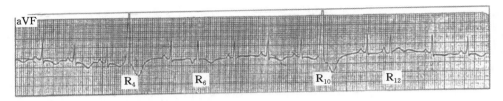

图 20 - 31　同导联显现房性、交界性和室性早搏及其后 T 波改变

　　患者，女，70 岁。因突发持续性胸痛 4 h，急诊心电图诊断为急性前间壁心肌梗死入院。体检：血压为 135/85 mmHg。急性病容，心界向左下扩大，心率 86 bpm，心律失常，心尖区可闻及 2/6 级收缩期杂音。临床诊断：原发性高血压，冠心病，急性前间壁心肌梗死。入院后心电图 aVF 导联示：窦性 P 波顺序发生，频率基本规则，为 85～90 bpm，PR 间期 0.14 s，窦性 T 波除 R₅、R₇、R₁₁ 和 R₁₃ 波后为低平状外，余均呈深浅不一的倒置伴 ST 段压低＞0.05 mV，其中 T₁～T₃ 波倒置增深呈阶梯样变化。另见 4 次 3 种类型的早搏：R₆ 和 R₁₂ 形态正常，其前皆见相关 P′波，形态与窦性 P 波不同，P′₆ 呈逆行性，P′R 间期 0.11 s，联律间期 0.56 s，为交界性早搏。P′₁₂ 波正相高尖，P′R 间期 0.14 s，联律间期 0.48 s，为房性早搏。R₄、R₁₀ 形态相同，宽大畸形，其前无 P 波，其后 ST-T 交接处可见干扰受阻的窦性 P 波，联律间期 0.40 s，为室性早搏。值得注意的是，房性和交界性早搏均分别出现于室性早搏所致的代偿间歇后，两者呈"原发"和"继发"序列，且 4 次早搏后的首个窦性 T 波均由倒置转为低平。心电图诊断：窦性心律，ST-T 缺血型改变，同导联房性、交界性和室性早搏并存伴其后窦性 T 波伪善性改变。

　　单次常规心电图窦性或异位心律包括起搏心律时同时捕获房性、交界性和室性早搏少见，同导联发生则更为不易。本例房性和交界性早搏均接续于室性早搏代偿间歇后，形成"前后呼应"的模式，是巧合还是互为关联，尚难判定。

　　早搏后 T 波变化可有多种类别，对其发生机制和临床意义至今仍存异议。有人认为与心肌病变，特别是冠心病相关，曾称之为"节省的运动试验"。亦有认为不属于心肌缺血或损伤，可能系 T 波电张力性调整的结果。更有人指出其病因是上述两者的结合，确切的意义有待进一步探究。其中早搏后 T 波正常化和伪善性改变有所不同，前者系指低平、倒置变直立（正常）及正相（正常）再增高，后者则既包括前者，亦含倒置转低平或倒置变浅两种。对于前者，综合部分文献临床意义明确，几乎均见于器质性心脏疾病，尤以冠心病为多。但无一例表现为 T 波倒置变浅或转低平。本例属于此型，且 3 种早搏后 T 波均有改变，较为罕见，其发生于急性心肌梗死病程中，当属病理性。笔者以为，对于早搏后 T 波变化临床意义的判别不能一概而论，不同起源所致的不同类别和程度的 T 波改变，其临床意义可不尽相同，如间位性室性期早搏后的 T 波改变，T 波正相降低≤50%，可能并无重要的临床意义。而 T 波正常化或伪善性改变则多系病理性或器质性，其产生机制可能主要与早搏所致的心室肌内、中及外层心肌细胞跨室壁复极离散度变化（TDR）或复极不均匀相关。同导联发生房性、交界性和室性早搏的概率极小，多为器质性心脏病所致，须完善相关检查，及早明确病因并积极进行病因和对症治疗，因此动态心电图评估是必要的。遗憾的是本例因当时无此设备而未能实行。

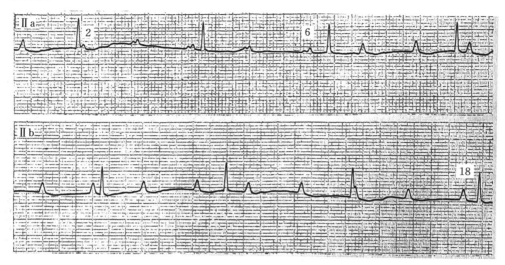

图 20-32　窦性心律，交界性逸搏心律，三度房室阻滞，间歇性左、右房内阻滞

　　患者，男，56 岁。临床诊断：冠心病，三度房室阻滞。1984 年 5 月 28 日心电图两条 II 导联连续记录见如下特征：①P 波顺序出现，有两种形状，一种（P_1、$P_7 \sim P_{18}$）其 PP 间距相等，频率 94 bpm，电压 0.3 mV、时限 0.08 s，形态高尖，呈典型的"肺性 P 波"；另一种（$P_2 \sim P_6$）间距亦相同，频率 88 bpm，时限 0.12 s，呈双峰型，后峰高于前峰，峰距 0.06 s，为典型的"二尖瓣型 P 波"。②QRS 波群呈 qR 型，时限 0.06 s，心律慢而齐，频率 40 bpm，属房室交界区起源的逸搏心律。③P 波与 QRS 波群无固定关联，偶见两者所形成的重叠波，房率大于室率，表明有完全性房室阻滞。其中 P 波间歇变异各导联皆可见。"二尖瓣型 P 波"连续出现最多时达 6 个。同年 7 月植入起搏器至次年 5 月 22 日共随诊描记心电图 9 次，仍见两型异常 P 波。心电图诊断：窦性心律，三度房室阻滞，交界性逸搏心律，间歇性左、右房内阻滞。

　　窦性心律匀齐时，对于窦性 P 波形态发生突然变化的这种心电图改变，常称之为间歇性房内阻滞。依据其心电图的特殊变化，一般可分为间歇性左心房内或房间阻滞和间歇性右心房内阻滞两种，皆属于不完全性房内阻滞范畴。其发生率远较固定性或持久性不完全性房内阻滞为低。1974 年 Legato 从 4 500 份连续常规心电图中，发现 56 例，占 1.2%。

　　众所周知，影响和造成 P 波形态、频率异常的因素甚多，因此，间歇性房内阻滞的诊断只有基于同次同一导联窦性 P 波改变，方才可靠。然亦有非同次，而利用 P 波动态变化来诊断者。在 Legato 所报道的 56 例中，有 10 例 PP 间期不规则，其中 1 例，心率最大差值达 25 bpm，经测算 PP 间距相差为 0.27 s。非同次记录的 P 波改变，对其诊断的可靠性似不及同次记录者。

本例 PP 间距相当规则，均于同一导联中发现，不受呼吸和其他因素影响，故间歇性房内阻滞诊断无疑。表现为"二尖瓣型 P 波"和"肺性 P 波"交替，同时合并三度房室阻滞是其罕见和特殊之处。

既往，把"二尖瓣型 P 波"和"肺性 P 波"分别看成是左、右心房肥大的特征。然而临床上却不乏既无左心房又无右心房肥大而出现上述改变者。更有二尖瓣狭窄患者出现"肺性 P 波"，肺源性心脏病患者出现"二尖瓣型 P 波"的奇特病例。有资料证实，心房内存在着前、中、后结间束及上房间束（Bachmann 束），它们中的任何一条或几条发生阻滞，皆可使 P 波向量环发生改变，而导致 P 波形态和间期的变异。这些改变包括：①上房间束发生断裂、变性或纤维化等损害时，可出现典型"二尖瓣型 P 波"；②结间束（尤其是后结间束）的阻滞可导致 P 波振幅增高，引起"肺性 P 波"；③三条结间通路均被切断时，可发生完全性房室阻滞。本例根据其 P 波一过性变化不难判定为上房间束和结间束（可能为后结间束）传导速度交替减慢所致。这种体表心电图同时具备房内和房室交界区双重传导阻滞，尤其是逸搏的 QRS 波群形态正常者，其房室阻滞极可能与结间束传导病变有关。本例虽无窦性下传心搏作对照，并不能排除房室传导障碍由结间束损害所致的可能性。

鉴于间歇性房内阻滞心电图的特殊性，临床上主要应与 P 波电交替和游走节律相鉴别。其鉴别要点是：①PP 间期。间歇性房内阻滞时基本不变，P 波电交替亦基本一致，游走心律时，则有逐渐变化。②P 波极性。间歇性房内阻滞和 P 波电交替时不变，游走心律时常有改变。③PR 间期。间歇性房内阻滞和 P 波电交替多一致，游走心律时多不一致。④P 波变化规律。间歇性房内阻滞常突变，P 波电交替呈交替性改变，游走心律为渐变。⑤过渡型 P 波。间歇性房内阻滞时罕见（文氏型房内阻滞例外），P 波电交替则无，游走心律时必备。

间歇性房内阻滞可见于多个年龄组，文献报道在 8～96 岁之间。Legato 报道 56 例中，20 例（36%）临床诊断有器质性心脏病。国内报道的病例几乎皆有心脏病，病因涉及冠心病、心脏瓣膜病、高血压、心肌病、缩窄性心包炎、病态窦房结综合征和慢性阻塞性肺部疾病等。Legato 还发现部分病例，在观察数月甚至数年后发展为固定性房内阻滞。故间歇性房内阻滞的出现，在一定程度上意味着心房内病变。本例心脏病变明确，并支持这一观点。

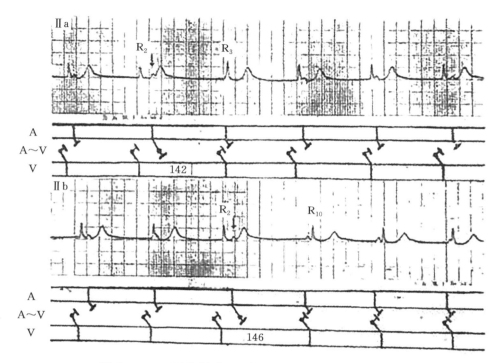

图 20 - 33　干扰性房室脱节伴交界区隐匿性心室夺获

患者，男，73 岁。临床诊断：高血压心脏病，冠心病，病态窦房结综合征。上下两条Ⅱ导联示：窦性 PP 间距 1.13～1.30 s，合房率 46～53 bpm，为窦性心动过缓及不齐。RR 间距除 R_2R_3（1.42 s）和 R_9R_{10}（1.46 s）之外，余皆为 1.16 s，合室率 51 bpm，为交界性逸搏心律。P 波游动于 QRS 波群前后，个别重叠发生，两者之间呈几乎等频性干扰性房室脱节状态。此外，只有当最长的 R_2P 间期和 R_9P 间期分别达到 0.18 和 0.16 s 时，其后方出现一个较长的 RR 间期，在其较长间期后，又恢复为恒定的 1.16 s 的心室周期。为此可推测 P_2 和 P_9 在下传到交界区时，释放（夺获）了交界区逸搏点，迫使后者重整逸搏周期，此称房室交界区隐匿性夺获。

房室的激动，通常是呈正常协调状态，即单源性同步激动。一旦这种平衡被破坏，房室分别由两个节律点所控制，则形成阻滞性或干扰性房室脱节状态，此称完全性房室脱节。如果出现心室夺获（或心房夺获）则称不完全性房室脱节。就心室夺获而言，总括起来有 6 种形式：①完全性心室夺获；②不完全性心室夺获（即室性融合波）；③延迟性心室夺获（夺获的心搏 PR 间期延长）；④隐匿性心室夺获（夺获后迫使交界区或心室的节律重整）；⑤超常期心室夺获；⑥交界区-心室不全性夺获（即夺获的心搏为窦性-交界性融合波，简称"窦-交室融"）。后 3 种相对罕见，本图为上述第 4 种形式，窦性激动只夺获了交界区逸搏点，而未进入心室，故称之为交界区隐匿性夺获。

本例心室律恒定乃交界区逸搏所致，且伴有突变延长的心室周期，心室周期无渐长或渐短之规律，亦无长短周期之间呈整倍数关系，故可除外交界性逸搏心律伴不齐和其逸搏点二度传出阻滞之可能。P 波在 QRS 波群之前后且靠近 QRS 波群时，P 波下传均受阻。仅当 RP 间期≥0.16 s 时，房室交界区刚脱离有效不应期，P 波冲动方能进入交界区并释放该区逸搏点，形成 RR 长间距，但由于递减性传导而未能继续下传夺获心室，故呈隐匿性心室夺获，或称企图性心室夺获。由上可见，当干扰性房室脱节时，若发生逸搏心律规整性的延长突变（规律性的不规律），要高度疑及与隐匿性心室夺获相关。

在房室脱节（完全性）的前提下，只出现交界区隐匿性夺获（如本例），是介于完全性和不全性房室脱节之间的特殊形式。如果提高窦性频率或长时间监视和心电记录，出现显性心室夺获当属无疑。因此，干扰性房室脱节呈现完全脱节状态是暂时的，呈现不全性脱节状态是必然的。本例房室脱节是窦缓所诱发，符合临床病态窦房结综合征的诊断、如果伴有阻滞性房室脱节和/或交界性逸搏功能降低，则构成"双结病变"。

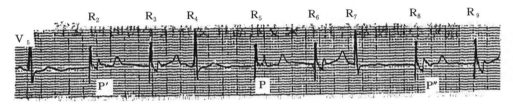

图 20-34　起搏-心房夺获和起搏-心室夺获三联律

患者，男，75 岁。因冠心病，病态窦房结综合征，置入程控秦明 PS619 型 VVI 起搏器 5 年。附图系 1992 年 7 月 2 日复查随访记录：V$_5$ 导联示 QRS 波群 3 个一组规律（R$_2$～R$_4$ 和 R$_5$～R$_7$）有序出现。R$_2$R$_3$ 间期及 R$_5$R$_6$ 间期较长（0.85 s），呈完全性左束支阻滞型，其前有起搏信号，显示右室有效起搏心电特征，起搏频率 70 bpm。其中各 R 波的终末部和 ST 段中，仔细观测可见 3 种 P 波形态变化：①第一种呈正向 P 波。可判断为窦性起源。②第二种呈倒置的 P 波，为起搏心动逆传心房所致（完全性心房夺获）。③第三种为正负双向的 P′ 波，则系窦性 P 波与起搏逆传心房共同所致的房性融合波（不完全性心房夺获）。R$_3$R$_4$ 间期及 R$_6$R$_7$ 间期较短（0.56～0.72 s），R$_3$、R$_6$ 之 T 波顶峰或 R$_4$、R$_7$ 之前可见明显正向窦性 P 波，PR 间期 0.16～0.18 s，为心室显性夺获，其 T 波后有一较明显的负向波，考虑为倒置 U 波。测量夺获心搏 R$_1$、R$_4$、R$_7$ 之窦性 P 波和 R$_2$R$_3$、R$_5$R$_6$ 之间的窦性 P 波或房性融合波。可得窦性 P 波间距约 1.20 s，频率为 50 bpm，为窦性心动过缓。此外，R$_3$R$_4$、R$_7$R$_8$（起搏逸搏间期）＝R$_2$R$_3$、R$_5$R$_6$（起搏间期），表明该起搏器无频率滞后现象。而后者 T 波（R$_2$、R$_3$、R$_5$、R$_6$）高低样电交替改变，则可能与窦性激动下传夺获心室（R$_4$、R$_7$）后，左右心室复极趋于同步，接踵而至的首次起搏心动（R$_2$、R$_5$）左右心室复极的离散度较第 2 次起搏心动（R$_3$、R$_6$）有别相关。

综上所述，本例心电图表现为起搏-心房夺获（完全性与不完全性）和起搏-显性心室夺获形成的罕见序列→房性二联律和室性三联律。心电图诊断：①窦性心动过缓；②起搏-心房夺获和起搏-心室夺获三联律伴起搏心动 T 波交替样改变；③U 波倒置异常。

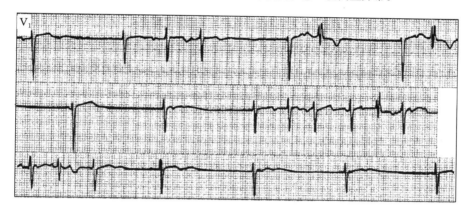

图 20-35　短阵多源房性心动过速，交界性逸搏，短阵交界性逸搏心律，
逸搏伴室内差异性传导，窦房阻滞或窦性停搏

患者，男，66 岁。临床诊断：原发性高血压，冠心病，病态窦房结综合征。出现过 4 次阿-斯综合征。V_1 导联连续记录：R_3、R_4、R_6、R_8、R_{12} 之前有窦性 P 波，PR 间期≥0.25 s，为心室夺获伴不同程度的干扰性 PR 延长；R_2、R_5、R_7、$R_9 \sim R_{11}$ 及 $R_{20} \sim R_{23}$ 之前未见相关 P 波，QRS 波群时限 0.08 s，形态呈两种，考虑为同源异形的交界性逸搏及逸搏心律，而形态相同（$R_4 R_5$、$R_6 R_7$、$R_8 R_9$）为逸搏间期（R_4、R_5 与 $R_5 \sim R_7$ 和 $R_7 \sim R_9$）相异的成因，则与窦性夺获动侵及交界性逸搏灶使之心律顺延有关；R_6、R_8、R_{15} QRS 波群呈 rsR′ 型，时限 0.10 s，为室内差异性传导；R_{12} 提前出现，之前有负向 P 波，PR 间期＞0.12 s，之后的 P 波形态各异，心房率为 214 bpm，为多源性房性心动过速。

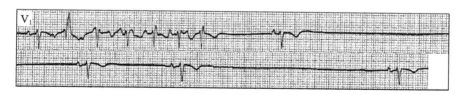

图 20-36　窦性停搏，紊乱性心房律伴室内差异性传导

患者，男，60 岁。临床诊断：冠心病，病态窦房结综合征。多次出现阿-斯综合征。V_1 导联连续记录：R_1 之后至 R_7 之前有 3 种以上形态的 P 波，心房率为 187 bpm；QRS 波群形有 2 种，R_2 为呈 rsR′ 右束支阻滞型的室内差异性传导，最长的 RR 间期 4 s，符合慢快型病态窦房结综合征的特征。

第二十一章

特殊心律失常

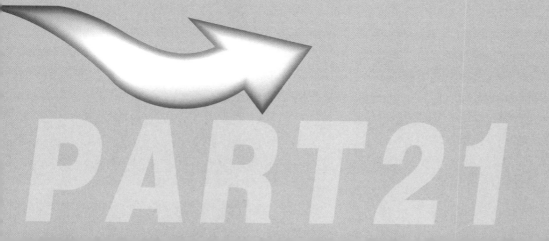

PART21

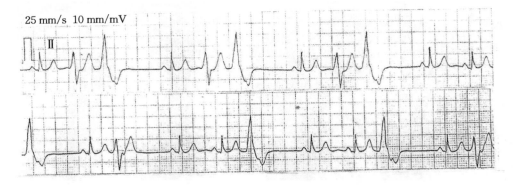

图 21-1 双源性室性早搏呈真三联律伴室房传导

患者，男，64 岁。临床诊断：冠心病，心律失常。Ⅱ 导联连续描记：窦性 P 波明晰，可测间距 0.74～0.79 s（下行 R₄R₅ 及 R₇R₈ 之相关 P 波），QRS 波群正常呈 qR 型。需要关注的是：①上行 R₁～R₉ 呈异型规律的早搏真三联模式，各间距分别为 0.56 s（配对间期）和 0.52 s（两早搏间期），有序成对的两种异型（RS 型及 R 型）室性早搏似存在某种内在关联。上行后两搏及下行显示成对室性早搏均可独立发生，配对间期 0.44 s，并非相互依存之特征让双源之谜底揭开。②R 型室性早搏后逆行 P 波始终如期而至，RP′间期 0.20 s；RS 型室性早搏则呈现上行无逆传，下行见逆传（RP′间期 0.16 s）两种情形，其成因显然与上行配对间期较长，窦房结已发放指令，激动心房产生窦性 P 波重叠于 RS 波中，室房传导无机遇有关。下行的完全性代偿，也提示室房传导之逆行 P 波并未侵袭窦房结，扰乱其节奏，两者于窦房交界处发生干扰或有窦房传入阻滞所致。③两种逆行 P 波形态略异，提示室房逆传径路有别，下行第 1、第 2 个 R 型室性早搏其逆行 P 波形态略变，考虑为房性融合波。

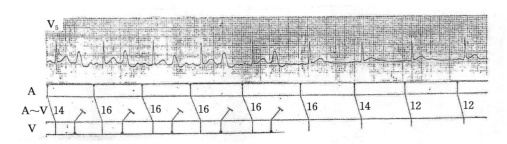

图 21-2 窦性心动过缓，间位性特宽型室性早搏二联律诱发房室传导反文氏现象

患者，女，46 岁。临床诊断：风湿热。心电图 V₅ 导联示：PP 间期 1.04～1.02 s，差值 >0.12 s，频率 50～58 bpm，为窦性心动过缓及不齐。R₁～R₁₁ 为无代偿间期的间位性室性早

搏二联律，室性 QRS 波群时限 0.17 s，属特宽型，联律间期 0.44 s，提示折返机制所致。R_1 窦性心搏 PR 间期 0.14 s，各室性早搏后的第一个窦性 PR 间期均为 0.16 s。特殊和反常之处是：①RP 间期与 PR 间期不呈反比关系，如后 3 个室性早搏，$R'P$ 间期呈明显渐长突长变化，PR 间期却无改变，提示该间位性室性早搏逆行隐匿性传导与交界区形成的不应期不一致，其原因可能与隐匿性传导的深浅不同或迷走神经张力大小的失衡有关。②最后 1 个室性早搏后 4 次窦性心搏的 PR 间期呈 0.16 s→0.14 s→0.12 s→0.12 s（正常房室传导间期）的渐短反文氏型改变。因各差值甚小，房室结双径路传导可排除，然而第 2 个稍延长的 0.14 s，确实让人费解，迷走神经张力的波动或房室交界区不应期的轻微病理性改变或许是其成因。

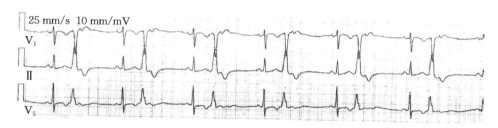

图 21-3　室性早搏二联律诱发的钩拢现象

患者，女，56 岁。病毒性脑炎患者 V_1、Ⅱ、V_5 导联同步记录。窄-宽型二联律室性早搏清晰显现，V_1、V_5 导联室性早搏之 ST 段上见形态与窦性 P 波无异的心房波，测量窦性 P 波间距可发现夹有室性早搏的 PP 间期 0.70 s，均小于未夹有者之 PP 间期 0.80～0.86 s，即前者快，后者慢。此变化特征是由于室性早搏（副节奏点）对窦性心律（主导节奏点），通过较复杂的电和机械活动机械产生了正性变时作用，使其频率加快的一种特殊心电干扰现象，常称之为钩拢现象。需注意此类图因二联律模式平常，概念淡薄，临床上常被漏诊。

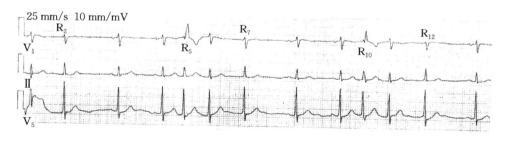

图 21-4　房室交界性并行心律伴不同程度室内差异性传导

患者，女，44 岁。甲亢患者同位素治疗后。乍看此图，变化较大，表现为：①QRS 波群形态多变，如正常型（R_2、R_{12} 等），不完全性右束支阻滞型（R_{10}）和完全性右束支阻滞型（R_5）。②RR 间期变化，如提早，连续提早（R_5～R_7、R_{10}～R_{12}）。③PR 间期的变化，如 R_6、

R$_{11}$ 长，R$_3$、R$_4$ 短等。然而仔细观察测量可得：①窦性 P 波顺序发放，PR 间期 0.14 s，间距 0.94 s，频率 63 bpm，部分重叠于 QRS 波群前中后（R$_2$、R$_7$、R$_{12}$）干扰未下传，个别重叠于早搏 R$_5$、R$_{10}$ 之 T 波末端，0.26 s 生理性干扰延缓下传。②R$_5$、R$_{10}$ 提早出现，联律间期分别为 0.46 和 0.50 s，其前无相关 P 波，呈次等周期代偿间歇，早搏前窦性周期无异，可判定其右束支阻滞形态变化为插入性早搏伴不同程度室内差异传导所致，其起源归属待定（房室交界性或分支性）。③R$_2$、R$_7$、R$_{12}$ 与窦性 QRS 波群形态一致，也期前发生，联律间期 0.72～0.76 s，基本一致，有完全性代偿间歇，可见无传递关系的窦性 P 波，故房室交界性早搏确认无疑。最后需探究的是②和③两种早搏是各自起源，还是同属一源，经测量发现两早搏间有精确的 1.28 s 倍数关系，为确认同源性房室交界性并行心律（频率 46 bpm）提供了有力的佐证，也为首选一元论解析原则再现了生动案例，更是对 R$_3$～R$_7$ 和 R$_8$～R$_{12}$ 规律性重复发生缘由的圆满答疑。

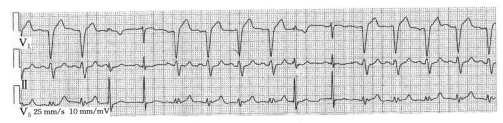

图 21－5　波形正常化的室性早搏揭示 3 相性左束支阻滞，左房异常

患者，女，42 岁。临床诊断：风湿性心肌炎。窦性心律，频率 91 bpm，PR 间期 0.20 s，Ⅱ导联 P 波呈双峰增宽型，时限 0.12 s，峰距＞0.04 s，示左心房异常。QRS 波群宽大畸形，时限 0.14 s，V$_1$、V$_5$ 导联分别呈 QS 型与 rsr′型或 M 型，无继发性 ST-T 改变，符合完全性左束支阻滞。提前心搏 R$_4$、R$_{10}$ 呈不完全性右束支阻滞型（QRS 波群时限 0.10 s），R$_4$ 前见无关联之窦性 P 波，R$_{10}$ 应有窦性 P 波重叠隐藏，两者联律间期各自为 0.60 s 和 0.50 s，互差 0.10 s，代偿间期分别为 0.72 s 及 0.82 s，均长于窦性周期 0.66 s，代偿间歇完全。这种基本窦性心律伴单侧束支阻滞时，早搏 QRS 波群变窄的矛盾现象，称为早搏波形正常化。依据其相对变窄的程度可分为以下 3 种：①轻度正常化。②接近正常化。③完全正常化。本例为单侧左束支阻滞，早搏波形轻度正常化，是其亮点之一。尽管引发早搏波形正常化的类别情形颇多，本例显然可除外房性早搏，交界性起源可能性也较小，室性灶概率最大。其产生机制有：①早搏源于较高部位左束支阻滞区下方的室间隔部，因与左、右束支的距离差异甚小，故早搏可同时循左、右两侧束支几乎同步（互差＜25 ms）下传心室，使 QRS 波群趋于正常化。②室性早搏源于病侧左束支近端，激动可通过病变处缓慢至距离较短的左心室，与此同时，激动又逆传至希氏束再经健侧右束支下传心室，此途径虽较长，但由于传导速度较快，仍可获得两侧心室同时或几乎同时除极的效应，QRS 波群正常化；此种早搏常呈不完全性右束支阻滞型，本例与此吻合。③各自起源于左右心室的早搏共同激动心室形成正常化的室性

融合波，心电图尚需具备独立和联律间期一致或相近的两种早搏波形，方可考虑，本例无此征象，当可除外。R_5、R_{11} 为两次早搏后的窦性搏动，左束支阻滞消失，QRS 波群完全恢复正常（0.08 s），PR 间期不变，略长的代偿间期显露出病理性 3 相性左束支阻滞的迹象，是本例的亮点之二。两种 QRS 波群的正常化乃本例罕见组合的关键所在。

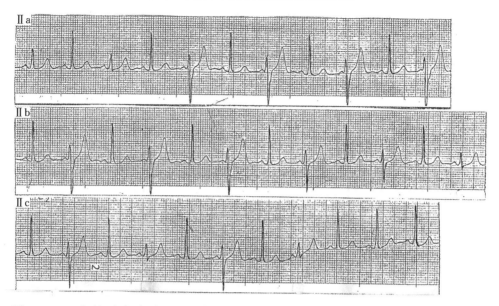

图 21-6　室性融合波致 QRS 波群交替性手风琴现象及伪性多类型 QRS-T 波电交替

　　患者，女，41 岁。临床诊断：类风湿关节炎。心电图 II_a、II_b、II_c 3 条为连续记录。基本心律为窦性，P 波频率匀齐，为 88 bpm。醒目的是：除 II_c 最后 3 个心搏外，余 QRS 波群均呈交替性改变。一种与上述最后 3 个心搏相同，有恒定的 PR 间期 0.16 s，可判为正常下传的窦性搏动；另一种则呈多元化格调。两者电交替组合类别如下：①QRS-T 波正向性电交替，见 II_a 的 R_1～R_4；②QRS 波群异向性电交替，见 II_a R_5～II_b R_1～R_4；③QRS 波群交替性手风琴改变、见 II_b R_5～R_{12}（变形的 QRS 波群由宽逐渐变窄）；④QRS 波群双重性电交替，见 II_c R_1～R_8（两种异向变形的 QRS 波群交替出现）。鉴于电交替现象的定义为单灶起搏点的心搏，其波形出现振幅、形态及时间间期的交替性变化。不难发现本例尽管有波形的交替性改变，但并非均为窦性同源。理由如下，各变形 QRS 波群前窦性 P 波，两者关联性欠稳定，表现为 PR 间期长短不一（0.10～0.14 s）的两种情形：①完全无关型。如 II_a R_{11}，稍提前发生，宽大畸形，QRS 波群时限 0.15 s，与窦性 P 波重叠，呈 R-on-P 型室性早搏，因 PR′间期仅为 0.08 s，与窦性 PR 间期 0.16 s 比较，差值大于 0.06 s，无融合之空间，为纯室性源图形；②相关型。II_a R_{11} 室性早搏的确定，有融合条件的 PR′间期变化不一，为其余多变的异形搏动判定为不同程度的规律性或/和交替性室性融合波奠定了坚实的基础和可靠的支撑。综上所述,神秘变化的稍早舒张晚期二联型室性早搏形成的多样室性融合波,这支神笔勾勒出了一幅丰富多彩,罕见奇妙的真性 QRS 波群交替性手风琴现象及伪性 QRS-T 波电交替现象的心电画面。

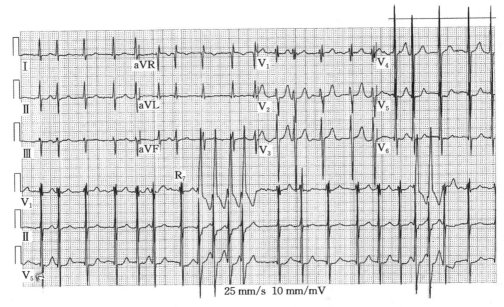

图 21-7　快速型心房颤动伴连续型室内差异性传导

　　患者,男,48 岁。临床诊断:扩张型心肌病,心律失常,心房颤动。心电图表现为 P 波消失,细颤波取代的心房颤动心律,RR 间期绝对不一,平均心室率约 120 bpm。V_1 导联呈 rSR′s′型,提示不完全性右束支阻滞,R_{V5}＞3.4 mV 及 ST 水平下移,考虑左心室肥大。下 3 条 V_1、Ⅱ、V_5 导联同步连续记录可见 R_8～R_{11} 及 $R_{18}$$R_{19}$ 两组宽大畸形搏动,特殊之处有:①起始向量与房颤波下传者一致,呈典型完全性右束支阻滞型;②提早连续发生,第一组 4 搏有类代偿间期,第二组则无;③RR 间期短,欠匀齐,变化于 0.29～0.32 s 之间,频率 187～206 bpm;④其前有较长周期(第一组明显);⑤发生于快速型心房颤动中。上述征象提示为连续型室内差异性传导,而非室性源可能。此外,本图的最长 RR 间期($R_6$$R_7$)为相对提前的 R_{13} 提供了形成轻度室内差异性传导(V_1 导联不完全性右束支阻滞型的 R′波明显增高)的机遇与条件,也进一步佐证了上述两组乃室内差异性传导的判别。最后,需提及、罕见和待解的是,依第一组室内差异性传导的 RR 间期轻度变化(0.29～0.32 s)来看,$R_{19}$$R_{20}$ 间期为 0.31 s,理当发生室内差异传导的 R_{20} 却未果,QRS 波群形态未变,但其 T 波却明显变化为 T_{V1} 明显正向增高、$T_Ⅱ$ 由正向变浅倒、T_{V5} 则正向变明显倒置,这种心室除极波不变,复极波明显迥异的现象,该如何解释,值得探究。

临床疑难罕见心电图图谱及解析

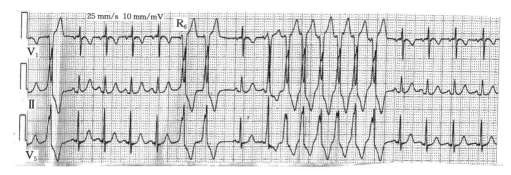

图 21-8   窦性心动过速，频发室性早搏及 R-on-P 现象诱发短阵性室性心动
　　　　过速

　　患者，女，36 岁。临床诊断：风湿性心肌炎。窦性频率 107 bpm，PR 间期 0.14 s，QRS 波群时限 0.06 s。R_1、R_6 宽大畸形，提早出现，为室性早搏，其前有无关窦性 P 波重叠，呈 R-on-P 模式，未诱发室速；R_9 略提早于 PR 段，PR 间期 0.10 s，QRS 形态介于窦性与室性早搏之间，表现为室性融合波型始发的 R-on-P 现象特殊型，诱发其后连续 6 搏室速，频率约 136 bpm，快于 R_6R_7 成对早搏频率 120 bpm，V_1 见房室分离征象。提示 R-on-P 型室早诱发室速有增速效应，不容轻视。此外，每室性异位搏动或心律终止后，Ⅱ、V_5 导联 P 波时限及 PR 间期均较其后连续窦性搏动略短，是因后者有 U 波部分重叠之故，为伪性 P 波增宽异常，临床上需注意鉴别。

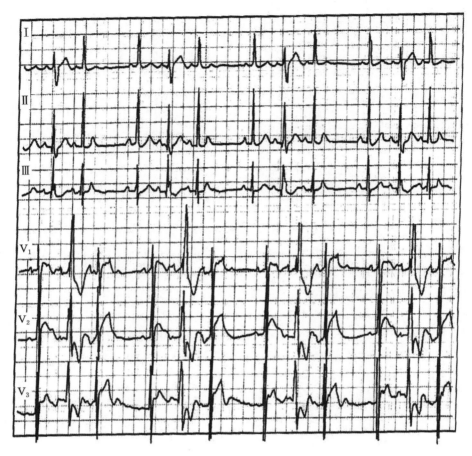

图 21-9　窦性心动过速，受阻型房性早搏四联律致房内差异性传导及窦性搏
　　　　动室内差异性传导

　　患者，女，75 岁。临床诊断：冠心病，心力衰竭。上下两幅分别为Ⅰ、Ⅱ、Ⅲ和 V_1、
V_2、V_3 导联同步记录。乍一看此图规律性极强，3 个 QRS 波群一组重复显现，呈窄（正常）
→宽（完全性右束支阻滞型）→窄（正常）排序，其后有长间歇，酷似频发成对房性早搏真
三联律伴室内差异性传导，测析后有如下特点：①各组 R_1R_2 间期＝R_2R_3 间期（0.56 s），其
前均各有相关的窦性 P 波为伴，PR 间期 0.17 s，窦性频率为 107 bpm；②R_1、R_3 波形正常一
致，R_2 则明显异常呈完全性右束支阻滞，这种间歇性完全性右束支阻滞成因在哪里？其前
$R_3 \sim R_1$（1.0 s）长间歇乃是导致 R_2 下传时正值右束支不应期而只能循左束支下传激动心室
的原因所在，这种表现为第 2 个窦性心搏呈完全性右束支阻滞型室内差异性传导的典型阿什
曼现象（Ashman phenomenon）是十分罕见的，窦性心搏发生这种情形还可罕见于逸搏-夺

获，二度房室及窦房阻滞等长间歇后，间位性室性早搏后窦性心搏的发生，不属于此机制；③为何产生 $R_3 \sim R_4$ 长间歇，可发现 R_3 之 T 波峰顶（Ⅲ、V_1 导联）有一提早异形的 P' 波清晰可辨，其后无 QRS 波群相随，$P'_3 P'_4 > P_1 P_2$（窦性周期 0.56 s）伴不完全性代偿间歇，故排除房室及窦房阻滞或窦性停搏，判定为房性早搏未下传所致当属无疑；④胸导联 R_1、R_3 T 波有所不同，是长间歇所致 R_1 变化，还是 R_2 室内差异性传导引起 R_3 不同，尚难明确，若有连续长条记录伴受阻房性早搏联律变更，则有助于判别；⑤Ⅱ导联 P_1 波略增高变形，提示系受阻型房性早搏诱发的非时相性房内差异性传导。综上所述，本例如此巧妙有规律的心律失常组合，不仅极为罕见，也极易误漏诊。

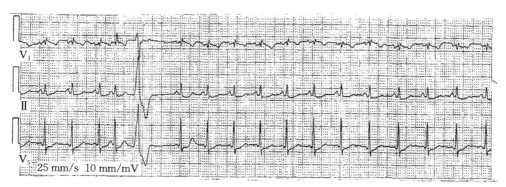

图 21-10　窦性心动过速，不完全性右束支阻滞，成对发生的房性与室性早搏
　　　　　伴其后窦性 T 波伪善性改变

　　男，60 岁。临床诊断：冠心病，近期胸前区不适来院就诊。V_1、Ⅱ、V_5 导联同步记录显示：窦性频率 102 bpm，PR 间期 0.12 s，QRS 波群时限 0.08 s，ST-T 轻度改变（Ⅱ、V_5 导联），V_1 导联呈 rsr' 型，$r < r'$。P_4 异形提早出现，伴下传 QRS 波群稍变形，为房性早搏伴轻度室内差异性传导，R_5 宽大畸形，其前无相关 P' 波，接续于房性早搏后产生长代偿间期，形成房性-室性早搏成对组合。易忽漏的是该室性早搏之 ST-T 交接处可见一逆行 P' 波，RP' 间期 0.13 s，为室性早搏逆行传导所致；较显眼的是组合性早搏代偿间期后第一个窦性 T 波明显正向增高，这种伪善性改变的确切机制未明，有人认为，是心肌缺血进一步加重的表现，为病理指标，本例似支持该观点。

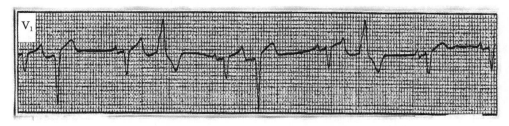

图 21-11　酷似交替双向性室性早搏二联律的房性早搏二联律伴交替性左右束
支阻滞型室内差异传导

　　患者，男，68 岁。临床诊断：原发性高血压，冠心病，心律失常，慢性支气管炎。心电图 V_1 导联记录，共见 10 个心室波群呈三种形态，前 8 个 QRS 波群呈长短二联律：①窦性心搏，间距 0.94 s，频率 65 bpm，其 QRS 波群时限，形态正常，PR 间期 0.15 s（第 1、第 3、第 5、第 7、第 9、第 10 个 QRS 波群）；②完全性右束支阻滞型（第 4、第 8 个 QRS 波群），对比最后两搏窦性 T 波，可确认其前 T 波顶峰处重叠有相关正向 P′ 波，PP′ 间期 0.36 s，P′R 间期 0.24 s，代偿间期 0.96 s，代偿间歇不完全；③不完全性左束支阻滞型（第 2、第 6 个 QRS 波群），同理可见，相同于②正向 P′ 波重叠于 T 波上下传心室，PP′ 间期 0.40 s，P′R 间期 0.20 s，代偿间期 1.02 s，代偿间歇不完全。其与②交替显现。因此判定同源房性早搏而非室性起源二联律无疑。众所周知，房性早搏二联律伴交替性束支阻滞型室内差异传导，可有多种表现形式，其差异性传导的 QRS 波群类型、畸形程度与其配对间期（PP′ 间期）、其前长 RR 间期（代偿间期）及 P′R 间期的长短变化等单一或综合因素相关。本例表现为 P′ 波相同，配对、代偿、P′R 间期三项指标短-长互异的模式，即呈不完全性左束支阻滞型差传的三项指标为两长一短（P′R 间期短）；呈完全性右束支阻滞型差传的三项指标为两短一长（P′R 间期长）。考虑其可能的解释是：窦性心搏时，房室传导正常，当房早出现较早（配对较短）时，恰逢房室交界区和右束支处于前次激动所产生的不应期中，激动通过房室交界区循左束支下传心室，先激动左心室后穿过室间隔隐匿性逆行激动右束支，故产生长 P′R 间期（0.24 s）伴完全性右束支阻滞图形。由于 P′R 间期长，其代偿间期相对缩短，当下一个房性早搏下传时，因前一次的窦性激动在房室交界区产生的不应期相对较短和配对较长，故下传心室时延缓减轻（0.20 s）。且由于该穿隔传导致右束支除极迟于左束支，使右束支至下次正常窦性激动下传之间的间期变短，而不应期也随之相应缩短，而左束支则与正常下传激动之间的间期则相对较长，其不应期也延长，故该房早便沿右束支下传，激动右心室后又穿过室间隔隐匿性逆行除极左束支，产生左束支阻滞图形。如此循环反复，穿隔交替逆传双侧束支产生不应期的长短变化（实际上是束支传导的阿什曼现象），即形成二联律左右束支阻滞型室内差异传导。

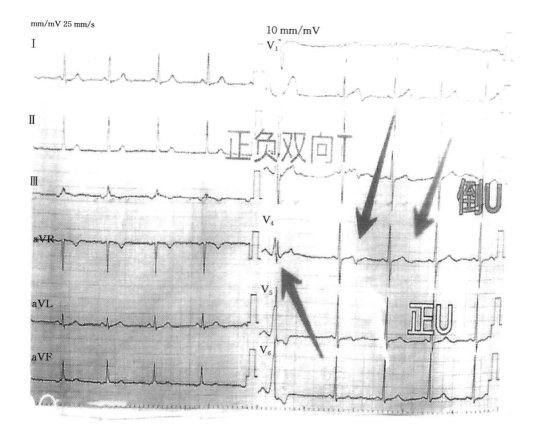

图 21-12　窦性心律伴 P 波电轴轻度左偏，偶发室性早搏后 T-U 波改变

　　患者，男，53 岁。临床诊断：原发性高血压 10 年，胸闷，气促加重 2 个月。门诊 6 导联同步记录，窦性频率 60 bpm，P 波 I 导联低平，Ⅲ、aVF、aVR 导联倒置，P 波电轴－30°，轻度左偏，胸导联 T 波直立，U 波倒置（V₁ 导联除外）。胸导联第 1 个 QRS 波群提早出现，宽大畸形，其前无相关 P 波，其后可见逆传 P′波（V₃ 明显），RP′间期 0.14 s，为室性早搏伴室房传导。极易忽漏又特别需关注的是：①其后第 1 个窦性搏动 T 波由正向变为正负双向（见 V₂～V₅ 导联）；②U 波则由倒置转为正向（见 V₄ 导联）。这种 T-U 波复合型改变，尤其是倒置 U 波转为正向，这种伪善性变化是罕见的。虽其发生机制尚难明判，可能与室性早搏和其代偿间期造成心室复极协调异常或错位有关，但 U 波倒置几乎总与心脏病相伴，尤多见于原发性高血压，本例与此吻合。有报道早搏后 T 波伪善性改变是心肌缺血进一步加重的表现，本例 U 波伪善性改变是否同理，应当考虑。

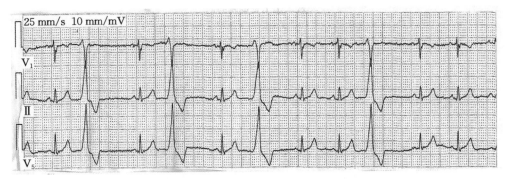

图 21-13　表现为文氏型联律间期及超完全代偿的并行性室性早搏

　　患者，女，28 岁。临床诊断：病毒性肝炎后，出现心悸，气促，心律失常。V_1、Ⅱ、V_5 导联同步记录，基本节律为窦性，频率 75 bpm，R_2、R_4、R_6 为提早发生、宽大畸形、形态一致、期前无相关 P 波的室性早搏，较特殊的是其联律间期呈 0.48 s→0.52 s→0.70 s 渐长样文氏现象，R_9 配对 0.48 s，则无后续室性早搏。测量可得各早搏间距有 1.80 和 2.36 s 两种，为 0.60 s 的倍数关系。可判属并行心律范畴，而非折返径路内文氏现象，异位搏动间有无最大公约数是两者鉴别的关键所在。此外，其代偿间期变化于 1.00～1.22 s 之间，短于 2 倍窦性心律周期，而代偿间歇 1.70～1.80 s，超过 2 倍窦性心律周期 1.60 s，为超完全代偿。其产生机制主要是：①该室性早搏（副节奏点）对窦房结（主节奏点）产生了短暂抑制，即负性变时作用，使主导律点窦房结自律性降低，频率减慢。本例此可能性最大；②本身就有较明显的窦性心律不齐，早搏后出现的窦性心搏恰好处于过缓时。此巧合情形不适合于多次发生者，故可能性较小。

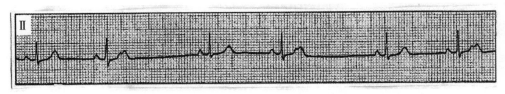

图 21-14　窦性心动过缓，受阻型房性早搏三联律伴其后窦性心搏 P-QRS 波改变

　　患者，男，46 岁。临床诊断：心动过缓查因。全图Ⅱ导联 QRS 波群呈 1.04 s 和 1.50 s 短-长交替，短者为基本窦性周期，频率 57 bpm，PR 间期 0.16 s，R_3、R_5 之相关窦性 P 波略增高变形，奇数 R_1、R_3、R_5 QRS 波群电压较偶数 R_2、R_4、R_6 略低，形成电压交替模式。不难发现，T_2、T_4、T_6 之双峰变形 T 波实属 P′波重叠所致形成三联律，因该房性早搏发生于 T 波上升支中段收缩中期，故下传受阻为情理之中，因此，也不难判定代偿间期后的窦性 P 波变形及 QRS 波群电压降低两种罕见变化与该早搏密不可分，前者可考虑为非时相性房内差异传导（P_1 波除外），常见于器质性心脏病；后者则与所谓的"Brody 效应"相悖。即应由左心

室容量决定 QRS 波群电压的 Brody 效应，其左心室容量大小与心动周期关系密切。心动周期长者，左心室血容量增多，则 QRS 波群电压增高；反之心动周期短者，左心室血容量相对减少，QRS 波群电压亦相对降低。本例早搏后 R 波改变与此效应相反，长代偿间期后虽心室容量增大，但同时过长的舒张期（1.50 s），心肌细胞 4 相缓慢去极化，膜电位降低，其 0 相除极的速率和幅度减小，均可导致心肌除极总电势减小，造成 QRS 波群电压降低。有人将此种可能为病理性的反常态改变称之为"反 Brody 效应"或"短路效应"。本例虽心电改变支持为器质性，但临床病因尚不明确，仔细追寻病史，完善相关检查及追踪随访是必要之举。

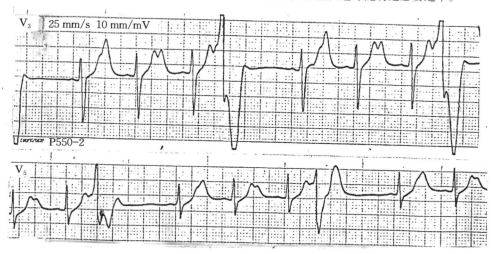

图 21 - 15　频发 R-on-T 型室性早搏伴其后 T 波双峰变单峰改变

患者，女，50 岁。临床诊断：急性病毒性心肌炎。V₃、V₅ 导联非同步描记。窦性间距 0.70 s，频率 75 bpm，PR 间期 0.12 s，QRS 时限 0.10 s，V₃ 导联 R₂、R₆ T 波呈等峰双峰型，V₅ 导联 R₁、R₅、R₉ 之 T 波则呈前高后低的第一峰型，QT 间期 0.42 s，上下两条各见两次完整宽大畸形的室性早搏，联律间期 0.36 s，下条 V₅ 导联形态互异，不容轻视的是：①早搏均重叠于双峰型 T 波的第二峰顶，呈典型的 R-on-T 现象，属高风险级特早型，此患者为急性病毒性心肌炎，更须警惕诱发严重的室性心律失常而猝死，而与左、右心室复极时间同步性变差相关的双峰 T 波更是雪上加霜，不容怠慢；②早搏后第一个窦性 T 波均变为单峰增高型，这可能与较长的代偿间期有利于双室同步性变好有关。此外，配对相同，形态互异的早搏考虑为等速双径路折返所致。总之，这是一份凶险又罕见的图例。

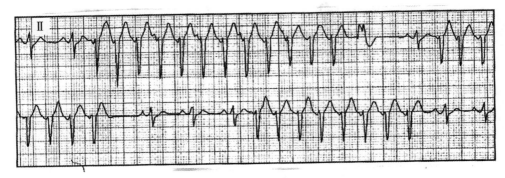

图 21-16 阵发性室性心动过速伴一过性 T 波电交替及另源室性早搏

患者，女，24 岁。临床诊断：心悸查因。上下两条系 II 导联连续记录：R_1、R_2、R_{16}、R_{24}～R_{26}、R_{35}、R_{36} 之前有相关窦性 P 波，PR 间期 0.12 s，QRS 波群时限 0.09 s，频率 88～100 bpm。R_3～R_{14}、R_{17}～R_{23}、R_{27}～R_{34} 提前连续出现，QRS 波群稍宽大畸形，时限 0.10 s，主波向下，基本匀齐，频率 187 bpm，为 3 阵短暂性心动过速。第 1 阵心动过速可见干扰脱节之窦性 P 波穿行叠加（R_6、R_8、R_{10}、R_{12}、R_{14} 前较明显）其中，电压有前高后低样变化，为本例特色之一。后两阵心动过速则伴有不同程度的 T 波 2:1 电交替，乃特色之二。每阵室性心动过速后的窦性心搏 QRS-T 波电压均有所降低是其特色之三。R_{15} 接续于第 1 阵心动过速后，呈 qR 主波向上型，QRS 波群更加宽大畸形，推测有窦性 P 波隐藏其中，可判为另源室性早搏。综上所述，该心动过速考虑室内分支性起源可能性大，其伴有的罕见 T 波电交替发生机制和临床意义与常见的其他类型是否相同，尚难确定，有待更多资料与研究解答。

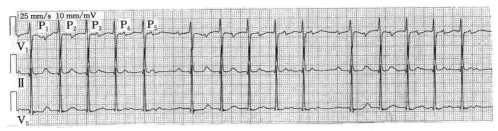

图 21-17 窦性心动过速伴长 P-R 型二度 I 型房室阻滞及其后 T 波伪善性改变

患者，女，48 岁。临床诊断：心肌病。V_1、II、V_5 导联同步连续记录：窦性心律，频率 107 bpm，P 波时限 0.12 s，V_5 导联呈等双峰型，峰距＞0.04 s，为左心房异常。重复显现 PR 间期渐长脱落（0.26 s→0.30 s→0.32 s→0.34 s→0.36 s→无 QRS 波群）模式及 PR 间期与 RP 间期反比关系规律，形成每 5 个 QRS 波群分隔一长间歇的 3 组非典型文氏型 6:5 房室阻滞。长 P-R 型（文氏周期的首搏 PR 间期延长＞0.24 s）二度 I 型房室阻滞为文氏型房室阻滞的一种特殊类型，其 PR 延长可能与原有一度房室阻滞（提示房室交界区存在上层一度阻滞，下层二度Ⅰ型阻滞的双层阻滞）或其前阻滞性窦性 P 波隐匿性逆行折返有关。国内有文献报道，该型房室阻滞属文氏型房室阻滞的严重类型，多见于严重的器质性心脏病，其病程多呈进行性加剧，预后不良。本例为心脏病患者，应完善动态心电图检查并随观，必要时行起搏器治疗。特殊而有趣的是每组窦性心搏 T 波酷似下坡样阶梯型改变，P-T 波的重叠融合及长间歇后的第 1、第 2 个 T 波轻度正向增高（Ⅱ、V₅ 导联）乃是造成其错觉假象的原因所在。

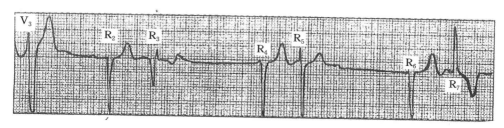

图 21-18　窦性心动过缓，二度房室阻滞伴交界性逸搏，多源性室性早搏二联律

　　患者，女，68 岁。临床诊断：冠心病，病态窦房结综合征。V₃ 导联记录，R₂ 为窦性心搏，PR 间期 0.24 s，R₆ 后见窦性 P 波下传受阻，寻觅可获 R₄ 之假性 r 波，实为窦性 P 波重叠所致，R₃ 之 T 波末端也有窦性 P 波重叠变形未传心室，由此可得，窦性 PP 间距 1.12 s，频率 53 bpm。R₄、R₆ 为与窦性 R₂ 相同，其前无相关房波，为交界性逸搏，奇数心搏 R₁、R₃、R₅、R₇ 提早发生，联律间期不一，形态迥异，其前无传递之 P 波，为多源室性早搏二联律，不同的是：①后两次接续于交界性逸搏后，呈逸搏-早搏序列。逸搏间距（代偿间期）1.84 s；②R₅ 的 QRS 呈室上型，形态似介于 R₁、R₃ 两源早搏之间，有相近的配对发生时间，考虑为正常化的"室性融合波"可能性大。此外，3 次窦性 P 波下传未果，机制可能不一，第一次可考虑室性早搏隐匿性逆传房室交界区干扰性传导中断，第二次系窦交两起源点发生房室绝对干扰受阻，第三次窦性 P 波远离 T 波 0.14 s，加之自身有一度房室阻滞，提示二度房室阻滞可能性大，不绝对排除室性早搏隐匿性逆传所致。

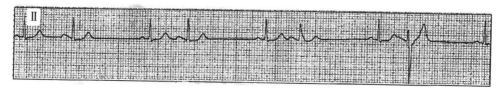

图 21-19　表现为递减型联律间期及递增型室内差异性传导的并行性房性早搏
　　　　　二联律形成双重性交替性手风琴现象

　　患者，男，48 岁。临床诊断：冠心病。Ⅱ 导联心电图记录：第 1、第 3、第 5、第 7、第 9 奇数心搏为窦性，PR 间期 0.16 s，P 波及 QRS 波群时限分别为 0.09 s 和 0.07 s；第 2、第 4、

第 6、第 8 奇数心搏为提早激动，特点如下：①P'波与窦性 P 波相异，时限 0.13 s，增宽异常，不排除 3 相性左房内阻滞，P'R 间期 0.16 s；②PP'联律间期 4 组依次为 0.76 s→0.56 s→0.52 s→0.44 s，呈递减样反文氏型改变；③P'波相关之 R₄、R₆、R₈ 形态和时限则依序呈正常→轻度异常→左前分支阻滞的逐渐变化，提示其愈来愈提前落在心室的传导系统不应期是产生该室内差异性传导递增变化的原因所在；④P'P 逆联律间期恒定一致；⑤各异位 p'p'间期 1.70～1.72 s，相当稳定。频率 34 bpm。由上可见，表现为双重性（联律间期及 QRS 波群）交替性手风琴现象的并行性房性早搏二联律。

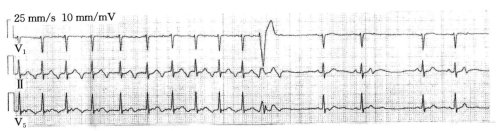

图 21-20　频发受阻型房性早搏及短阵性房性心动过速呈文氏及反文氏样房室传导，偶发室性早搏终止房性心动过速

　　患者，女，38 岁。临床诊断：风湿性心脏病，二尖瓣狭窄及关闭不全。V₁、Ⅱ、V₅ 导联同步连续描记，浏览全图，以 R₁₁ 宽大畸形早搏为界，可分为前后两段：①前段心率较快，QRS 波群时限正常，Ⅱ、V₅ 导联见逆行 P'波，呈 1∶1 房室或室房传导关系，其中 R₁～R₅ 表现为 RP'间期渐短（0.36 s→0.34 s→0.32 s→0.30 s→0.28 s），P'R 间期渐长（0.14 s→0.16 s→0.22 s→0.30 s→0.32 s）的文氏型规律；R₅～R₁₀ 则呈 RP'间期渐长（0.28 s→0.30 s→0.32 s→0.34 s→0.34 s），P'R 间期渐短（0.32 s→0.24 s→0.16 s→0.14 s→0.14 s）之反文氏样变化，两种规律性变化模式均符合 RP 间期/PR 间期的反比关系，频率为 100～136 bpm，由于 RP'间期≥50%RR 间期，故属长 RP 型心动过速。P'波极性及频率变化（快→慢→快）和 RP'间期的不固定均高度提示该心动过速为房性源（左心房或心房下部）所致。②后段窦性心搏呈短-长交替改变，PR 间期 0.14 s，QRS 波群时限正常，短者窦性间距 0.68～0.80 s；长者 1.30 s，可见形态相同于前段逆行 P'波重叠于窦性 T 波降支而变形，PP'间期 0.40 s，RP'间期 0.26 s。该征象可考虑受阻型房性（左心房或心房下部）和交界性早搏及不完全性窦性反复搏动（快-慢型折返）3 种可能。然而无论从一元论解析维度来看，还是从发生率而言，判定为受阻型房性早搏更当合情合理。最后须提及的是，完全性左束支阻滞型 R₁₁ 这一搏的定位与功用，定位归属于室性早搏应无疑惑，其隐匿性逆传房室交界区致其前、后两个房性 P 波均生理性干扰下传心室未果，房性心动过速终止，则是其功用所在。

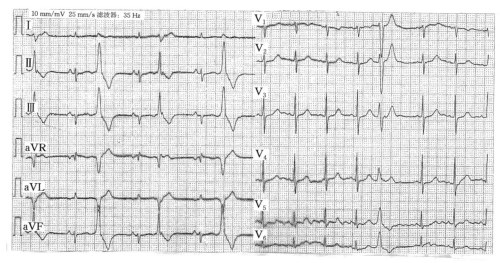

图 21-21　　短阵交替双源性室性早搏二联律，左前分支阻滞

患者，男，24岁。感冒后咳嗽、发热1周，临床诊断：肺部感染。肢胸6导联同步连续记录：基本节律为窦性，下壁导联P波略高尖，心室波群呈rs型，$S_{III} > S_{II}$，QRS波群时限0.08 s，心电轴负60°，提示左前分支阻滞。肢体导联呈早搏型二联模式，两种交替发生的宽大畸形，其前无相关心房波的提早心搏表现为，R_1、R_5形态一致，R_3、R_7形态无异，联律间期分别是0.44 s和0.48 s代偿间歇完全，提示为双形交替性室性早搏，其机制为心室内折返传入径路只有一条，而传出径路有两条，其出口位置各异，然传至心室所需的时间相等，类似房室结内倒Y形折返径路，常称为异径等速折返。

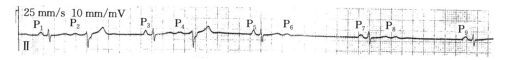

图 21-22　　传导和受阻并存的房性早搏二联律，时呈房内和室内差异性传导

患者，男，58岁。临床诊断：心肌病，心律失常查因。II导联心电图示：奇数P_1、P_3、P_5、P_7、P_9为圆顶和高尖两种形态的窦性起源，各PP间期1.94~1.96 s，相当匀齐，PR间期0.16 s，QRS波群时限0.08 s；偶数心房波P_2、P_4、P_6、P_8提前发生，呈二尖瓣型P样改变，联律间期一致（0.62 s），代偿间期1.32 s，考虑为折返性房性早搏二联律。变化的是：①P_2、P_4干扰性延缓下传心室（0.26 s）呈完全性右束支及左前分支阻滞型室内差异性传导；②其他房性早搏则房室传导中断，其中P_8前周期长，下传受阻情理之中，P_6与P_2、P_4各项条件相同（联律间期、代偿间期）却终止下传，表明了房室传导的不稳定性；③P_2、P_4后窦性P波明显变形，显然应考虑为非时相性房内差异性传导，条件参数不变的P_6、P_8后窦性P

波则无变化，这种间歇性改变同样佐证了房内差异性传导的不稳定性。表面上看似乎发生了室内差异性传导的房性早搏后均诱发了非时相性房内差异性传导，然两者的发生机制互不关联，故纯属一种机遇和巧合。

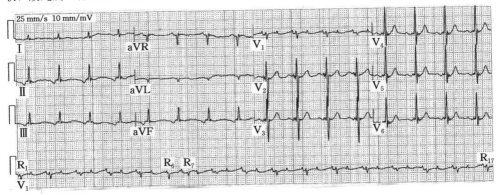

图 21-23　左心房心律型心动过速伴 2：1 及 3：2 文氏型传导

患者，男，69 岁。临床诊断：冠心病。心电图上 3 条同步 3 导联非连续记录示：非窦性心律，P′波在Ⅰ、Ⅱ、Ⅲ、aVF、导联倒置、$V_3 \sim V_6$ 导联正负双向、V_1 导联呈圆顶尖角型改变（加大电压更清晰），P′波时限 0.16 s，RR 间期匀齐，心室率 92 bpm，P′R 间期 0.18 s，似判定为 1：1 房室传导的左心房心律即可，然 V_1 导联清晰可见两个心房波，呈 2：1 传导，故左心房心律性心动过速伴 2：1 传导确定无疑，充分体现了多导联同步及 V_1 导联对心房除极波显露的优越性。底条 V_1 导联连续记录有如下两个特征：①QRS 波群低小，呈非规律性阶梯样改变（可能与呼吸相关）；②$R_6 R_7$ 间期突然变短，实为 3：2 文氏型传导（P′R 间期 0.18 s→0.22 s→QRS 波群脱落）所致，打破了 2：1 房室传导的格局，这种高频率文氏型传导阻滞是一种生理性保护性阻滞，常无须干预。本例 P 波时限明显增宽（圆顶部分）异常，文献罕有报道，可能与左心房病变程度较重有关，完善相关检查是必要之举。其心动过速频率高是否为慢性持久性值得追踪随访。

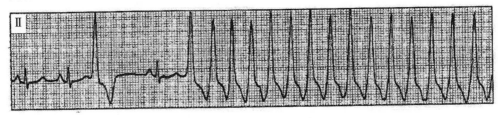

图 21-24　短-长-短周期现象诱发快速型室性心动过速

患者，男，69 岁。临床诊断：冠心病，高脂血症，心力衰竭，心功能Ⅲ级。Ⅱ导联心电图示：第 1、第 2、第 4 心搏为窦性，PR 间期 0.15 s，QRS 波群时限 0.07 s。R_3、R_5 提前发生，宽大畸形，其前无相关心房波，联律间期分别为 0.38 s 及 0.48 s，前者代偿间歇完全为室性早搏。$R_6 \sim R_{19}$ 为连续快速欠匀齐的单形性室性心动过速，频率约 176 bpm，其形态与前早搏同源。不难发现而又容易轻视的是，诱发该快速性室性心动过速的始动规律是，短-长-短周期现象：即短（第 1 个室性早搏的短配对间期）-长（该室性早搏后的代偿间期）-短（第 2 个室性早搏的短配对间期）3 个组合部分，构成了心电图的特征序列：早搏-代偿间期-快速性心律失常。其发生机制可能与较长周期使传导组织不应期变长致心室复极紊乱或/和早期后除极，易促发折返性、触发性快速性心律失常有关，部分高危恶性室性心律失常易引发猝死。因此，尽早识别这种心电现象及处置相关危险变化具有非常重要的现实意义。本例患者心脏病变较重，快速性室性心动过速更是火上加油，积极治疗应对，不可怠慢。

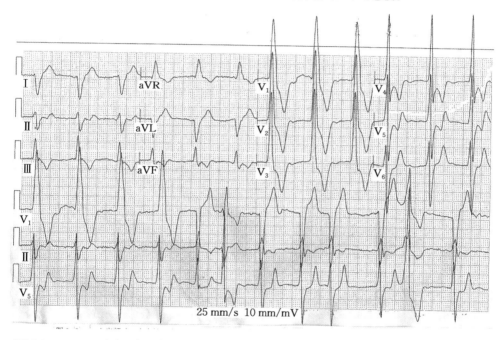

图 21-25　心房颤动，完全性左束支阻滞，多形性室性早搏及短阵性加速型室性心动过速，正常化室性融合波

患者，男，40 岁。临床诊断：扩张型心肌病，全心扩大，心房颤动史 5 年。心电图上下 6 条，上 3 条为 12 导联同步记录，下 3 条为 V_1、II、V_5 导联连接记录，前 3 搏与上 3 条重复一致。P 波消失，f 波替取，QRS 波群宽大畸形，形态多变，是节律导联（下 3 条）的主旋律，表现为：①不规则型，如 $R_7 \sim R_{10}$、R_{12} 间期不一，依据其 QRS 波群形态及时限异常（0.16 s），考虑完全性左束支阻滞可能性大，为心房颤动波下传的心室波原貌；②提早型，如 R_6 和 R_{11}，联律间期一致，形态迥异，为双形室性早搏，值得关注的是，该早搏均伴有明显倒置的 U 波（见 V_5 导联），室性早搏伴 U 波倒置是判定病理性室性早搏的一个新指标，临床

心电判读中常被忽漏；③基本规则型，如 $R_1 \sim R_4$，间距 0.88～0.92 s，频率 65～68 bpm，QRS 波与①和②明显不同（见 V_1 导联），时限 0.18 s，可判为特宽加速型室性逸搏心律，因逸搏心律频率偏快，故不宜考虑合并有二度房室阻滞；④正常或趋于正常化型，见于 R_5，QRS 波群时限 0.12 s，为全图中最窄，形态介于①和③之间，因时相间距（$R_4 R_5$）与室性逸搏间期仅相差 0.06 s，两者有融合之汇合点，提示为趋于正常化的室性融合波。

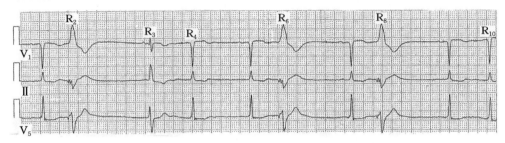

图 21-26 频发特宽型室性早搏及交界性早搏，几乎同步发生的房性逸搏及交界性逸搏并非时相性室内差异传导，ST-T 改变

患者，女，43 岁。临床诊断：扩张型心肌病。V_1、Ⅱ、V_5 导联同步连续描记，见以情形：①R_2、R_6、R_8 宽大畸形提早发生，伴明显切迹顿挫，时限达 0.22 s，联律间期 0.56 s，代偿间期 1.46 s；其前无相关 P 波，为特宽型室性早搏；②R_4、R_{10} 也提前出现，与窦性心搏形态无异，其前后相关 P′ 波不明显，考虑为交界性早搏；③R_3 异形于窦性心搏明显延迟显现，时限 0.10 s，代偿间期为 1.68 s，超过其他代偿间期 0.22 s，其前有变形的心房波，P′R 间期 0.14 s，短于窦性 PR 间期 0.22 s，两者之差值 0.08 s，大于可融合的有限空间 0.06 s，Ⅱ 导联波形变化也不支持融合改变，表明房室两波并无匹配关系，仅仅只是一种偶遇和巧合。因此，可判为罕见而几乎同步发生的房性逸搏及交界性逸搏伴非时相性室内差异传导（或分支性）。值得一提的是，≥0.16 s 的特宽型室性早搏，属病理性心电指标，多反映心脏有较严重的器质性病变。其未达理想充盈状态就开始收缩的低效性心室收缩，心搏出血量的减少，心室除极时间明显延长，导致心腔内不能形成高峰值压力，射向主动脉和肺动脉的血流速度和血流量下降明显，均是其危害所在。本例与此吻合，因此积极干预和治疗，改善预后是必须的。

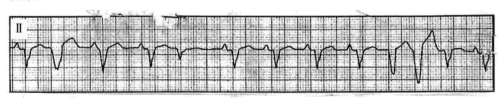

图 21-27 频发多源室性早搏及成对，房内传导阿什曼现象，右心房肥大

患者，男，18 岁。临床诊断：先天性心脏病，室间隔缺损，肺动脉高压。Ⅱ 导联连续记录，基本节律为窦性，频率 83～94 bpm，QRS 波群呈 QS 型，时限 0.12 s，考虑为非特异性室内阻滞，PR 间期 0.16 s，P 波较高尖、电压 0.25 mV，提示右心房肥大。R_2、R_5、R_{10}、R_{11} 提早出现，宽大畸形，形态不一，均呈 QS 型，联律间期有异，多有窦性 P 波叠加其内，R_{12} 其 T 波顶峰因窦性 P 波叠落变高尖，干扰性延长（0.20 s）下传心室。不容忽略的两个细节是：①R_3 似稍延后发生，QRS 波群时限 0.14 s，其前有窦性 P 波，PR 间期 0.12 s，形态介于 R_2 室性早搏和窦性心搏之间，提示为室性融合波之可能；②R_7 之相关窦性 P 波形态略有变化，则考虑可能与其前稍长的室性早搏之代偿间期，引发的房内传导轻度变异→房内阿什曼现象有关。

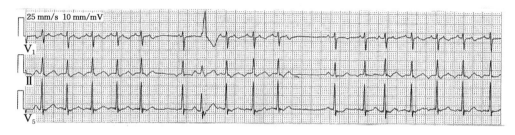

A

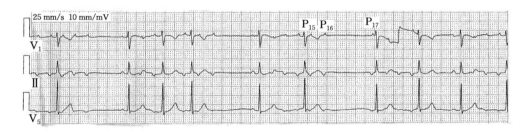

B

图 21-28　阵发性房性心动过速伴文氏型传导及传出阻滞和室内差异性传导

患者 A，女，26 岁。临床诊断：病毒性心肌炎。V_1、Ⅱ、V_5 导联同步连续描记。R_{11} 为长间歇后的窦性心搏，PR 间期 0.16 s，QRS 波群时限 0.06 s。R_{12}～R_{17} 提前连续发生，Ⅱ、V_5 导联见倒置相关 P' 波，考虑源于左心房可能性大。$R_{12}R_{13}$ 为 3∶2 文氏型传导，R_{12} 之 T 波变低平，系倒置 P 波与正向 T 波融合叠加所致，R_{13}～R_{17} 为 2∶1 传导，R_1～R_5 及 R_8～R_{10} 同理。P' 波形态无异、间距不一，呈 0.26 s→0.32 s→0.40 s 3 种变化。值得一提的有：①R_5R_6 之间 P'P' 间距变长（0.64 s），是 0.32 s 房性心动过速周期的倍数，提示为有异-房传出阻滞的自律性增高机制所致，而非折返性。②R_7 明显宽大畸形，呈完全性右束支阻滞型，其前有相关的 P' 波，其后有下传受阻型 P' 波叠落，形成 3∶2 文氏型传导。其前周期因传出阻滞形成的

R_5R_6 长间歇，为形成室内差异性传导阿什曼现象提供了合宜的条件与契机。

患者 B，病史如前，治疗半个月后心电图复查。除室率减慢（房速下传比例变化有关）、窦性心搏稍增多及异位房速传出阻滞程度加重（R_6R_7 间的 $P_{17}P_{18}$ 长间距为 4∶2 阻滞），余无明显特殊。充分佐证了图 21 - 28A 的分析与诊断。完善相关检查及追踪观察，防止病变进一步发展实属必要。射频消融术必要时可为优选治疗手段。

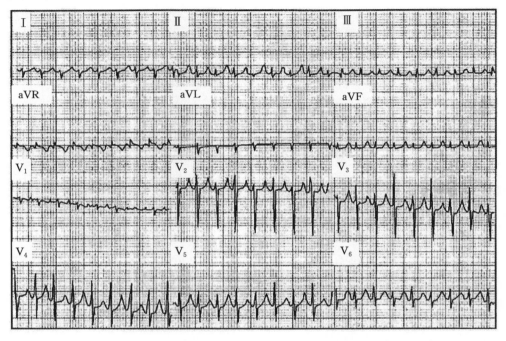

图 21 - 29　阵发性房性心动过速伴 QRS 波群及 T 波电交替

患者，女，26 岁。临床诊断：心悸查因。12 导联心电图示：心室心律快速匀齐，频率 222 bpm，QRS 波群时限 0.07 s，属窄 QRS 波心动过速。观察可见，T 波内藏有相关心房波，极性与窦性 P 波无异，非逆行性，P'R 间期 0.13 s。通常而言，按机制房性心动过速可分为局灶性和大折返性两类，按部位则有左心房和右心房之别。本例心电图征象考虑局灶性右房终末嵴可能性大。罕见和特殊的是，胸导联（V_1 除外）均可见程度不同的 2∶1 QRS-T 波电交替现象，这种快频率复合型电交替，临床意义及预后并非一定凶险，观察其血流动力学指标、及时快速终止发作是必要之举。Kleinfeld 报道的 72 例电交替中，20% 伴有阵发性室上性心动过速，这种快心率型电交替常随心率的减慢而消失，具有频率依赖性，大多无明显的器质性心脏病，预后良好。本例与此基本相符。然而对于顽固反复持续性发作患者，可优选射频消融术根治，避免演变为心动过速心肌病。

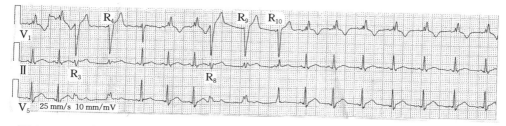

图 21-30　窦性心律，不完全性右束支阻滞，短阵性早搏性室性心动过速伴正常化的室性融合波

患者，女，26岁。临床诊断：先天性心脏病，房间隔缺损。窦性心律，频率 100 bpm，PR 间期 0.12 s，QRS 波群时限 0.11 s，V_1 导联呈 rsR′型，Ⅱ、V_5 导联终末 s 波略宽钝切迹，为不完全性右束支阻滞。$R_3 \sim R_5$ 及 $R_8 \sim R_{10}$ 两组心搏重复显现，频率 75 bpm，每组的第一搏（R_3、R_8）提早发生，宽大畸形，呈完全性左束支阻滞型，其前无相关 P′波，联律间期 0.36 s，可判为特早型右室源（右束支阻滞平面下方）室性早搏，第 2 搏为同源性室性早搏，需要关注的是第 3 个 QRS 波群形态变化：①R_5 完全正常化（QRS 波时限 0.08 s），其前有传递关系的窦性 P 波，PR 间期 0.11 s，较窦性正常传导间期短 0.01 s，为典型正常化的窦-室室性融合波，其机制为右心室源激动右心室与窦性沿健侧左束支下传激动左室同步或几乎同步共同完成心室除极有关；②R_{10} 呈不完全性左束支阻滞型，其前相关窦性 PR 间期 0.09 s，与正常传导窦性 PR 间期差值＜0.06 s，以室性早搏源为主导的窦-室室性融合波。本例室性融合波尚需同 3 相性右束支及间歇性左束支阻滞相鉴别，后者为单源窦性心律，波形单一，PR 间期一致，无缩短变化，本例与此不符；前者为双源的两个节律或冲动，均有其自身频率可循，其发生恰在两者均应出现的预定时相，融合波型多变，本例与此吻合。可见正常或趋于正常化的室性融合波，并非室内传导的真改善，而是两个激动在心室内发生巧妙绝对干扰所致。其本身可能并无临床意义，但对其形成的原发疾病及心律失常类别却不能一概而论，如发生于室律过缓的三度房室阻滞时，则应警惕，并及时予以恰当有效的处置。此外，本例连续 3 次早搏形成的短阵性室速，按其频率 75 bpm，属加速性室性逸搏或自主心律范畴，第一个心搏常发生于窦性心律不齐的缓慢时，联律间期较长，是其特征，本例与此相悖。其配对短、反复短阵发作，考虑折返机制可能性大。

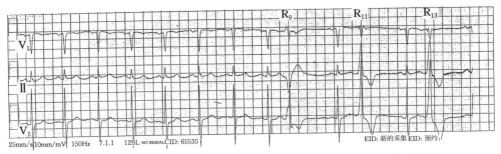

图 21-31　频发双向性室性早搏伴其后 T 波降低及双峰型改变

患者，男，45 岁。临床诊断：支气管哮喘，心律失常 V_1、Ⅱ、V_5 导联同步记录。窦性心律，频率 79 bpm，P 波时限及 PtfV$_1$ 异常，V_5 导联 U 波似倒置。R_9、R_{11}、R_{13} 提早发生，宽大畸形，Ⅱ 导联呈 QS 型和 R 型双向改变，其前无相关心房波，联律间期略异，代偿间歇完全，可判为双向性室性早搏，单源可能性大。不容忽视的是，Ⅱ、V_5 导联早搏后的窦性 T 波振幅均正向降低，V_5 导联 T 波形态由单峰转变为前高后低的双峰型，这种继发性一过性双峰型 T 波变化，属早搏后 T 波改变的一种罕见类型，而左、右心室复极同步性差异变大可能是其成因。

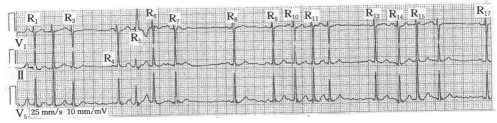

图 21-32　反复短阵性房性心动过速伴二度Ⅰ型房室阻滞及室内差异性传导

患者，女，48 岁。临床诊断：类风湿病。V_1、Ⅱ、V_5 导联同步连续记录，R_8、R_9、R_{13}、R_{17} 为短阵性房性心动过速终止后的窦性心搏及周期。房性心动过速 P′P′ 间期略异，其房室传导呈文氏型变化（如 R_5、R_6 及 R_{14}、R_{15} 的 3：2 显性传导，R_1、R_2 及 R_{10}、R_{11} 的 P′ 波似重叠于 QRS 波群中的 3：2 隐匿传导）；其室内传导 R_5 呈典型的室内差异性传导完全性右束支阻滞型（联律间期短）；有待探究的是，房性心动过速终止后的 R_4 前相关心房波，PR 间期与窦性无异（0.12 s），形态却与房性异位 P 波相同，测量其代偿 P′P 间期（1.00 s）与其他阵房性心动过速后代偿 P′P 间期一致，是非时相性房内差异性传导，还是房性心动过速伴外出阻滞尚难定夺。

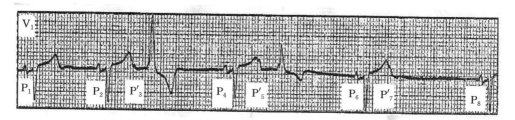

图 21-33　房性早搏反文氏型配对致房室和室内传导渐变

患者，男，60 岁。临床诊断：肺源性心脏病。V₁ 导联记录，主导节律为窦性，PR 间期 0.13 s，频率 68 bpm，QRS 波群时限 0.08 s，P_3'、P_5'、P_7' 变形提早出现，其 PP′间期和 P′R 间期分别呈渐短（0.50 s、0.44 s、0.40 s）和渐长→脱落（0.20 s，0.26 s，未下传）两种情形，符合 RP/PR 反相传导关系。室内差异传导则呈重（R₃）、较重（R₅）渐变，构成房性早搏联律间期、房室传导间期和室内差异性传导 3 种复合渐变的特殊罕见组合，暂称之为多重性交替性手风琴现象。

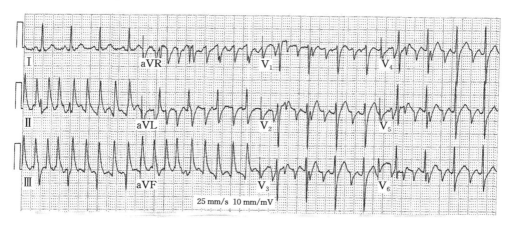

图 21-34　伪差心电图，易误诊为心房扑动 2∶1

患者，男，56 岁。临床诊断：帕金森病 6 年。双手抖动不停。12 导联同步记录：除 Ⅰ 导联波形极小外，其余导联均可见振幅不一、频率有别的巨大心房波与正常匀齐（100 bpm）的心室波相伴，酷似心房扑动 2∶1 房室传导，然而 Ⅰ、V₁ 导联清晰的窦性 P 波及恒定 PR 间期（0.14 s），显然要考虑其巨大心房扑动波为伪差所致，临床疾病及心电图描记时的状态，更是让人不可置疑。对抖动肢体用手辅助按压，减轻抖动强度，不失为心电图记录时的一种选择。

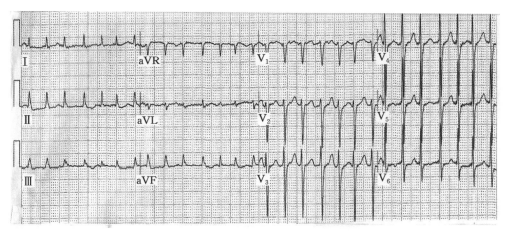

图 21-35　多呈 2：1 房室传导的心房扑动伴快速心室率及非典型 T 波电交替

患者，女，70 岁。临床诊断：肺源性心脏病，高血压，心律失常。3 导联排序的 12 导联同步记录：7 个室上性心室波群快速欠匀齐，变化于 0.32～0.40 s 之间，频率 150～187 bpm，P 波欠明晰，酷似快速型心房颤动，然而细心观测心房波显示最佳的 V_1 导联，可见间隔正负双相、间期 0.14 s 的心房波与心室波相伴，频率 375 bpm，符合心房扑动，房室传导多呈 2：1 跨越型。醒目而又常常忽略的是，胸导联（V_1 除外）T 波呈正向高低（V_2～V_4）交替和平坦正向（V_5、V_6）交替两种变化，前者高振幅稳定，低振幅不一，暂称为非典型。后者则无明显不同。这种发生于心房扑动中的单纯性 T 波电交替较罕见易漏诊，过快和趋于一致的心室率（RR 间期）是诱发该电交替的直接因素，虽预后常较好，但鉴于心房扑动多见于器质性心脏病，本例年龄较大，室率较快，有心脏病史，积极干预治疗不容急慢。

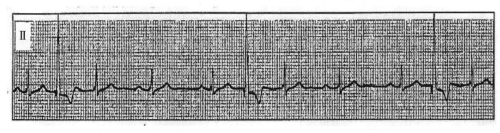

图 21-36　频发间位性室性早搏诱发窦性心搏 QRS 电压增高及房室传导反文氏现象

患者，男，83 岁。临床诊断：冠心病，心力衰竭。II 导联心电图记录：窦性心律，频率 66 bpm，QRS 波群时限 0.07 s。R_2、R_6、R_{10} 提前出现，呈 qR 型异形于窦性波群 Rs 型，伴明显 ST-T 继发性改变，联律间期 0.48 s（R_2）和 0.52 s（R_6、R_{10}），其前无相关 P′波，其后见窦性 P 波缓慢下传（部分重叠于早搏 T 波末端），无代偿间期，可考虑为高位或分支性间位性室性早搏。早搏后第一个窦性 R 波电压增高及房室传导递减性变化（R_3～R_5 和 R_7～R_9 的

PR 间期分别为 0.34 s→0.22 s→0.18 s 和 0.36 s→0.24 s→0.18 s，是本图的两大特色，而且显然与间位性室性早搏有关。前者可考虑为室内差异性传导，后者则为隐匿性传导及反复（折返）所致，即室性早搏隐匿性逆传房室交界区产生不应期，第 1 个窦性 P 波生理性干扰缓慢下传的同时又隐匿性反复（折返）房室交界区产生新的不应期，导致接踵而至的第 2 个窦性 P 波也轻度延缓下传，直至第 3 个窦性 P 波传导时未受外来因素影响而恢复常态（原貌）。

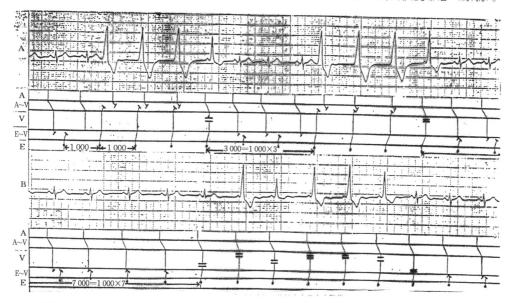

图 21 - 37　室性并行心律性心动过速伴不完全性干扰性房室及室内脱节

患者，男，56 岁。临床诊断：冠心病，心律失常。心电图 A、B 两条为 II 导联连续记录：基本窦性心律不匀齐，PP 间期 0.76～1.10 s，互差明显差异，频率 54～79 bpm，PR 间期 0.14 s，QRS 波群时限 0.08 s，呈 RS 型。A 条 R_3～R_6 及 R_{10}～R_{13} 宽大畸形连续发生，有干扰受阻型窦性 P 波叠落于不同时相，为联律间期一致（0.50 s）、心律匀齐（RR 间期 1.00～1.04 s，频率 57～60 bpm）的早搏型室性心动过速伴房室干扰脱节，其中结束该室性心动过速的 R_6、R_{13} 形态介于窦性与室性之间，其前有相关窦性 P 波，以室性源为主的窦-室室性融合波。B 条 R_6～R_{10} 均呈 R 型，振幅及时限有所不同，形态介于室性与窦性之间，频率依旧（1.00 s，60 bpm），其前均可见传导条件合适的窦性 P 波，为系列不同程度室性源占优的窦-室室性融合波。极易遗漏的是，呈 Rs 型的 R_5，时限正常，与窦性心室波群 RS 型仅轻微差异，其前有稍短可传递的窦性 PR 间期，无疑表明该心搏为窦性源几乎全部激动心室，室性激动所占比例极小的窦-室室性融合波。如此来看，R_5 不仅发生较晚（舒张晚期），联律间期较长，与 A 条 R_3、R_{10} 短联律间期明显不同，而且与其后续的 R_6～R_{10} 共连续 6 个室内融合性心搏形成了干扰性室内脱节的典型征象。综合 A、B 两条同源室性，联律间期迥然不同之特性，应考虑并行性可能，测量 A 条异位室性 R_6～R_{10} 间距及 A 条 $R_{13}R_5$（B 条）间距，分别为 3.00 s 和 7.00 s，恰为室速周期 1.00 s 的倍数，故判定并行机制成立。更须关注的有，A 条 R_3、R_{10}、R_{13}，B 条 R_5～R_{10} 心搏，皆可见与其较明显与 T 波同向的 U 波倒置，而其他室性心搏则无此表现，仔细观察，非融合性窦性心搏也有浅的 U 波倒置，对于缺乏认知且极易忽略的室性早搏伴 U 波倒置，笔者曾分析报道 72 例，大多见于各种器质性心脏病，是判定病理性室性早搏的一个新指标。然而均无本例这种间歇性 U 波倒置变化，实属罕见。

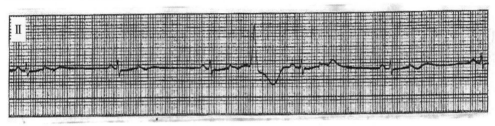

图 21-38 受阻型房性早搏二联律偶伴室性早搏成对显现

患者，女，67 岁。临床诊断：冠心病，病态窦房结综合征，阿-斯综合征后心电图 II 导联记录。窦性心搏 PR 间期 0.16 s，QRS 波群时限 0.07 s，T 波低平。R_1～R_6 后均可见提前异形 P'波，联律间期恒定 0.44 s，代偿间期一致，除 R_3～R_5 外，余均可判为酷似窦性心动过缓的受阻型房性早搏，R_4 接续房性早搏后 0.36 s 发生，宽大畸形伴继发性 ST-T 改变，其后无代偿间期（R_3R_5 间距等同于其他间距），似可用一元论解释，即房性早搏伴干扰性 PR 间期延长及室内差异性传导，然而其他房性早搏均未见此特征，且 RR'联律间期达 0.68 s，产生非右束支型室内差异传导，均是其反指征，故考虑罕见的未下传性早搏和室性早搏的成对巧合为宜。R_5 之 PR 间期 0.18 s，较其他窦性者略延长，显然与室性早搏隐匿性逆传房室交界区产生不应期有关。R_5 之 U 波明显增高，也与室性早搏不无关联。综上所述，受阻型房性早搏二联律当可成立，室性早搏只是伴随而已，并未扰乱其固有节奏。

临床疑难罕见心电图图谱及解析

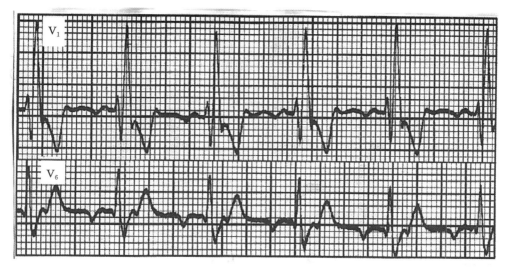

图 21-39　阵发性左心房心动过速伴 2：1 房室传导及完全性右束支阻滞

　　患者，女，36 岁。因心悸、气促入院。临床诊断：风湿性心肌炎。V$_1$ 及 V$_6$ 导联非同步记录：QRS 波群时限 0.14 s，宽大畸形，V$_1$、V$_6$ 导联分别呈 rsR′s′型和 qRs 型（S 波宽钝），为完全性右束支阻滞征象，RR 间期规整、频率 78 bpm，其前有异位 P 波相伴，V$_1$ 负正双向、V$_6$ 倒置，P′R 间期 0.20 s，酷似加速性左心房心动过速，然仔细观察可见有一明显切迹落入 V$_6$ 导联 ST-T 交界处，测量可得实为未下传逆行 P 波所致形成的非阵发性房性心动过伴 2：1 房室阻滞。因该 P′波重叠于复极波段，此种宽 QRS 波群心动过速 2：1 房室传导较窄 QRS 波群心动过速 2：1 房室传导更易遗漏，值得警惕。本例房性心动过速与完全性右束支阻滞于一体显然应考虑为病理性所致。

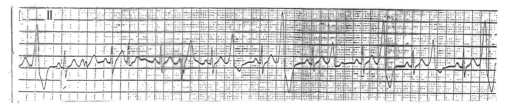

图 21-40　频发多形性室性早搏二联律，部分呈电交替型，偶见成对房性早搏
　　　　　　伴 3 相性右束支阻滞

　　患者，女，36 岁。临床诊断：肥厚型心肌病。Ⅱ 导联长条记录：二联律模式，从以下两方面看。首先，偶数提早者均宽大畸形，呈如下特点：①形态多变（如 R$_1$、R$_3$、R$_5$、R$_7$、R$_9$）；达 5 种波形之多；②同向电压交替型（如 R$_9$、R$_{11}$、R$_{13}$、R$_{15}$、R$_{17}$、R$_{19}$）；③窦性 P 波多数重叠于 QRS 波群中，频率 100 bpm，个别呈 R on P 型（如 R$_7$）；此点极易忽略而误诊为

窦性心动过缓伴插入型室性早搏二联律；④RR′的联律间期除 R_7 外，恒定一致为 0.44 s；
⑤R_5 是室性还是室上性，观察可见，除 s 波变浅变宽、R 波略高外，其与窦性心搏 qRs 型整
体无异，其前有相关 P 波重叠 T 波变形，代偿间歇＞窦性周期，判定室上性伴室内差异传导
呈完全性右束支阻滞型，当属无疑。其次，奇数搏动 P 波形态相仿，PR 间期及 QRS 时限正
常，似乎均系窦性心搏，仔细寻觅不难发现 R_4 时限 0.12 s，s 波明显宽钝，呈典型完全性右
束支阻滞，表现为间歇性阻滞的唯一窦性心搏是否成立，当确认了窦性 P 波频率后，可得 R_3
中重叠有窦性 P 波，R_4 前相关 P 波实际上是提早的，而非真正窦性起源，其 P 波形态与其他
窦性 P 波相似，原因有：①窦性或窦房交界性早搏；②窦房结邻近的房性早搏。因本图为单
导联描记，在判定 P 波是否一致上有局限性，从先常见、后少见、再罕见的解析原则看，判
定房性较为适宜，R_5 由待定也判读为房性，形成双发房性早搏揭示 3 相性右束支阻滞，既顺
理成章，又符合一元论解判原则。这样 R_3～R_5 就组成了室性-成对房性早搏的少见序列。综
上所述，二联律模式中，窦性 P 波和频率的辨识与确定至关重要。而多形性二联律室性早搏
的机制有：①多径路等速折返，即传出支有多条径路及多个出口，但传至心室的时间是相等
的；②电压交替型，可考虑与双径路等速折返、两起搏点等速交替出现或室性激动在心室内
传导时，某部位不应期延长，形成交替性 2∶1 阻滞有关。我们认为，折返机制可能性为大。

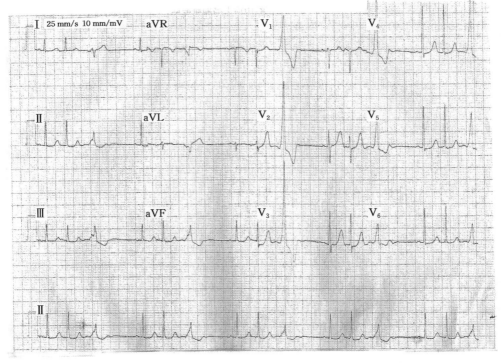

图 21-41　表现为成对发生的房性早搏及室性早搏三联律

患者，男，53 岁。临床诊断：病毒性心肌炎。心电图为 3 导联＋节律 II 导联同步连续记录。5 组 3 个 R 波（窄—窄—宽）序列的规律性表现是其主基调。第 1 个 QRS 波群系窦性搏动，PR 间期 0.14 s，QRS 波群时限 0.06 s；第 2 个心搏为提早的房性早搏，P′R 间期 0.14 s，联律间期恒定，QRS 波群稍变形（见 V₁、V₂ 导联），属轻微的室内差异性传导；最后 1 个心搏明显宽大畸形（0.18 s），接续于房性早搏后，其前后无心房波，联律间期（R₂R₃）与代偿间期（R₃R₁）分别为 0.52 s 和 1.14～1.18 s，相当稳定，V₁～V₆ 导联均呈 R 型，各波群起始部可见程度不一的预激波样改变（肢体导联尤甚），可判为特宽型室性早搏（不排除房室旁道性起源可能）。如此重复显现巧妙组合的房性早搏＋室性早搏成对三联律模式实属罕见，也高度提示其为折返机制所致。

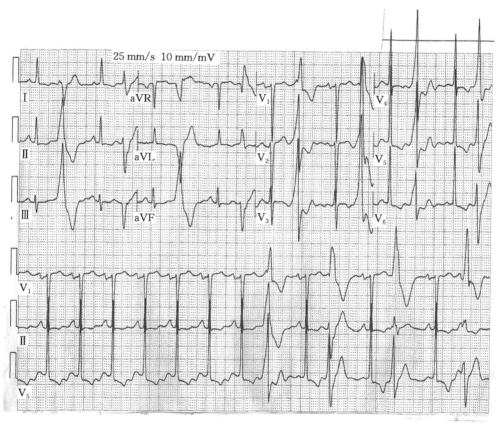

图 21-42　特宽多形性室性早搏二联律阶梯样变及其后 T 波改变

患者，女，45 岁。临床诊断：高血压，房间隔动脉瘤，心律失常。窦性心律，频率 88 bpm，P 波时限及 PtfV₁ 异常为左心房肥大，Sᵥ₁＋Rᵥ₅＝5.1 mV 及 V₅ 导联 T 波倒置示左心室肥大。R₈、R₁₀、R₁₂、R₁₄ 呈特宽 R-on-P 型室性早搏，其中前 3 次联律间期一致，形态有别，V_1 导联呈正向阶梯样改变，II 导联呈正向—负向—双向变化，V_5 导联则除电压递减样改变外，同时可见早搏后窦性 T 波倒置加深变化，充分显现了多导联同步记录的优越性，为等速多径路多出口的多形性室性早搏，第 4 个配对不一，与前 3 个差值＞0.08 s，形态也不同，可考虑为另源室性早搏。本例心电图异常无疑是器质性心脏病所致，综合评估，积极治疗乃应对首选之策。

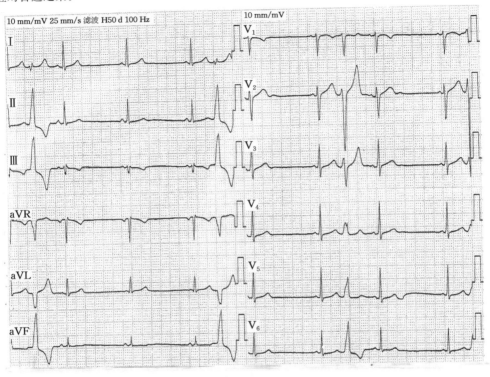

图 21-43　窦性心动过缓，频发间位件室性早搏伴钩拢现象

　　患者，男，56 岁。临床诊断：2 型糖尿病。因胸闷、气促，发现心律失常来院心电图检查。6 导联同步连续记录：乍一看，似乎就是窦性心动过缓和频发室性早搏。然而仔细观察可得：凡夹有宽大畸形室性早搏的窦性 P 波间距均小于未含有者，两者分别为 1.20 s 和 1.36～1.44 s，相差较明显，这种与早搏相关的窦性心律不齐，是本例的特色所在，也是钩拢现象的一种心电图表现，表明室性早搏对窦性 P 波产生了正性变时作用，使窦性 P 波频率加快，提早出现。而窦性频率缓慢为确认该现象提供了便利窗口，否则，鉴别重叠于复极波段提早发生的 P 波属窦性 P 波或是逆行 P 波尚存难度。一般而言，钩拢现象的存在，说明患者体内主神经调节功能十分正常，即使室性早搏引起微弱、细小的动脉血压变化也能唤起生理性的调节反应。这也是其临床意义之所在。

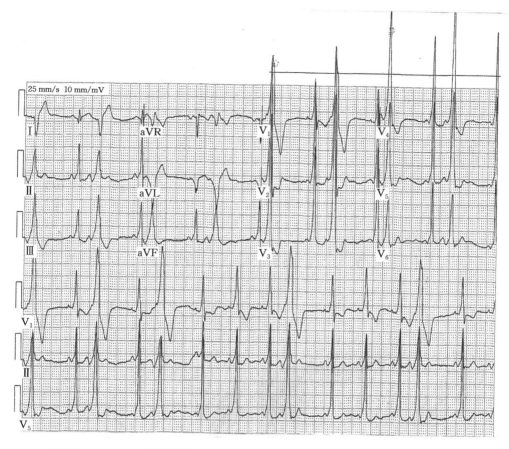

图 21-44　A 型预激综合征，频发房室旁道性早搏伴其后 T 波改变

患者，女，28 岁。临床诊断：心悸查因。上图 3 条同步 3 导联非连续记录示：①窦性心搏，PR 间期 0.08 s，多导联见明显预激波，QRS 波群时限 0.14 s，胸导联主波及预激波均向上，可判为 A 型预激综合征（左侧旁道）；②与预激征类似更加宽大畸形的早搏，其前下壁导联可见逆行 P′波。下图 3 条 V₁、Ⅱ、V₅ 同步连续记录，其预激和早搏特征与上图 3 条同理，有不完全性代偿间歇，不同和罕见的是 V₁ 导联各早搏后 T 波倒置均有变浅，属早搏后 T 波改变，有待探究的是，该早搏源点在哪？通常，房室旁道性早搏特点如下：①提早宽大畸形的 QRS-T 波群，类似于既往原有预激波形，但更宽，表现为无房室正道参与下传心室的完全性预激波形特征；②其 QRS 波群前后可有逆行 P′波，或该 P′波重叠于 QRS 波群中或无逆行 P′波，这取决于该早搏激动有无逆传心房或前传与逆传的时间差值。如若逆传快于前传，则逆行 P′波出现于 QRS 波群前，此时与心房下部早搏伴完全性预激难以鉴别；③有完全或不完全性代偿间歇。对照本例完全吻合，故其归属房室旁道性或心房下部早搏可定。

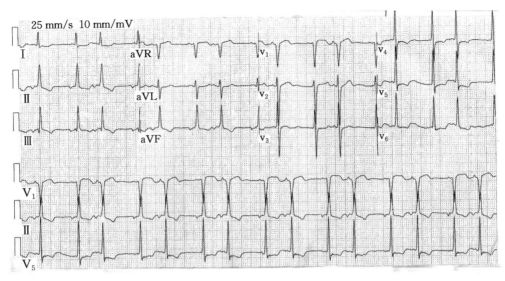

图 21-45　异源的加速性房性逸搏-房性早搏二联律

患者，女，66 岁。临床诊断：类风湿性疾病。近期出现胸闷、气促、心律不齐来院就诊。上幅图 3 条同步 3 导联非连续记录为下幅图 V_1、Ⅱ、V_5 导联同步连续描记的前 4 次搏动，其心电征象是：有短（0.50～0.52 s）-长（0.78～0.80 s）相间相关下传 QRS 波群正常的房性二联律。呈奇数者提早发生，P 波在Ⅱ、Ⅲ、aVF 导联倒置，V_4～V_6 导联负正双向伴切迹，余直立，P′R 间期 0.14 s；偶数者 P 波极性与奇数者一致，但振幅、形态有所不同（V_1 导联明显），P′R 间期 0.12 s。依据上述特征可作如下推定：①两异位房性起搏灶相距较近，位于左心房下部的可能性大，表现为极为罕见的异源加速性房性逸搏-房性早搏（折返性）二联律；②因 P′ 波形态互异，长短间距无倍数关系，可除外房性心动过速伴 3∶2 外出（文氏型和二度Ⅱ型）阻滞。此外，本例有左心室肥大伴多导联 ST-T 复极化异常，提示心律失常与病理性有关。

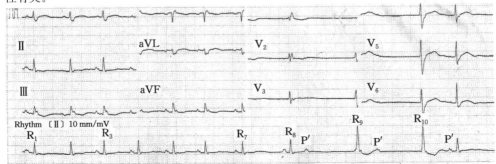

图 21-46　完全性右束支阻滞，频发房性早搏及短阵性房性心动过速，偶见室性逸搏-房性早搏

患者，男，67岁。临床诊断：冠心病。上三条3导联及下条节律Ⅱ导联为同步连续记录：心室波群呈完全性右束支阻滞改变，R_1～R_7间距有不齐，频率75～88 bpm，P波双峰变化有3种，考虑为多源性房性心动过速，R_8为房速终止后窦性心搏，R_9、R_{10}延迟出现（1.40 s），形态仍为完全性右束支阻滞型，但时限更宽，考虑为双发左心室源室性逸搏。R_8、R_9、R_{10}其后均有与R_3～R_7之相关P'波相同的提早异形P'波，依据窦性搏动R_8之联律间期（PP' 0.48 s），可见R_9 QRS波群起始部有窦性P波重叠，R_{10} QRS波群中推测也有窦性P波重叠，并均有相同的联律间期0.48～0.50 s，其中R_8、R_9后之P'波下传心室未果，R_{s10}则为顺畅下传，形成混合搭配组合的房性早搏二联律。

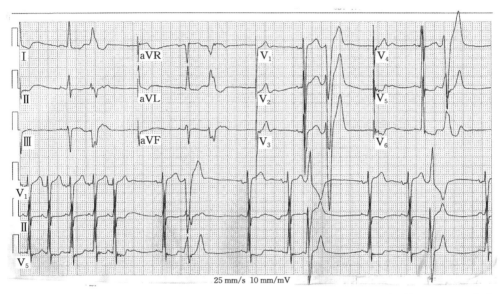

图 21-47　左房室肥大，短阵性房性心动过速，频发双源室性早搏，ST-T 改变

患者，男，64岁。临床诊断：慢性肾衰竭，尿毒症性心肌病。上3条同步3导联心电图记录：窦性心律，频率55 bpm，乃窦性心动过缓。PR间期0.16 s，P波时限0.12 s，部分导联呈双峰型，峰距>0.04 s，系左心房肥大。$S_{V1}+R_{V5}=7.0$ mV，$R_{aVL}+S_{V3}=3.5$ mV，多导联ST-T程度不一致改变，为左心室肥大伴复极化异常。R_3提早发生，时限0.18 s，呈左束支阻滞型，其前无相关P'波，为右心室源特宽型室性早搏。下3条V_1、Ⅱ、V_5导联同步连续记录：窦性频率70 bpm，R_1～R_5为短阵房性心动过速，R_7、R_{10}、R_{13}提前出现，呈左、右束支阻滞两种图形，后者联律间期略异，其前无心房波关联，其后T波存窦性P波和逆行P叠加致代偿间歇完全和不完全，为两室双源室性早搏。此外，可见房性心动过速及室性早搏后窦性心搏ST-T轻度变化。上述多种心电异常并存，结合本例临床疾病，积极治疗原发病，延缓和减少各种并发症发生，应是首选项。

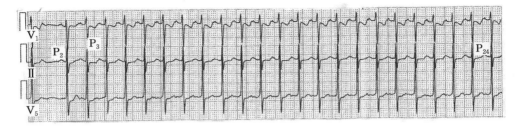

图 21 - 48　窦性心动过速伴偶发二度Ⅰ型房室阻滞及其后 T 波伪善性改变，3
　　　　　　峰型 P 波

　　患者，女，58 岁。吃野生植物中毒后来院就诊。心电图 V_1、Ⅱ、V_5 导联间步连续记录：
窦性心律，频率 150 bpm，PR 间期 0.16 s，以下几个特点值得关注：①R_1 之 T 波末端有窦性
P 波下传心室未果，形成 R_1R_2 长间距，根据该间距短于其他 2 倍窦性周期，窦性 PP 间距恒
定，R_1P 间期小于后续其他任何 RP 间期，提示该窦性 P 波后 QRS 波群脱落为文氏型阻滞所
致；②阻滞后的 R_2 窦性搏动 T 波明显改善（V_1 导联倒置变浅，V_5 导联正向增高）；③较长
间期后 R_3 窦性搏动电压轻度降低（V_1、Ⅱ导联明显），考虑与阿什曼现象有关，是一种罕见
的窦性心搏轻度室内差异性传导情形；④P_2 借助于房室阻滞后的较长间歇完全显露，Ⅱ导联
呈罕见的 3 峰型改变，时限 0.11 s，示左心房异常。综上所述，首选其心电图异常与中毒完全
或部分关联乃情理之中，追观证实不失为重要的手段之一。

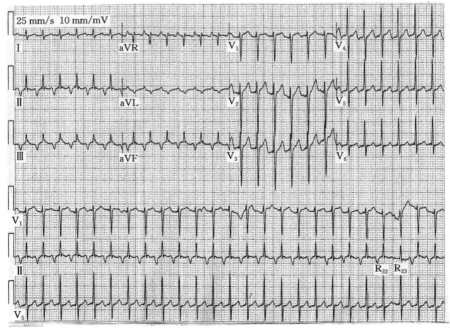

图 21 - 49　长 RP 心动过速伴偶发房性融合波

临床疑难罕见心电图图谱及解析

患者，男，75 岁。脑梗死后心电图，上 3 条系 3 导联同步非连续，下 3 条 V_1、II、V_5 导联为同步连续记录。心律匀齐快速，频率 150 bpm，P 波下壁导联及 $V_4 \sim V_6$ 导联倒置，I、aVR、aVL 导联正向，余低平。$P'R$ 间期（0.18 s）$<$ $P'R$ 间期（0.24 s），PR' 间期 $>50\%RR$ 间期，符合长 RP 心动过速类型。根据其 P' 波极性特征和 $P'R$ 间期应考虑房性心动过速、房室慢旁道内顺向型折返性心动过速及快慢型房室结内折返性心动过速 3 种可能。单凭一份常规心电图多难以准确鉴别，加长记录时间，动态心电图可获取不少有价值的信息，既往病史和心电图也是较好的参考资料。从发生概率看房性心动过速多见，后两种少见。下 3 条 $R_{22}R_{23}$ 之间逆行 P 波突然明显变化降低（V_1、V_5 正向，II 似负正双向），$R'P$ 间期无变化，心动过速仍然维持，因心房波并未消失，仍难以确认其归属，考虑另源室上性激动与逆行 P 波发生绝对干扰形成房性融合波的可能性大。

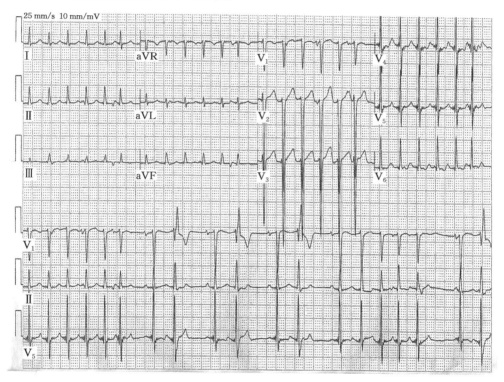

图 21-50　频发二联型交界性早搏伴室内差异性传导及短阵性交界性心动过速，偶发房性早搏未下传及房性融合波形心室夺获

患者，女，48 岁。临床诊断：感染性心内膜炎、主动脉瓣关闭不全、主动脉瓣赘生物、主动脉瓣机械瓣置换术后。心电图上下各 3 条，上 3 条为同步 3 导联非连续描记，下 3 条 V_1、II、V_5 导联为同步连续记录，其前 6 搏与上 3 条重复。第 7、第 9、第 11、第 13、第 18 为窦

性心搏，PR 间期 0.17 s，QRS 波群时限 0.08 s。R₈、R₁₀、R₁₂、R₁₉ 提早出现，呈完全性右束支阻滞型，其前无相关心房波，暂定为交界性或室内分支性起源；R₁～R₆ 及 R₁₄～R₁₇ 系连续性快速搏动，频率约 150 bpm，心室波形态与窦性心搏大体相同，终止后伴不等代偿间期，不难发现有窦性 P 波（V₁ 导联明显）穿插其中发生干扰性中断未下传，窦性周期 0.66 s，频率为 91 bpm，支持交界性心动过速，由此也可推定提早宽大畸形的 QRS 波群中有窦性 P 波叠入，形成完全性代偿间歇。R₅R₆ 间期有逆行 P 波居中（上 3 条肢导联可见，下壁导联倒置、aVR 导联正向），R₁₇ 后同样有逆行 P 波相随（下 3 条Ⅱ导联清晰），测量后可得，前 1 个逆行 P 波恰与窦性 P 波发生时相，倒置较浅，暂考虑为舒张晚期房性（心房下部）早搏（不完全除外交界性）与窦性 P 波所致房性融合波之可能；后 1 个逆行 P 波稍提早发生，与其后窦性 P 波间距（代偿间期）大于基本窦性周期，结合交界性心动过速 RR 间期的规整性，考虑该逆行 P 波与其前心搏（R₁₇）无关，为下传受阻之房早原貌，如此来看，既佐证了前 1 个逆 P 系房性融合波的推断，也为 R₆ 提早出现提示心室夺获（而非交界性心速加快）提供了支撑条件，表现为房性融合波的心室夺获（R₁₅R₁₆ 同理）这种情形是相当罕见的。剩下的焦点在于如何判定完全性右束支阻滞型的早搏归属，从首选一元论的心律失常解析原则来看，判为与交界性心速同源较为合宜，理由如下：①有发生室内差异性传导的前长周期；②呈完全性右束支阻滞型的差传概率远大于分支型起源；③R₁₄ 为何在条件相同（联律间期及代偿间期）时未发生室内差异性传导，可考虑乃 R₁₂ 循左束支下传时，穿隔隐匿性逆传右束支致延迟除极的右束支与其后窦性心搏间距缩短，右束支不应期也相应变短，当 R₁₂ 下传时，左、右两侧束支均处于非不应期而顺畅正常下传心室所致。综上所述，本例看似条框简单清晰的心电变化，却蕴含着价值较高的外延与内涵。

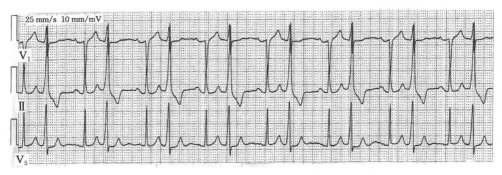

图 21-51　室性早搏二联律伴 QRS 波阶梯样电交替

　　患者，男，60 岁。临床诊断：胃底溃疡，慢性结肠炎，近期发现心律失常，来院就诊。
　　心电图记录：可见与窦性心搏交替出现的配对间期固定（0.44 s）的室性早搏二联律，易忽略而较特殊的是，V₁ 导联室性激动在 QRS 波群时限一致的情形下，R₂～R₄，R₅～R₈ 呈 Rs 型之 S 波显示递增样阶梯型改变。心电阶梯现象是一种少见的电交替，发生于窦性心律者相对多见，其心电图有如下特征：①心搏来源恒定，多为窦性；②QRS波群时限不变，仅波形或/和振幅呈渐变的周期性交替，可伴有或无ST-T交替；③常为一过性；④与心外因素无关。本例显现于室性异位激动，联律间期恒定（来源单一），仅表现S波递增（渐高型）实属罕见。其产生机制不明，可能与室性早搏在心室内传导时，由于某部位或传导系统不应期出现生理性或病理性逐渐变化，导致该部位或传导系统发生"文氏型"阻滞有关。

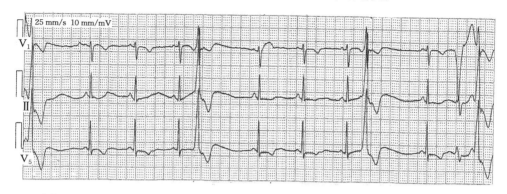

图 21-52　频发特早型室性早搏室房传导及其后窦性 T 波递减样改变

患者，女，51岁。临床诊断：原发性高血压，因近期出现胸闷、气促、心律失常来院就诊。V_1、Ⅱ、V_5导联同步连续记录，经仔细测析后本图有3个看点：①室性早搏，呈两种形态，R_{11}时限较宽，联律间期较长（0.60 s），无室房传导是其一源；R_1、R_5、R_9、R_{12}表现为0.34 s的短联律，0.12～0.14 s的室房传导是其二源。其中R_{12}接续于第一种早搏后而成对，依据R_{12}前 T 波形态可推断R_1前也尚存第一种早搏。两个接续早搏 QRS-T 波轻度变异，提示该早搏可能发生了室内差异性传导，而并非另源。R_5、R_9有不完全性代偿间歇，说明室房传导产生逆行 P 波并侵袭窦房结发生了节律重整。②R_1、R_5、R_9第二源早搏后第1、第2个窦性 P 波形态电压发生轻微变化，属非时相性房内差异性传导（又称钟氏现象），其产生显然与室房传导激动心房所产生的房内阻滞不应期变化引起心房除极的同步协调性失衡直接相关。该现象常见于房性心律失常后，发生于室性早搏代偿间期后的罕见。一般认为从心电维度来看是一种生理性传导变异，但由于多见于器质性心脏病患者，故临床上具有不容轻视的病理意义。③第二源早搏后还引发了窦性倒置 T 波（V_5导联）深—浅—平的递减样阶梯型罕见改变，这种≥3次基本心搏（多系窦性）的系列 T 波改变，可视为心室复极程序自身适应性调整修复的一种心电表现，本例出现 T 波倒置应考虑为病理性。对于这种极为罕见的室性早搏后 P-T 波复合型改变及类别，仔细辨识与判读尤为重要。

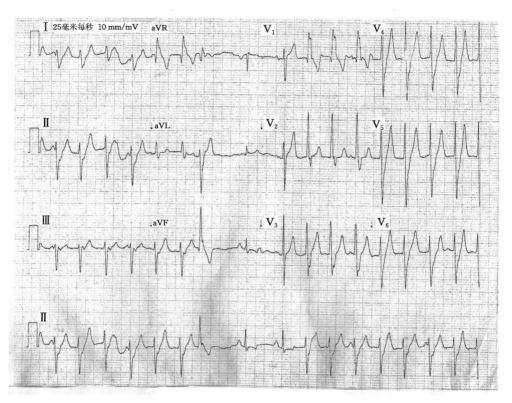

图 21－53   短阵性室性心动过速伴异源室性早搏

患者，男，68 岁。临床诊断：冠心病，心律失常。心电图 4 条为 3 导联＋节律Ⅱ导联同步连续记录。R_8、R_9 为窦性心搏，频率 70 bpm，$R_1 \sim R_6$、$R_{10} \sim R_{16}$ 两组连续宽大畸形的异位心动过速，心律欠匀齐，103～115 bpm，宽 QRS 波群在Ⅰ、Ⅱ、Ⅲ导联主波向下，电轴在无人区，V_1 导联呈 qR 型，V_5、V_6 导联呈 RS 型，R＜S，可见窦性 P 波叠落其中形成不完全性房室干扰脱节，故判为室性心动过速无疑。R_7 下图Ⅱ导联为主波向上提前的另源性室性早搏，并终止了室性心动过速形成，大于室性心动过速间距的代偿间期（提示室性心动过速折返机制可能性大），恢复窦性心搏正常传导。

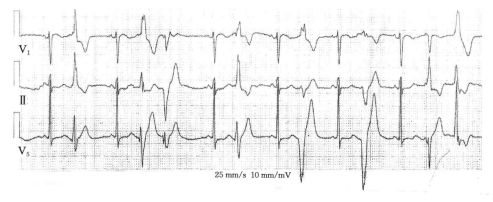

图 21-54　频发多形、多源性室性早搏二联律及部分成对

患者，女，49 岁。临床诊断：甲亢性心脏病。同位素治疗后，胸前区不适，心悸，活动后加剧 1 周来院就诊。窦性 QRS 波群明显少于异位提早激动的宽大畸形 QRS 波群，前者 PR 间期 0.13 s，QRS 波群时限 0.09 s。后者其前无后无相关 P′ 波，可判定为室性起源，多数呈二联律，个别成对，除倒数第二个早搏联律间期 0.60 s 稍长外，余均为 0.52 s。8 个室性早搏各自形态独立，无一雷同，常规心电图显现如此多形、多源、成对序列的室性早搏，实属罕见。完善相关检查，权衡利弊，积极治疗，防止病情继续恶化，不容迟疑。

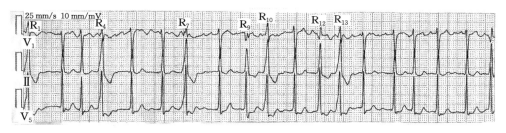

图 21-55　不纯性心房扑动伴频发双源性室性早搏及成对

患者，女，68 岁。临床诊断：冠心病，糖尿病。窦性 P 波消失，代之以 R_7 为前后分隔的心房颤动及心房扑动波（V_1 导联明显），心房扑动波频率 333 bpm，说明两者不是完全无关的个体，既有区别，又有某种关联。相对提早而宽大变形的频发性搏动呈两种类型：①R_9、R_{12} 及最后一搏 V_1 导联呈 QR 型，与正常下传的 rS 型明显差异（Ⅱ、V_5 导联变异较小，易忽漏），联律间期 0.52~0.56 s，QRS 波群时限 0.12 s；②R_1、R_4、R_7、R_{10}、R_{13}、V_1 导联呈 RS 型，QRS 波群时限较宽 0.14 s，联律间期 0.38~0.44 s，前后间期不一，多有类代偿间期，个别接续于①类后成对。表明其不依附于①可独立发放。根据上述波形特征及相关表现，可除外室内差异性传导、间歇性束支阻滞及预激征之可能，而判定为频发双源的室性早搏及成对，因各早搏间无明显的倍数关系可求，故并行灶之可能亦当除外。

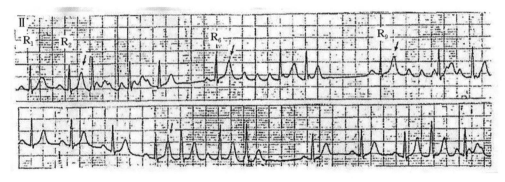

图 21 - 56　频发 P-on-T 型房性早搏诱发短阵反复性心房扑动

　　患者，女，28 岁。反复阵发性心悸 2 个月余来院就诊。上下两条为 Ⅱ 导联非连续记录。上条 R_1、R_2、R_6、R_9，下条 $R_1 \sim R_4$、$R_8 \sim R_{10}$ 为窦性心搏，频率 79～100 bpm，部分心搏 T 波顶峰有提早 P' 波重叠变高尖（箭头所指），为典型的 P-on-T 现象的房性早搏，有下传和未下传心室两种情况。共性的是，其后均伴随短阵快速匀齐、正向高大一致的心房波，频率 300 bpm，房室传导比例不一（2∶1～4∶1），符合心房扑动特征。辨识 P-on-T 型房性早搏的重要意义在于该早搏容易诱发阵发性心房扑动和心房颤动，有时心房扑动波可连续未下传心室形成长 RR 间期，动态心电图常能见到转变为心房颤动或两者交替发生，引起患者明显不适而就诊。因起源于大静脉（肺静脉、腔静脉）肌袖组织，驱动向心房快速、短阵、连续、有序的电传导，国内学者杨延宗称之为"肌袖性短阵性心房扑动"。射频消融是治疗这类心律失常的有效根治方法。本例当为适应范围之列。

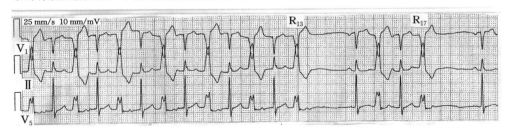

图 21 - 57　短阵间位性室性早搏二联律致窦性心搏文氏型阻滞显现慢频率型 T 波改变

　　患者，女，58 岁。临床诊断：原发性高血压，脑溢血后心电图记录。窦性心搏与宽大畸形、配对不变、无代偿间期之室性早搏交替发生，组成间位性（插入型）二联律，窦性 P 波重叠于前次室性早搏 T 波之末端附近，致 PR 间期渐长，最后下传心室中断，形成完全性代偿间歇（$P_{12} \sim P_{14}$），$R_{14} \sim R_{16}$ 为间位性早搏复制版，R_{17} 与 R_{13} 相同，窦性 P 波下传受阻形成代偿间期。间位和非间位性室性早搏使窦性心搏 T 波的两面性展示无遗（V_5 导联），前者窦性 T 波直立正常（尤其是 R_{16} 的即刻恢复），后者明显正向降低平，充分突显了 T 波的频率依赖性。关于早搏后 T 波改变的确切机制与临床意义尚无定论，有文献认为 T 波降低≥50％为病理性，本例与此相符。

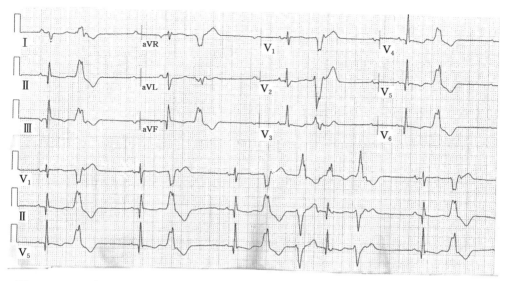

图 21-58　陈旧性下壁及前壁心肌梗死，频发多源室性早搏及二联律伴钩拢现象，窦性搏动伴室内差异性传导

　　患者，男，64 岁。临床诊断：冠心病，心肌梗死后 6 年余，近期因活动后气促、胸前区不适加重，心律失常来院就诊。心电图上、下各 3 条为非同步记录，上 3 条 12 导联系同步记录。下 3 条 Ⅱ、V_1、V_5 导联同步连续记录示：RR 间期呈长-短、宽-窄交替早搏型二联律模式是本图的主基调，窄者（0.10 s）为窦性心搏，PR 间期 0.16 s，P 波形态有异（V_1、Ⅱ 导联明显），考虑与窦房结内游走有关。下壁及 V_1～V_6 导联 Q 波改变及复极化异常，为陈旧性心肌梗死的痕迹显露。电轴显著右偏，提示有左后分支阻滞。宽者（0.20 s）提早发生，其前无相关传递 P 波，为特宽型室性早搏，其后 QRS 波群终末处有窦性 P 波因干扰受阻未下传，测量可得，夹有室性早搏的窦性 PP 间期小于未夹者，提示该室性早搏对窦房结（窦性 P 波）产生了正性变时效应，使其提早出现，为室性早搏时的钩拢现象。R_7～R_9 接续于室性早搏（R_6）后连续发生，呈两种宽大畸形变异，与早搏源图形明显迥异，酷似短暂多源性室性心动过速。仔细测析可见，R_8 呈完全性右束支阻滞型，其前有可传导空间的窦性 P 波和较长的前周期（R_6R_7），考虑窦性心搏伴室内差异性传导（不排除 3 相性阻滞）为宜，而非室性源。R_7、R_9 则为另源特宽型（0.20 s）室性早搏。本例两种特宽型室性早搏，支持其为病理性心电指标的判定属性。

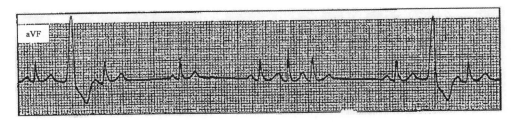

图 21-59 窦性心动过缓，间位性室性早搏伴钩拢现象，成对房性早搏

患者，女，76 岁。临床诊断：原发性高血压，冠心病。aVF 导联记录示：窦性心律中穿插有无相关 p'波的期前宽大畸形心搏 R_2、R_9，联律间期 0.44 s，无代偿间期，夹有该室性早搏之窦性 PP 间距小于无室性早搏的窦性周期 $R_3 \sim R_5$，频率（54±1）bpm 表明该室性早搏对后续窦性激动产生了正性变时加速作用，即钩拢现象，此点，心电图判读中常被忽漏。因室早后窦性 P 波清晰可辨，当可除外室性反复搏动和房性早搏两种可能。R_6、R_7 均有相关提早 P'波藏于前一心动周期 T 波内，使原有 T 波变形增高、增宽，为成对房性早搏，R_6 振幅稍增高为轻度室内差异性传导。

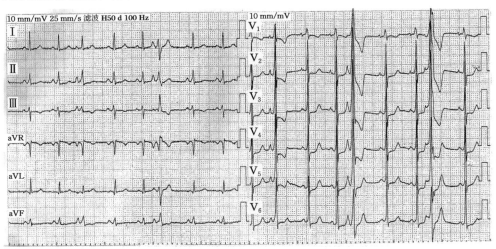

图 21-60 短阵间位性室性早搏二联律致窦性心搏文氏型阻滞显现慢频率型 T 波改变

患者，男，52 岁。既往有咳嗽、吸烟史 20 余年。临床诊断：肺源性心脏病、冠心病。肢胸同步 6 导联心电图连续记录，基本节律为窦性，PR 间期 0.11 s，QRS 波群时限 0.08 s，胸导联均呈 Rs 型，可见欠明显易忽漏的预激波，考虑为 A 型不完全性预激（左侧旁道）。R_3、R_6、R_{10}、R_{13}、R_{16} 提早发生，其前有异形相关的多种非逆行 P'波，P'R 间期 0.09 s，略短于窦性 PR 间期，联律间期不一，代偿间歇不完全，判定频发多源房性早搏应无异议。有待探究

的是：①各 R 波起始部均可见大小程度不一的预激波及宽窄有别的变形 QRS 波群，且 PJ 间期均固定不变。联律间期较长者（R_3、R_{10}），变形较小、时限正常，提示心室激动旁道占比较小；配对较短者，变形较大、时限略宽（R_6、R_{13}），提示旁道除极心室占比较大；联律短者，变形大、时限增宽异常（R_{16}、呈预激伴右束支阻滞型），提示房室正道进入不应期下传受阻，几乎或完全从肯特氏束下传激动心室，形成几乎完全或完全性预激；②R_{16} 其联律间期最短（0.26 s），揭示其旁道不应期极短（≤0.35 s，本例<0.26 s），为快旁道，其顺向传导具有"全或无"特性，无传导延缓或递减性传导，即不存在一度阻滞或文氏型阻滞，本例符合此电生理特征；③R_{16} 的 QRS 波群时限 0.16 s，呈类似预激征伴右束支阻滞型。预激综合征伴束支阻滞发生率低，束支阻滞发生在旁道对侧时常可以识别判定，若两者均在同侧时，则诊断困难，但偶有 B 型预激合并右束支阻滞的报道，原因是旁道终止于右束支近端，而阻滞部位在右束支远端的缘故。本例旁道为左侧，R_{16} 下传时，除房室正道下传受阻外，右束支也处于不应期，故循左侧旁道下传心室也能反映对侧右束支阻滞特征，这种室内差异性传导与预激的并存是一种生理性的表现，与上述其他合并者临床意义迥然不同。

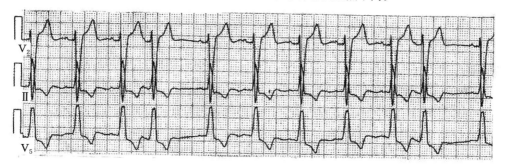

图 21-61 完全性左束支阻滞，房性早搏伴完全性代偿

　　患者，男，80 岁。临床诊断：原发性高血压，冠心病，心律失常。V_1、Ⅱ、V_5 导联同步记录。基本窦性心律，频率 79 bpm，PR 间期 0.16 s，QRS 波群时限 0.12 s，V_1 导联呈 rS型，Ⅱ、V_5 导联呈 R 型，RV_5 平顶切迹，伴 ST 段下斜型下移及 T 波倒置，符合完全性左束支阻滞。R_4、R_{10} 提早出现，其前有传导关系之变形 P′波叠加于窦性 T 波终末处，P′R 间期0.16 s，联律间期 0.52 s，P′P 代偿间期＞窦性基本周期，代偿间歇呈 2 倍窦性周期的完全代偿。众所周知，房性早搏代偿完全并非舒张晚期发生的专利，对于较早出现，尤其是舒张中期以前发生的房性早搏若伴有完全性代偿（窦房结未受到侵袭，仍按序发放），通常应考虑与房-窦传入阻滞有关，而不是窦房间完全性绝对干扰。本例发生于舒张早期，理当归属该机制之可能。

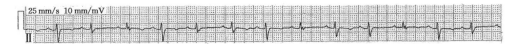

图 21-62　不完全性右束支阻滞并间歇性及反文氏型左前分支阻滞

患者，男，60 岁。恶性肿瘤化疗后，发现心律失常，描记心电图。Ⅱ 导联窦性 P 波顺序发生，PP 间期 0.72~0.76 s，PR 间期 0.20 s，恒定一致，特殊的是，时限不变（0.11 s）的 QRS 波群呈多种形态变化：①rs 型（R_2、R_3、R_5、R_6、R_8、R_{11}），S 波宽钝切迹略有不同，符合不完全性右束支阻滞特征；②rS 型（R_1、R_4、R_7、R_9、K_{10}、R_{12}），S 波电压深浅有轻度差异（R_9、R_{10} 较浅），显示电轴明显左倾，不同程度左前分支阻滞迹象；③S 波电压介于上述两者的中间型（R_{13}），电轴左倾程度减轻，提示左前分支阻滞反文氏现象。由上可见，可除外预激综合征、室性早搏、多变的室性融合波、位相性阻滞之可能，推测为罕见的不完全性右束支阻滞并间歇性左前分支阻滞反文氏现象，本图尽管无其他导联和同步多导联对比及既往心电图参考是其较大遗憾所在，然而相对规律和明显的变化，其诊断可信度仍不低。

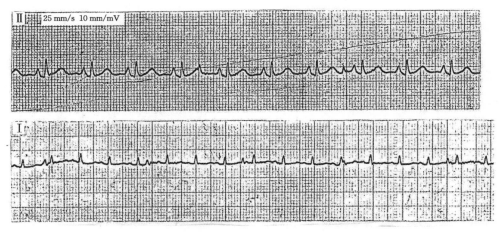

图 21-63　窦性心律伴酷似阻滞型心房分离的呼吸肌肌电伪差

患者，女，50 岁。临床诊断：肺源性心脏病。Ⅰ 导联心电图示：窦性心律，频率 150 bpm，PR 间期 0.12 s，QRS 波群电压 0.30 mV，奇怪的是有一组与窦性 P 波异形的 P′ 波穿插叠加于窦性心律中，特征如下：①电压 0.2 mV，较窦性 P 波高，时限 0.05 s；②不受主导窦性心律影响，独立发放，如重叠于 R_2 的窦性 P 波上、R_5 的 ST 段上、R_{12} 的 QRS 波群中，间距 1.30~1.40 s，频率 43~46 bpm；③每个 P′ 波后均有 0.40~0.60 s 的高频细颤波伴随，真性阻滞型心房分离无此特征；④所有 P′ 波后均无下传 QRS 波群。上述征象符合呼吸肌肌电伪差所致。国外有学者认为，一旦出现此种改变，提示预后不良。国内有资料表明，尽管该伪差多见于较严重的呼吸系统疾病，但其预后并非十分凶险，主要取决于对原发疾病正确和有效的治疗手段与措施能否改善和消除呼吸衰竭的原发或继发因素。

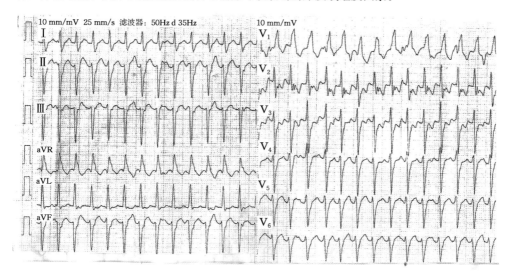

图 21-64　并存的阵发性左心室分支型或特发性室性心动过速与窦性心动过速

　　患者，男，18 岁。反复心悸、胸闷 1 个月来院就诊。既往体健。临床诊断：心律失常原因待查。肢体及胸导联同步 6 导联连续记录：RR 间期规整匀齐，频率 166 bpm，QRS 波群时限 0.14 s，呈完全性右束支阻滞并左前分支阻滞图形。多导联可见与 QRS 波群无关联的干扰脱节之窦性 P 波，频率 105 bpm，为窦性心动过速。据此可判定为窦性及室性起源并存的双重性心动过速。本例为年轻男性，既往无心脏病病史，结合其室性心动过速征象，考虑左后分支性或特发性左心室的室性心动过速可能性大。完善相关检查，排除心脏结构病变，积极治疗，必要时行电生理检查和射频消融术，均为应选和备选的手段与措施。

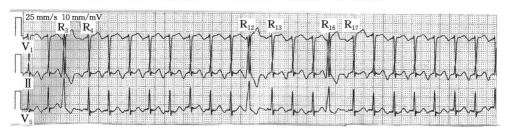

图 21-65　房性心动过速伴室性早搏及其后 T 波改变

　　患者，男，50 岁。脑癌手术化疗后，胸闷、气促，同步 V_1、Ⅱ、V_5 导联心电图示：P 波 3 个导联均呈负向，P'R 间期 0.16 s，RP' 间期 0.26 s，>50%RR 间期，频率 140 bpm，为长 RP 心动过速，考虑左心房源可能性大。R_3、R_{12}、R_{16} 提早发生，宽大畸形，联律间期 0.30～0.36 s，重叠于异位 P' 波上，形成另类 R-on-P 现象，P' 波因室性早搏隐匿性逆传房室交界区产生不应期而下传中断，显现完全性代偿间期，心动过速未终止，仍旧如故。当可除外慢旁路参与的房室折返性心动过速（又称房室慢旁道内顺向折返性心动过速），因快慢型房室结内折返性心动过速罕见，更支持房性（左心房源）心动过速的诊断。罕见而容易忽略的是，Ⅱ导联每个室性早搏后的第 1 个房性心搏 T 波均轻度正向降低。

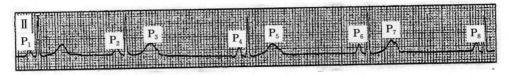

图 21-66　频发受阻型窦房交界性或房性早搏伴其后肺性 P 波改变

　　患者，女，70 岁。临床诊断：冠心病，肺源性心脏病。心电图Ⅱ导联记录：P_1P_2 为窦性周期，频率 56 bpm，PR 间期 0.15 s，QRS 波群时限 0.07 s。$T_2 \sim T_4$ 波降支切迹变形，为提早 P′波重叠之故，其形态与窦性 P 波相似，无继随的 QRS 波群。P_4、P_6、P_8 较窦性 P 波明显增高，呈肺性 P 波状，PR 间期一致，P′R 间期小于窦性周期，呈次等周期代偿间期。上述心电图特点表明，该受阻型早搏源于窦房交界区可能性最大，其肺性 P 波改变为该未下传早搏引发的非时相性房内差异性传导（后结间束阻滞型），而非房性逸搏。

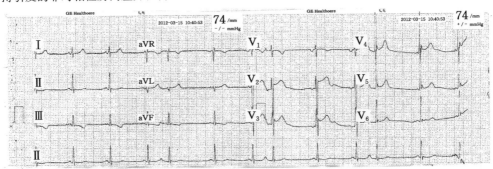

图 21-67　表现为左心房异常的 3 峰型 P 波，频发房性早搏伴其后 T 波改变，
　　　　　　非特异性 ST-T 改变

　　患者，女，26 岁。临床诊断：病毒性心肌炎，因胸前区不适半个月来院就诊。心电图 3 导联＋节律Ⅱ导联同步连续记录。基本节律窦性，频率 68 bpm，PR 间期 0.16 s，QRS 波群时限 0.07 s，R_5、R_8、R_{11} 期前出现，有两种相关异形 P′波伴随，P′R 间期 0.20 s，PP′间期 0.44 s，代偿间歇不完全，可判定为双形性房性早搏。引人注目而又容易忽略的是：①窦性 P 波形态特异，呈低等峰双峰及 3 峰型改变（下壁导联明显），时限 0.12 s，为左心房异常的一种罕见类型；②各房性早搏后第 1 个窦性搏动 T 波正向不同程度降低（aVR、$V_4 \sim V_6$ 导联），为早搏后 T 波改变的少见类型；③$V_2 \sim V_6$ 导联 ST-J 点上抬呈 0.5 mV→0.1 mV 递减样变化，属早期复极化，还是其他，尚难定夺。

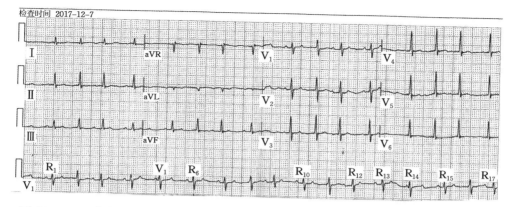

图 21 - 68　阵发性心动过速伴不同比例二度 I 型干扰性房室阻滞及同腔受阻型
　　　　　房性早搏

　　患者，女，52 岁。临床诊断：风湿性心脏病，二尖瓣狭窄，因心悸、气促、心律失常，
活动后加重再入院。加上 3 条 12 导联为同步 3 导联记录，下①条为同步 V_1 导联连续描记。
以下①条为例，显示如下特征：①心房波快速规整出现，间距 0.36 s，频率 166 bpm，考虑为
右心房源房速；②房室传导关系多呈生理性干扰性文氏型阻滞。房率＞135 bpm 模式，R_1～
R_5、R_6～R_{10}、R_{13}～R_{17} 三组呈规律性 P′R 间期渐长至 QRS 波群脱落现象，偶见 P′波跨越 P′
波传导（R_{14} 前有两个 P′波，第 2 个 P′波与该 R 波部分重叠，无传导空间）；③R_5、R_{12}、R_{14}
后均可见两个同形心房波无相关伴随 QRS 波群，第 1 个 P′波不难判定为房性心动过速所有，
第 2 个 P′波则提前发生，代偿间期恰好等于房性心动过速周期，无倍数关系可得，故可除外
异房搏出与阻滞之可能，而确定为与房速源相近的同腔性早搏。其之所以也未下传心室，显
然应考虑与第 1 个 P′波隐匿性传导所致不应期有关。此种两个 P′同形搭配下传受阻的征象既
是本例的特色所在，也是观察容易遗漏之处。

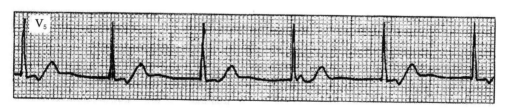

图 21 - 69　加速性交界性逸搏心律伴房性融合波

　　患者，女，49 岁。临床诊断：原发性高血压。V_5 导联记录，RR 间期匀齐，频率
63 bpm，QRS 波群时限 0.07 s，呈 qR 型，其前无相关心房波，其后均见心房波相伴。R_1、
R_2、R_5、R_6 后均系逆行 P′波，RP′间期 0.15 s，R_4 之后为干扰下传受阻的窦性 P 波，因未侵
及交界性起源地，故心室频率不变。R_3 后逆行 P 波倒置明显变浅，形态介于窦性 P 波与逆行

P'波之间，RP'间期无明显变化，为房性融合波。本例交界性起搏点频率稍快，属加速性逸搏心律范畴，虽偶见房性搏动来访，终因频率优控能力欠佳未果，但并不能因此武断做出病态窦房结功能衰竭之诊断。

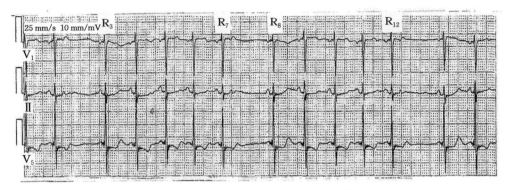

图 21-70　受阻型房性早搏及其后 T 波伪善性改变

　　患者，女，73 岁。临床诊断：肺结核，肺部感染。V_1、Ⅱ、V_5 导联同步记录，$R_3 \sim R_7$ 和 $R_8 \sim R_{12}$ 规律重复再现，特征如下：①每个 QRS 波群前均有传递关系之心房波，PR 间期 0.15 s，QRS 波群时限 0.08 s，不同的是前 3 搏间期一致 0.66 s，频率较慢 91 bpm，P 波形态较高尖；后 2 搏稍提早成对出现，频率较快 102 bpm，P 波形态较圆钝矮小，其后有长间歇代偿，似可判定为成对房性早搏，然而观察不难发现其长间歇并非该双发早搏所致，而与最后 1 个房性早搏之 ST-T 交接处提早下传受阻的正向异形 P'波（Ⅱ导联）相关，R_1、R_2 也有不谋而合之表现，如果不注意上述特征，本图极易看成是六联律受阻型房性早搏伴其后 P 波系列改变（非时相性房内差异性传导）。那么该 P'波是成对房性早搏后的另源房性灶形成的短暂性房性心动过速，还是第 2 个房性早搏所诱发的正向性逆行 P 波（房性反复搏动）是鉴别的关键，也是难点所在。若是前者，如此巧合性的重复，确实稀缺；若是后者，不仅产生的条件尚难确定或疑惑更多，也更是罕见。如此看来，的确判定棘手。②每组受阻型 P'波长间歇后第 1 个窦性 T 波由负转正，出现伪善性改变，这种短暂性复极恢复，可能并非心肌病变好转的指标，而是与其相反。

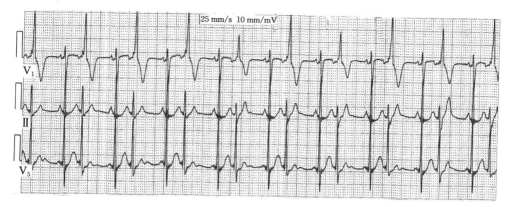

图 21-71　房性早搏二联律伴形态多变的束支阻滞型室内差异性传导及交替性
　　　　　心电阶梯现象

　　患者，女，40 岁。临床诊断：甲亢性心脏病，因心悸、气促、心律失常来院就诊，V_1、
Ⅱ、V_5 导联同步连续记录：偶数窦性心搏与奇数房性早搏交替出现，其联律间期及早搏前
周期（代偿间期）均相等一致。房性早搏皆伴有多变形态的束支阻滞型室内差异性传导，如
V_1 导联均呈完全性右束支阻滞型，有两种情形：①R_9、R_{13}、R_{17} 的 QRS-T 波呈低→中→高
阶梯样改变；②其余一致不变，与①高者仍然有别。Ⅱ导联有 3 种变化：①前 4 个房早呈 qRs
型，R 波较高；②R_9、R_{13}、R_{17} 呈 qRS 型，与①相比 R 波降低，S 波增深，仍呈 R 波渐高、S
波渐深阶梯变化；③R_{11}、R_{15}、R_{19} 与①比较，R 波降低、S 波增深。后述两种变化提示与左
前分支阻滞型室内差异性传导的参与紧密相关。

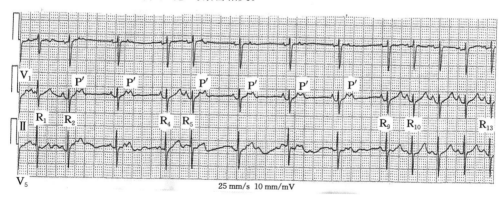

图 21-72　窦性心动过速，频发受阻型房性早搏二联律致假性窦性心动过缓及
　　　　　T 波双峰型改变

　　患者，男，60 岁。临床诊断：肺癌术前心电图检查。基本窦性心律呈快-慢两种节奏：快
者 $R_4 \sim R_5$、$R_9 \sim R_{13}$，频率 110 bpm，T 波正向光滑（Ⅱ、V_5 导联）；慢者 $R_2 \sim R_4$、$R_5 \sim R_9$，

频率 58～60 bpm，T 波正向双峰状（Ⅱ导联），酷似慢频率依赖型改变，然 R_2、R_4、R_5、R_9 均是其反指征，故假性的 T 波双峰第 1 峰乃收缩中期发生的联律间期一致、代偿间歇不完全及未下传（V_1 导联明显，无 T 波重叠干扰）的房性早搏二联律。例外的是，相同的条件，R_1 却能缓慢（$P'R$ 间期 0.24 s）顺畅下传伴轻度室内差异性传导（V_1 导联 S 波明显降低），其成因属 2 相超常期传导、还是空隙现象或慢径路下传尚难确定。

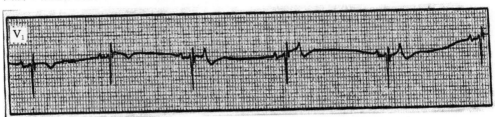

图 21-73　窦性心动过缓，不完全性右束支阻滞，短阵性间位性受阻型房性早搏二联律

　　患者，女，50 岁。临床诊断：冠心病。V_1 导联记录：窦性心律，频率 56 bpm，PR 间期 0.12 s，QRS 波群呈 $rSr's'$ 型，时限 0.09 s。R_3～R_5 之 ST 末端 T 波起始处可见正向高尖提早的 P′ 波，配对恒定，酷似 T 波正负双向，其后无伴随的 QRS 波群，为收缩中期下传受阻的房性早搏二联律。特殊的是，该早搏呈次等周期代偿间歇：即联律间期（PP′ 间期 0.32 s）＋代偿间期（P'P 间期 1.00～1.32 s）梢大于基本窦性周期（1.12 s），据此，可判定该房性早搏均属非典型的间位性。其产生机制为房性早搏逆传时恰逢窦房结的不应期而不能侵入，出现无代偿，但有时窦性冲动在传出过程遇及窦房连接区相对不应期，产生干扰性传出延缓，而使窦性 P 波轻微后延所致。

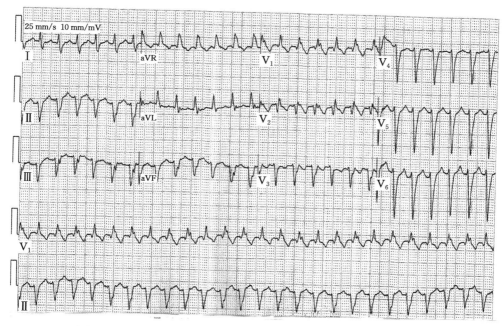

图 21-74　阵发性室性心动过速伴 QRS 波群 3：1 电交替

　　患者，女，40 岁。临床诊断：先天性心脏病，法洛四联症根治术后。心电图上、下 5 条非同步记录，上 3 条为同步 3 导联显现的 12 导联同步记录，下 2 条为 V₁、Ⅱ 导联连续描记。呈宽 QRs 波群心动过速特征，QRS 波群时限 0.15 s，Ⅰ、Ⅱ、Ⅲ 导联主波向下，呈 rs 型或 RS 型，心电轴在无人区，V₁ 呈 qR 型，V₆ 呈 rS 型，符合室性心动过速诊断标准。奇特而需判别的是：多导联均呈现 3：1 的 QRS 波群形态变化，如下壁导联、aVL 导联终末波的变化，尤其是 V₁、V₂ 导联酷似逆行 P 波的变化，提示可能为室性心动过速伴 3：1 室房阻滞，然而测量可见，QRS 波群时限一致，仅是形态有所不同，aVR 导联表现为 R 波降支钝挫有别，Ⅱ、aVF 导联则表现为 S 波升支钝挫不一，故逆行 P 波可能性很小，实为电交替变化。这种奇数型室性心动过速 QRS 波群电交替是非常罕见的。

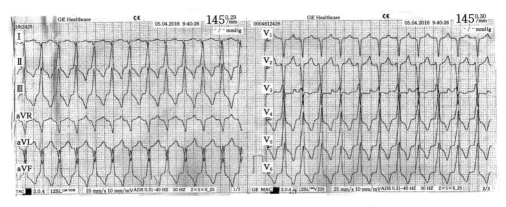

图 21-75 阵发性室性心动过速伴 QRS 波群电交替，呈 2∶1 室房传导酷似 T
波电交替

　　患者，女，20 岁。临床诊断：病毒性心肌炎。肢体及胸导联同步 6 导联连续记录：宽
QRS 波群心动过速节律，频率 145 bpm，QRS 波群时限 0.13 s。如下特征值得特别关注：
①V_2、V_3 呈 rS 型，RS 间期 110 ms＞100 ms，符合 Brugada 四步诊断法第 2 步室性心动过
速；②不呈束支或分支阻滞型，符合 Vereckei 新的四步诊断法第 3 步室性心动过速；③V_2～
V_6 导联 QRS 波群不同程度电交替。其中 V_2、V_3 导联 rS 型波呈双向性高低交替，V_4～V_6 导
联呈 R 型同向（正向）电交替；④粗看，除外 R_1～R_3 之 T 似递增样阶梯变化（见Ⅱ、aVR
导联）外，其余心搏之 T 波均呈明显的同向性 2∶1 电交替（多导联明显）变化。细察，T 波
电压增高者实为逆行 P 波重叠 T 波顶峰之缘故（下壁、aVR、V_1 导联明显），RP′间期
0.28 s，无变化，有一度室房阻滞。T 波较低者为室房阻滞无逆行 P 波之 T 波，如此形成
2∶1 室房传导模式，而非真性 T 波电交替。R_1～R_3 皆无逆行 P 波（见 aVR 导联）均系室房
阻滞所致。显然该室性心动过速之室房逆传呈一度阻滞和 2∶1 二度阻滞两种情形。上述特征
①和②确定了宽 QRS 波群心过速的发源地归属，③和④则鉴别确认了真性的 QRS 波群电交替
及间歇性室房传导引发的伪性 T 波电替，两者均属于室性心动过速伴发的罕见特殊情形，其
临床意义是雪上加霜，还是纯属心电变化，值得探究。

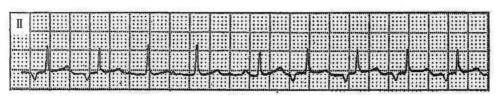

图 21-76 非阵发性房性心动过速伴伪性房性融合波

　　患者，女，60 岁。临床诊断：糖尿病，原发性高血压 10 年。Ⅱ导联记录：P_5 为窦性 P

波，PR 间期 0.16 s。P₆～P₉ 提前连续发生，呈逆行性，P′R 间期 0.16 s，形成短暂性房性心动过速（心房下部可能），P₁、P₂ 与此同源，P₃、P₄ 波较尖小，形态介于窦性 P 波与房性 P′波之间，似为房性融合波，但测析后不难发现，其根本无融合的时空与条件，提早出现，P′R间期 0.18～0.22 s，有较长代偿间期，均支持成对异源的房性早搏。

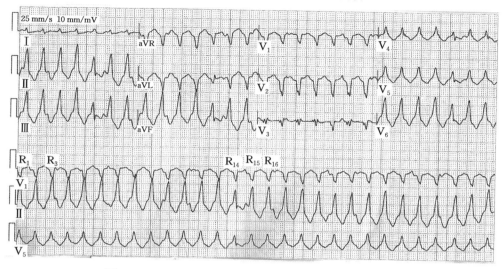

图 21-77　表现为窦性及室性的双重性心动过速

　　患者，女，33 岁。临床诊断：病毒性心肌炎。上、下各 3 条为非同步记录：RR 间期快速匀齐，频率 166 bpm，QRS 波群时限 0.12 s，呈完全性左束支阻滞型，属宽 QRS 波群心动过速之列。依下 3 条 V₁、Ⅱ、V₅ 导联同步连续记录来看，V₁ 导联 R₁、R₃、R₁₄、R₁₆ 其后均可见明显的心房波，Ⅱ 导联正向直立，频率 104 bpm，依此窦性周期不难测得房室分离尚存。因此，判为室性心动过速及窦性心动过速并存应无存疑。R₁₄ 除形态略变小、时限稍变窄（0.10 s）、波形呈 Rs 型（Ⅱ、V₅ 导联）外，余大体维持左束支阻滞型不变，其前有窦性 P 波重叠于前一心搏 R₁₃ 中，提示为该窦性 P 波缓慢下传与室性灶共同激动心室所致的室性融合波，其融合波形态提示室性源在前激动大部分心室、窦性激动心室在后，除极少部分心室并收尾形成终末向量 r 波。本例为年轻的病毒性心肌炎患者，积极综合治疗原发病及心电异常，减少后遗症，尤为重要。

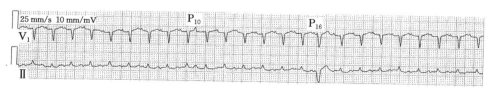

图 21-78　阵发性房性心动过速伴偶发异源房性及室性早搏

患者，男，75岁。临床诊断：白血病，心力衰竭。心电图 V_1、Ⅱ导联同步连续记录：基本心律为异位，P波Ⅱ导联倒置、V_1 导联直立，$P'R$ 间期 0.16 s，频率 150 bpm，提示为房性（心房下部）心动过速。P_{10} 提早出现，形态高尖，PP' 联律间期 0.32 s，缓慢下传心室的 $P'R$ 间期 0.26 s，代偿间期 0.48 s，略长于房速周期 0.42 s，代偿间歇不完全，可判定为源于右心房的房性早搏，该早搏是否发生了节律重整值得考虑。R_{16} 稍提前发生，宽大畸形伴继发性 ST-T 改变，时限 0.11 s，其前见无关性窦性 P 波，代偿间歇完全，为室性早搏。由上可见，构成了一帧较罕见的房性心动过速伴异源房性早搏及室性早搏的心电画面。

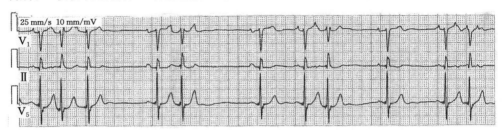

图 21-79　联律间期差异巨大的反复短阵性房性心动过速

患者，男，50岁。肺癌术后，肺部感染。因心悸来院就诊。V_1、Ⅱ、V_5 导联同步连续记录：R_4、R_6、R_9 依据其相关 P 波形态考虑为异位心律后的 3 次窦性搏动，前两搏 P 波增宽，$PtfV_1$ 负值异常，提示左心房病变，后一搏 P 波异常有所改善，可能与房内差异性传导有关，心室波 V_1 导联呈 rS 型。$R_1 \sim R_3$、R_5、$R_7 \sim R_8$、$R_{10} \sim R_{11}$ 为提早程度不一的心搏，其前或后均有连续≥3 次反的相关异形 P 波（V_1 导联呈圆顶尖峰型、Ⅱ导联呈二尖瓣型）伴随，部分叠加于 QRS 波群中酷似右束支阻滞型的 r′波，形成反复短阵性房性心动过速（P' 波间距 0.24~0.36 s，频率 166~250 bpm）伴不同比例房室传导，偶见跨 P 性传导（最后 1 个 R 波被倒数的第 3 个房波跨越第 2 个 P' 波下传）。特别的是：R_5、R_7、R_{10} 的 PP' 联律间期分别为 0.44 s→0.94 s→1.20 s，相差巨大，呈倍数级递增，结合 P' 波形态的一致性及频率变异，不排除伴有传出阻滞的并行性之可能。

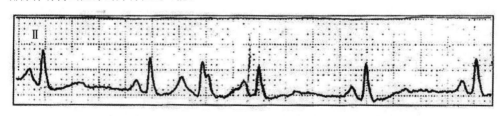

图 21-80　酷似室性早搏的间位性房性早搏伴室内差异性传导

患者，女，40岁。临床诊断：甲亢性心脏病。Ⅱ导联记录，基本节律为窦性，R_3、R_4 呈连发序列，其前均有相关心房波，前者提早发生，正向 P' 波叠落于 T 波顶峰上，QRS 波群宽大畸形，可确定为房性早搏伴室内差异性传导，而非室性早搏；后者 P-QRS 波与其他窦性搏动无异，测量夹有房性早搏的窦性 P_2P_3 间期（0.80 s）与其他窦性周期（P_1P_2、$P_3 \sim P_5$）均完全吻合，故可除外 R_4 为成对的房性早搏，而是典型无代偿间歇的间位性房性早搏，即 PP' 间期＋$P'P$ 间期＝1 个窦性 PP 间期。对这种罕见的房性早搏模式，不可轻视。

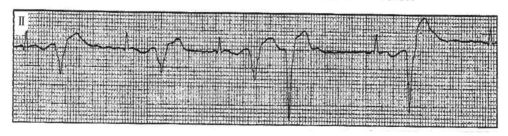

图 21-81　心房颤动，特宽型双源性成对室性早搏

患者，男，64 岁。临床诊断：冠心病，高脂血症，糖尿病，心力衰竭。心电图 II 导联示：P 波消失，以细小 f 波替取，R_1、R_3、R_5、R_8、R_{10} 为心房颤动源下传的正常 QRS 波群，时限 0.07 s，RR 间距各异。R_2、R_4、R_6 及 R_7、R_9 分属两种宽大畸形的提前搏动，前者联律间期固定为 0.46 s，QRS 波群时限 0.18 s，有不同的类代偿间期，提示为折返机制型的特宽室性早搏；后者时限 0.16 s，R_7 与 R_6 相伴成对，间距 0.56 s，R_9 独立发放，联律间期也是 0.46 s，类代偿间期较长，为另一个源的特宽型室性早搏。支持特宽型室性早搏为病理性心电判定指标。

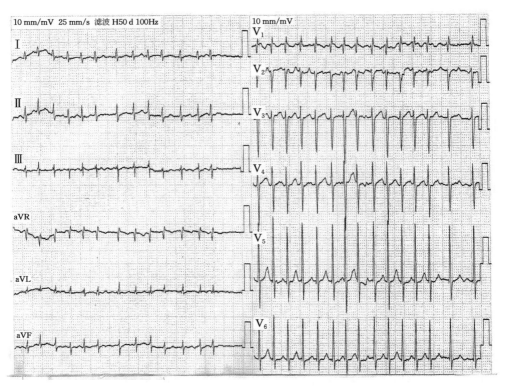

图 21-82　极速型心房颤动伴一过性 T 波电交替，不完全性右束支阻滞

　　患者，男，58 岁。临床诊断：原发性高血压，糖尿病。肢胸 6 导联同步连续记录：细颤型 f 波替代消失之 P 波，RR 间期长短有别，平均心室率 180 bpm，QRS 波群时限 0.08 s，V_1 导联呈 rsR′型。亮眼的是，胸导联 V_3～V6 导联 T 波交替型变化：①R_1～R_7 之 T 波，V_4～V_6 导联呈同向性正向高低交替，V_3 导联（R_1～R_5）则不明显；②R_8～R_{10} 之 T 波，V_5、V_6 导联呈渐高塑正向阶梯型，V_4 导联不明显，V_3 导联则呈低→高→低变化；③V_3 导联 R_1～R_5 之 T 波基本一致，随后 R_6～R_{14} 其 T 波电交替却较明晰。上述这些同步记录的 T 波交替变化及类型的不匹配性，甚至明显差异性，充分展现了不同导联对心室复极的个性表达及多导联描记的优势，分析观察时不可轻视。发生于心房颤动或心房扑动伴快速心室率的 T 波电交替，是一种特殊类型，容易忽视而漏诊，其预后主要取决于对原发疾病及快速房性心律失常的积极治疗与处置。

临床疑难罕见心电图图谱及解析

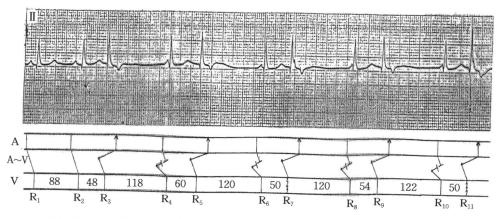

图 21-83 异源交界性逸搏-早搏二联律伴交替性室内差异性传导

患者，男，59 岁。临床诊断：原发性高血压，心律失常。Ⅱ导联心电图示：R_1、R_2 系呈 qR 型的基本窦性心搏，频率 68 bpm，PR 间期 0.16 s，QRS 波群时限 0.08 s。R_3 提前出现，形态与窦性 QRS 波群相仿，联律间期（R_2R_3 期）0.48 s，其前无异位心房波，其后伴逆传型 P′波，RP′间期 0.20 s，为交界性早搏伴一度室房阻滞。$R_4 \sim R_{11}$ 长-短交替的二联律，是本例的重点所在。其有如下特点：①QRS 波群均呈 qR 型，与窦性一致，但奇数心搏形态呈正常（R_5、R_9）-完全性右束支阻滞型（R_7、R_{11}，R 波降支宽钝切迹）交替性改变；②偶数长者间距（代偿间期）分别为 1.18 s→1.20 s→1.20 s→1.22 s，其前有干扰受阻型窦性 P 波重叠陪伴，可判为交界性逸搏。奇数短者间期（联律间期）分别是 0.60 s→0.50 s→0.54 s→0.50 s，其后皆可见逆行 P′波，RP′间期 0.20 s，对比 R_3 交界性早搏 P′波形态及 RP′间期完全吻合，应考虑同源性可能；③奇、偶数心搏 R 波电压略有不同，前者较高，且有交替变化；后者较低，与正常窦性 QRS 波群（R_1、R_2）无异；④长-短间期无倍数关系，各逸搏间周期及早搏间周期也不恒定；⑤各逸搏前窦性 PP 间距均为 1.76 s（包括 $R_2 \sim R_4$ 之窦性 P 波间距），是基本窦性周期的 2 倍，表明 R_3 交界性早搏代偿完全，其余也是同理，各逆传型 P′波皆未侵袭窦房结，扰乱其发放节奏，于窦房交界区产生干扰中断所致。由上可见，一元论尚难解析其总体变化，交界性逸搏及早搏为不同源的二元论判读则顺理有据。表现为这种交界区异源组合模式是逸搏-早搏型二联律中的一种罕见类型，而早搏伴交替性室内差异传导更添加了本例罕见的程度。其发生机制显然与联律间期及早搏前周期（代偿间期）相关，即联律间期短、早搏前周期长时，则发生室内差异性传导，反之则呈正常传导。

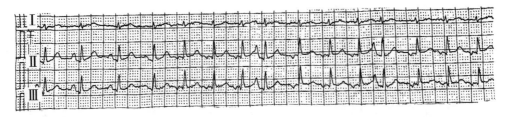

图 21-84 窦性心律伴短阵非阵发性交界性心动过速，房性融合波及偶发房性
早搏

患者，女，30岁。临床诊断：病毒性心肌炎。Ⅰ、Ⅱ、Ⅲ导联同步连续记录：P_1、P_2 的
PR 间期 0.17 s，心房率 99 bpm，QRS 波群时限 0.09 s，P_3、P_4 逐次较前逐渐降低，P_5、P_6、
P_7 倒置，PR 间期 0.11 s，P_8、P_{12} 提前出现，PR 间期 0.18 s。P 波高 0.4 mV，代偿间歇不完
全，$P_9 \sim P_{11}$ 及 $P_{13} \sim P_{15}$ 置，PR 间期 0.11 s。

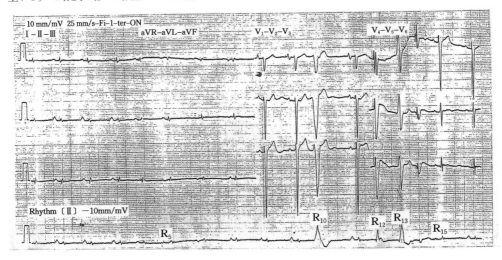

图 21-85 窦性心律，肢导联 QRS 波群低电压，右房室肥大，频发多源房性
早搏，时呈短阵房性心动过速及其后房内差异性传导，双源室性
早搏及室性融合波

患者，男，64岁。临床诊断：肺源性心脏病。因咳嗽、气促加重1周来院就诊。同步肢
胸3导联及节律Ⅱ导联连续记录，两大板块需关注：①肢导联与胸导联 QRS 波群电压高低明
显不同，前者最高电压仅 0.4 mV（Ⅲ导联），Ⅰ＋Ⅱ＋Ⅲ＝0.9 mV；后者最高电压 4.0 mV
（V_3 导联），呈高度顺钟向转位改变。②P 波形态多变，节律Ⅱ导联明显，第 1 种电压较高
（$P_2 \sim P_4$、P_9、P_{11}、P_{16} 等）为窦性 P 波，振幅＞R 波，频率 94 bpm；第 2 种电压较低形态略
尖（P_7、P_8）；第 3 种圆顶较低（P_4），提早发生；第 4 种低平切迹（与 R_5、R_{15} 相关）；第 5

种正负双向（P_6）。测析各 P 波间期及 QRS 波群关系可得：①后 3 种 P 波均为房性起源，系房性早搏及短阵多源性房速。②第 2 种 P 波为短暂性房性心动过速代偿间期后的房内差异性传导（与窦性 P 波序位一致）。③R_{10}、R_{12}、R_{13} 宽大畸形，形态有别，其前无相关 P′波，为多源室性早搏及成对，其后 QRS 波群终末及 T 波峰顶均有窦性 P 波重叠，前两搏于房室交界区发生绝对干扰未下传，后一搏之窦性 P 波干扰性延长下传（PR 间期 0.24 s）伴室内差异性传导（右束支阻滞型，$V_4 \sim V_6$ 导联 S 波明显宽钝）形成 R_{14}。④单从节律 II 导联来看，R_{13} 呈 qR 型，形态介于 R_{10}（R 型）与 R_{12}（qR 型）之间，可考虑双源室性早搏共同激动心室所致的室性融合波（R_{10} 为主）之可能性大。如上所见，此图涵盖房性及室性早搏自身变化及所诱发的多种心电异常，若不仔细辨识解读，误漏难免。

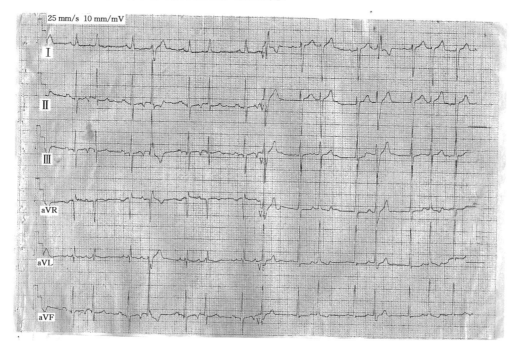

图 21 - 86　房性早搏二联律伴交替性室内差异性传导，左房室肥大

　　患者，女，60 岁。临床诊断：原发性高血压，冠心病。肢胸（胸导联电压减半）同步 6 导联连续记录示：窦性心搏与提早心搏长（0.84 s）-短（0.48 s）交替出现，窦性 P 波宽大畸形，时限 0.13 s，III、aVF 导联双峰正负双向，II 导联呈罕见的正向 3 峰状，前两峰等峰较高，峰距＞0.04 s，第 3 峰低矮；$S_{V1}+R_{V5}=5.6$ mV。早搏 QRS 波群呈正常轻度变形和完全性右束支阻滞型交替，其前有相关心房波，P′R 间期 0.17 s，P′波下壁导联倒置，aVR 导联直立，可判为源于右心房下部。导致本例交替性室内差异传导的机制可用束支间蝉联现象解释：即图中第一个房早下传时，因巧遇差异极小的左、右束支间不应期，故 QRS 波轻度变异正常

下传，其长代偿间期之后的不应期右束支要长于左束支，当第二个房性早搏下传时恰逢右束支不应期，而出现右束支阻滞，此时，该激动在沿左束支下传时，缓慢地经过室间隔隐匿逆传已脱离了不应期的右束支使之除极，致延迟除极的右束支与相伴而来正常下传的窦性激动之间的间期变短，其不应期也随之缩短，使左、右束支之间的不应期趋向一致，当第3个房性早搏下传时，所受影响甚小，QRS波群基本正常下传，如此循环反复，形成交替性右束支阻滞型室内差异性传导。简明而言，这种室内差异性传导交替改变的现象，就是下传的激动穿过室间隔隐匿逆行激动传入对侧束支，改变这一束支的周期和不应期长短的结果。此外，不能遗漏的是，本图胸导联最后一搏，打破了二联律代偿间期规律，提早发生其前有倒置相关的 P'波，P'R 间期 0.14 s，考虑为左心房源房性早搏可能性大。

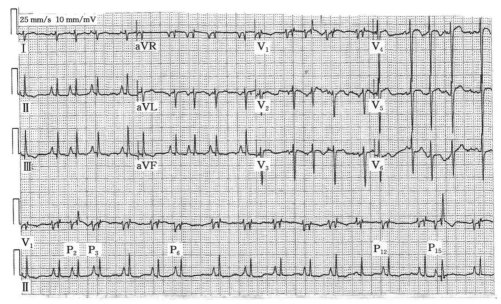

图 21−87　房性早搏二联律伴不同程度室内差异传导，构成 QRS 波群交替性手风琴现象

　　患者，女，30岁。临床诊断：先天性心脏病，房间隔缺损，心律失常查因。奇数窦性搏动与偶数提早畸形的异位激动构成二联律。前者 PR 间期 0.14 s，QRS 波群时限 0.08 s；后者有相关变形 P'波，P'R 间期及 R'R 代偿间期分别呈 0.20 s、0.68 s（R₂）和 0.16 s、0.64 s（其他偶数心搏）两种，PP'联律间期恒定（0.52 s），可确定为单源房性灶，有趣的是，其下传的 QRS 波群呈完全性右束支阻滞型（0.12 s）→不完全性右束支阻滞型（0.09 s）渐变模式，与窦性 R₁、R₃、R₅ 构成交替性 QRS 波群手风琴现象，其缘由可能是，第一个房早下传时正值左束支尚处不应期，而循右束支传导，呈完全性左束支阻滞型，该激动穿过室间隔隐匿性逆传对侧左束支除极，使左束支到下次正常窦性（R₃）下传激动之间的间期缩短，而不

临床疑难罕见心电图图谱及解析

应期也相应变短，右束支与正常窦性激动（R₃）下传之间的间期则相对较长，其不应期也延长，故当第 2 个房性早搏下传时落入右束支的不应期，呈现完全性右束支阻滞型，此激动循左束支下传后又穿过室间隔隐匿逆传对侧右束支除极，延迟的右束支除极至下次窦性搏动间距缩短，不应期也相应变短，相应延长的左束支不应期本该使预期发生的第 3 个房性早搏又复现完全性左束支阻滞型落空，考虑与变短的右束支不应期仍稍大于延长的左束支不应期有关，故下传时显示两束支不应期差值较小，程度较轻的不完全性右束支阻滞型，直至维持不变。

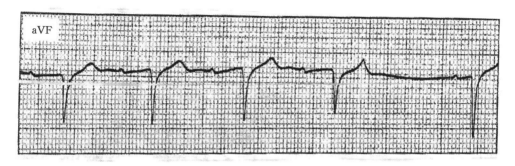

图 21-88 一度房室阻滞，酷似房性早搏的偶发窦性早搏未下传

　　患者，女，28 岁。临床诊断：扩张型心肌病。aVF 导联示：窦性心律，频率 64 bpm，PR 间期 0.36 s，QRS 波群时限 0.10 s，呈 QS 型，P₅ 重叠于 R₄ 之 T 波峰顶提早发生，其形态与窦性 P 波无异，无继随 QRS 波群形成 R₄R₅ 长间歇，P₄P₅ 代偿间期等同于其前窦性周期，符合受阻型窦性早搏之特征而非房性早搏。需探究的是，为何早搏后窦性搏动 PR 间期明显缩短？考虑如下可能：①早搏后长间期有利于房室传导功能的修复与改善，故 PR 间期恢复正常；②窦性早搏后长间歇揭示 3 相性一度房室阻滞；③P-QRS 两波并无关联，仅是窦性激动与交界性逸搏发生房室绝对干扰的一种巧合，R₅ 较其他窦性 QRS 波群振幅增加，似支持此可能性大。

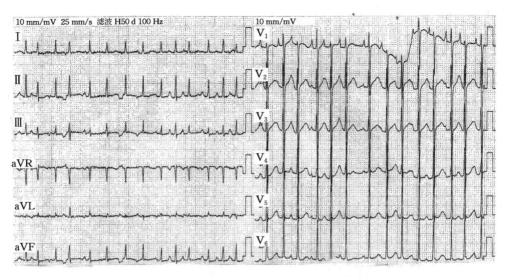

图 21-89　紊乱性房性心动过速伴一过性 T 波电交替，左心室肥大

患者，女，56 岁。临床诊断：原发性高血压，冠心病，糖尿病，心律失常。因胸闷气短，自测血压 160/100 mmHg 来院就诊。同步肢胸 6 导联连续记录示：RR 间期长（0.48 s）短（0.28 s）有别，频率快（125～214 bpm），QRS 波群时限 0.08 s，$S_{V1} + R_{V5} = 5.6$ mV，其前各自均有相关多变（包括形态、极性、电压、时限）的心房 P′波伴随，P′P′间期及 P′R 间期长短不一，有等电位线，符合紊乱性（多源）房性心动过速特征。临床常见于肺源性心脏病、冠心病、洋地黄中毒等，多提示为心房颤动的前奏。属临床应及时关注或处置的心电异常。极易遗漏的是，胸导联 $V_2 \sim V_5$ 共 $R_1 \sim R_6$、$R_{10} \sim R_{13}$ 心搏，T 波呈正向高低交替样变化，这种发生于非规则性快速心律失常（包括快速性心房颤动）的一过性电交替现象为一种罕见的电交替类型，临床上常常漏判。RR 间期趋于规整是其诱发条件，心室率较快导致心室舒张期明显缩短，心肌传导系统缺血加重，不应期明显延长，激动通过该部位时发生 2∶1 传导阻滞或复极不全则可能是其产生机制所在。现有证据表明，有 T 波电交替者，发生致命性室性心律失常的危险性可增加 14 倍，属心源性猝死高危险的心电预测指标。本例为明确的症状型心脏病患者，无疑当属需紧急处置之列，防范其进一步发展恶变。然而对这种 QT 间期正常的快速型一过性 T 波电交替，预后等级是否有所不同，还有待于更多病例及研究来解答。

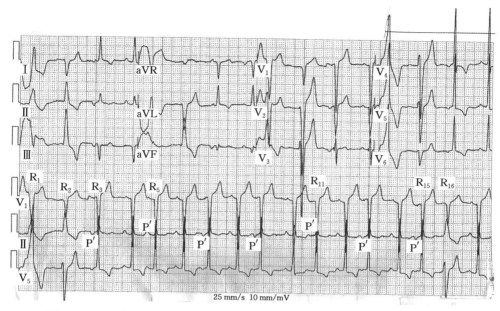

图 21-90　表现为房性并行心律的房性早搏二联律及多源室性早搏

　　患者，男，46 岁。临床诊断：肾性高血压病。体格检查：心律失常，心界向左下扩大，其他无特殊。全图上、下 6 条两部分，上部分 3 条同步 12 导联为下部分 3 条连续记录前 4 次心搏。下部分 V_1、Ⅱ、V_5 导联 $R_4 \sim R_{15}$ 为窦性心搏与房性早搏交替发生形成的二联律，联律间期 0.52～0.59 s，P'R 间期＞0.12 s，P'波形态不一。表现为：①R_5 之相关 P'波正向，考虑为右心房起源；②R_{11} 之传导 P'波低平；③余均负向，对比 R_3 其前 P'波及房室传导时限无异，结合上部分 12 导联可见该逆行 P'波，除 aVR、aVL 导联直立，Ⅰ导联呈负正双向外，余均倒置，提示为左心房起源。由此可判定 R_{11} 之相关低平 P'波实为左右房性早搏各自同步激动心房发生绝对干扰而产生的房性融合波。测量左心房源倒置 P'波间距为 1.12 s 和 2.36 s（1.18×2 s），最短异位搏动间期相差 0.06 s，提示并行心律之可能。R_1、R_2、R_{16} 宽大畸形不一，后两搏形态一致同源，为双源室性早搏，其中 $R_1 \sim R_3$ 为室性早搏双源＋房性早搏（并行性）排序，R_{15}、R_{16} 呈房性早搏（并行性）＋室性早搏组合。R_{16} 之 T 波形态（V_1 导联）异于 R_2，似有 P 波重叠，考虑与同 V_1 导联 R_3 前 P 波的伪差同因，而非真正的心房波。综上所述，判析复杂心律失常时，细致观察、关联分析、综合判定尤其重要。

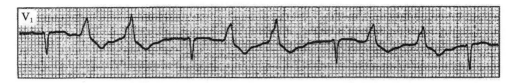

图 21-91　心房颤动伴梯形室性早搏呈真三联律

患者，女，66 岁。临床诊断：冠心病。V_1 导联心电图示：基本节律为心房颤动，QRS 波群 3 个 1 组呈窄（正常）—宽（异常）—宽（异常）规律重复显现，宽者提早发生，形态略异，振幅 0.5～0.7 mV，有不同的类代偿间期，各组 R_1R_2 联律间期 0.40 s，R_2R_3 间期 0.50～0.54 s，QRS 波群形态呈前低、后高，为梯形室性早搏呈真三联律。心房颤动时如此规律的真三联律提示其成对型室性早搏可能心室折返径路内双经路传导所致。也是其相对罕见之处。Kinoshita 等认为心室折返径路内存在纵向分离和超常传导是引发成对室性早搏的原因。

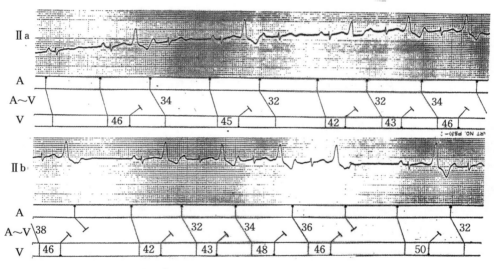

图 21-92　短阵间位性室性早搏二联律致房室传导文氏现象

患者，男，61 岁。临床诊断：心律失常，病毒性心肌炎待排患者。心电图 a、b 两条为 Ⅱ 导联连续记录。基本节律为窦性，PP 间距 1.04～1.16 s，相差 0.12 s，频率 51～57 bpm。Ⅱa R_1R_2 两次窦性心搏 PR 间期 0.16 s，为真性房室正常传导值。可见频发的间位性室性早搏，联律间期 0.42～0.50 s，其房室传导表现如下两种情形：①单个室性早搏（第 1、第 2 及最后 1 个）后窦性心搏的 PR 间期干扰不同程度延长；②两组二联型室性早搏后的窦性心搏 PR 间期均呈渐长→QRS 波群脱落的房室传导文氏现象，且符合 RP 间期与 PR 间期呈反比关系。这种与间位性室性早搏二联律关联的房室传导文氏现象是一种特殊的继发性表现类型，其发生机制可能是由于间位性室性早搏后的窦性心搏逐次落于该间位性室性早搏隐匿性逆传房室交界区形成的相对不应期更早期，至直有效不应期而传导中断所致。其本质是一种干扰性阻滞现象，与真正的房室传导文氏现象有明显的不同。

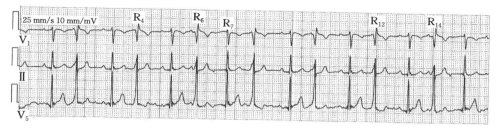

图 21 - 93   室性早搏二联律及多发房性早搏，部分呈房性早搏受阻型-室性早搏成对模式和室性早搏-下传房性早搏-室性早搏模式

患者，女，58 岁。临床诊断：风湿性心内膜炎。V_1、Ⅱ、V_5 导联同步记录，窦性 P 波有序发放，频率 100 bpm，PR 间期 0.18 s，QRS 波群时限 0.08 s，偶数心搏 QRS 波群期前出现，稍宽大畸形，时限 0.11 s，配对间期一致，V_1、Ⅱ、V_5 导联分别呈 rSR' 型、Rs 型及 R 型，其中后两个导联起始部有预激波样改变，其前大部分有窦性 P 波重叠酷似间歇性交替型预激综合征（如 R_6、R_{10}、R_{14}），然而 PR 间期的不一致，是其相关的反指征，更重要的表现是：①R_4、R_{12} 其前可见一提早逆行 P 波落在前一窦性心搏 T 波终末处，$P'R$ 间期 0.20 s，似应考虑两者有传递关系，但其他偶数心搏无此征象，不支持相关联；②R_7、R_{15} 的 QRS 波正常，与窦性无异，其前同样可见与 R_4、R_{12} 相同的提早逆行 P 波，$P'R$ 间期 0.26 s（干扰性延长，$>P'R$ 间期 0.20 s），也进一步佐证了①的不相关性，且①和②的 PP' 配对间期无异（0.50 s），确定心房下部早搏应当成立。因此，可得出如下结论：①偶数提早心搏不仅与窦性 P 波无关，也与 P' 波无关（只是一种先后发生的顺序巧合），为舒张晚期 R-on-P 型室性早搏（旁道性？），其 QRS 波群形态时限不变也可除外房性和室性早搏同步下传形成的房-室室性融合波；②RR 间期长短-宽窄交替型二联律并非常见的室性早搏二联律，而是有房性早搏穿插隔断的罕见性二联律，表现为房性早搏未下传（在前）-室性早搏（在后）的成对模式和室性早搏（R_6）-下传房性早搏（R_7）-室性早搏（R_8）序列模式；③房性和室性早搏恒定的配对间期，均支持其与折返性机制关联。

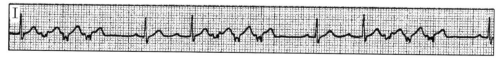

图 21 - 94   房室结双径路下传伴短暂性阵发性室性心动过速，酷似房性心动过速伴室内差异性传导

患者，女，18岁。临床诊断：病毒性心肌炎。R_5、R_{10}、R_{15}的QRS波群时限0.07 s，之前有窦性P波，PR间期0.16 s，而R_6、R_{11}之前的窦性PR间期突然延长至0.27 s，两者相差110 ms。$R_2 \sim R_4$、$R_7 \sim R_9$、$R_{12} \sim R_{14}$三组畸形，提前的连续搏动，QRS波群时限0.10 s，频率166 bpm，特征吻合。每阵前的T波（R_2、R_7、R_{12}）较每阵后的另一窦性T波（R_5、R_{10}）明显高尖，有提早房性P波重叠之嫌，而酷似短暂性阵发性房性心动过速伴室内差异性传导。然而仔细辨别可见，每阵发性心动过速的R_1、R_3其QRS-ST交界处均有一按时出现的窦性P波，形成房室干扰现象，故室性起源之诊断得以确立。每阵发性室性心动过速后的第一个窦性T波实为心动过速后的T波变化（正向降低型），第2个窦性T波方为"原貌"。正确地辨识此种情形，具有非常重要的心电和临床的双重意义，否则极易误诊。有无房室干扰和分离是判别的关键，那么窦性PR的短长交替则尚有多种可能：①短PR的窦性激动沿快径路下传，长PR者则循慢径路下传。室性心动过速中的两次窦性P波本应分别从快、慢径下传，因受阻于异位搏动所致的隐匿性传导之不应期而无法显现。②室性心动过速掩盖文氏型房室阻滞（慢径路阻滞）。③仅有PR延长传导（慢径路传导），室性心动过速后较长间歇致短PR显露（快径路传导）或短PR实系无关的、巧合的交界区逸搏，延长心电记录时间有助于鉴别。

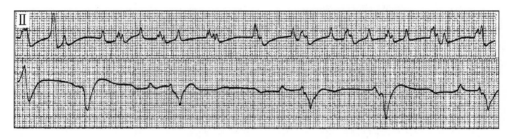

图 21-95　紊乱性心室律

患者，男，59岁。临床诊断：肺源性心脏病，心力衰竭。Ⅱ导联连续记录：第一排P波较规整出现，高尖，P波与QRS波群无关，QRS波群时限0.16 s，心室率不规整，QRS波群形态有3种，心室率约75 bpm，$R_2 \sim R_3$有2个P波；第二排QRS波群形态有3种，时限0.20~0.32 s，频率缓慢不规整，是心脏停搏之前的心电图改变。

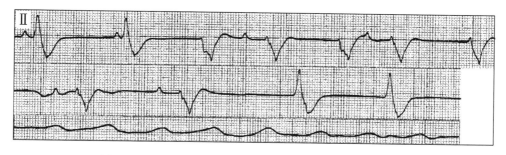

图 21-96　室性早搏与室性逸搏而导致的心室颤动

患者，男，78岁。临床诊断：冠心病。临终前记录心电图。Ⅱ导联连续记录：第一、第二排，P_1 的 PR 间期 0.20 s，R_1 及 R_2 的 QRS 波群时限 0.40 s，R_2 的 PR 间期缩短，可能为融合波，$P_3 \sim P_6$ 的 PR 间期 0.36 s，有明显延长，之前的 QRS 波群时限 0.28 s，为严重的室内阻滞；R_3、R_5、R_7 的 QRS 波群提前出现，时限 0.28 s，为间插型室性早搏，但无继发性 T 波改变；R_{10} 推后出现，QRS 波群时限 0.40 s，为室性逸搏；R_{11} 为同源性室性逸搏。第三排，心室颤动。

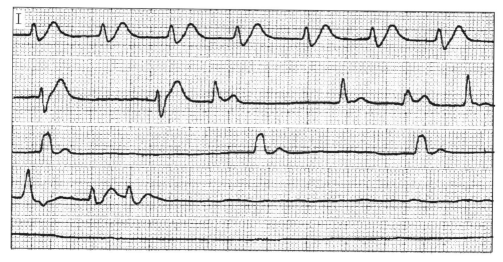

图 21-97　紊乱性心律，心室自主心律至心脏停搏

患者，男，40岁。临床诊断：肺癌，临终前记录心电图。Ⅰ导联连续记录：第一排，未见 P 波，QRS 波群宽大畸形，时限 0.16 s，频率为 88 bpm，为加速性心室自主心律；第二排，R_3、R_5、R_6 提前出现，QRS 波群形有 3 种，时限 0.10 s，为多形性室性早搏，R_4 为同源性室性逸搏；第三排，R_1R_2 频率 27 bpm，R_2R_3 频率 37 bpm；第四排，为早搏后心室开始停搏；第五排，变成一条直线，为心脏停搏。

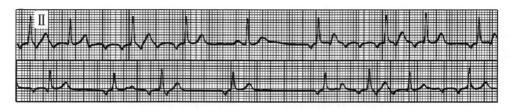

图 21-98　阵发性房性心动过速（2∶1～4∶1 传导）伴心房异位传出阻滞
（传出比例 2∶1～6∶1）

患者，男，20 岁。临床诊断：胸前区闷痛，加重 5 天入院。临床诊断：心肌炎。Ⅱ 导联
连续记录：R_5 之前有一窦性 P 波，PR 间期 0.17 s，其余为逆行 P′ 波，心房率 214～250 bpm，
QRS 波群时限 0.06 s，P′P′间有等电位线，房室传导比例为 2∶1～4∶1，P′P′间期明显不齐，
但其长-短间期互成倍数（3～5 倍）。显然本图可判诊为阵发性房性心动过速（不能完全除外
心房扑动低频率型）伴不规则的房室传导及传出阻滞。同时亦充分表明本图心律失常的机制
为自律性增高所致。

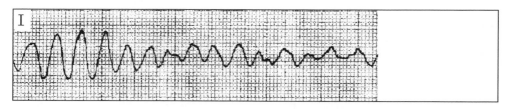

A. 心室颤动和心室扑动，无 P 波、QRS 波群、T 波

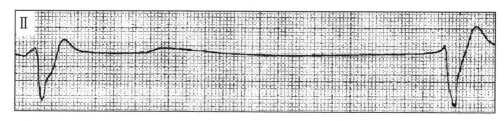

B. 缓慢的心室自主心律

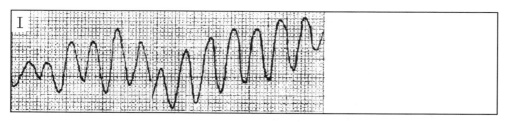

C. 心室扑动

临床疑难罕见心电图图谱及解析

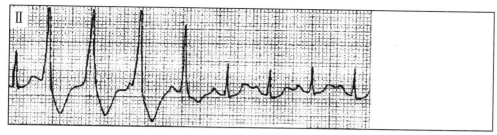

D. 非阵发性室性心动过速和窦性心动过速伴室性融合波

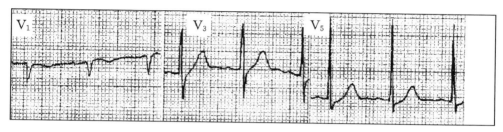

E. 10 年以后复查，ST-V₅ 稍压低，其余正常

图 21-99　突发性心搏骤停抢救病例

患者，男，38 岁。因长期服用安眠药突发性心搏骤停入院。经药物治疗无效后开胸，心室除颤，恢复窦性心律。关胸后 1 h 再次出现心室扑动，再次开胸除颤，恢复窦性心律。经抢救治疗，患者痊愈出院。追踪 40 年，患者健在。充分彰显了当年条件下，积极抢救，果断处置，转危为安，代替为夷的人文和医疗价值与成就感。

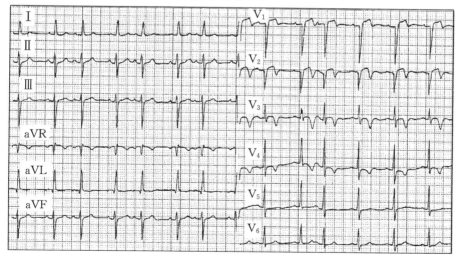

图 21-100　陈旧性前间壁心肌梗死，左前分支阻滞窦性早搏二联律

患者，男，63 岁。临床诊断：冠心病，陈旧性前间壁心肌梗死。左、右两图为同步 6 导联记录，时间呈连续性。PR 间期 0.14 s，QRS 波群时限 0.08 s，心电轴－49°，心房率 75 bpm。$R_2 \sim R_{11}$ 连续 5 组 P-QRS-T 成对出现是本图节律的最大特征，并具有如下特点：①P波形态、方向一致，为窦性 P 波，且伴有各自下传的 PR 间期短-长交替（P_3R 除外）；②短PP 间隔基本一致（0.48～0.60 s）；③长 PP 间隔相近（0.76～0.78 s）；④长-短 PP 间隔不成倍数。上述征象显然可除外房性早搏二联律，3∶2 二度 Ⅱ 型窦房阻滞和呼吸所致的窦性心律不齐，有人称之为窦性二联律（sinus bigeminy）。其形成机制可能是：①3∶2 文式现象窦房阻滞，其代偿间歇长于基本窦性周期；②窦性早搏二联律，其代偿间歇等同于窦性周期；③窦房交界区性早搏二联律，其代偿间歇短于窦性周期。由此可见，有无窦性周期作为对比是判别的关键所在。本图长 PP 间隔（代偿间歇）与基本窦性周期（$R_{12}R_{13}$、$R_{13}R_{14}$）完全相同，故可判定为窦性早搏二联律。若无基本窦性周期，则应延长记录时间或采取某些方法（如体位变换、运动、呼吸等）使二联型搏动得以变更或消失。窦性早搏多见于正常人，本例发生于冠心病、陈旧性心肌梗死患者，颇为特殊。有人认为不论产生窦性二联律的机制如何，一般都无重要的临床意义。对此我们认为，窦性二联律不仅有心电的鉴别价值，亦具有相当的临床意义。若系二度窦房阻滞，则可能是病态窦房结综合征患者的心电表现，对其治疗和预后甚为重要。此外，本图电轴明显左偏，$V_1 \sim V_4$ 导联 QRS-ST-T 改变分别符合左前分支阻滞和陈旧性前间壁心肌梗死的心电图改变。

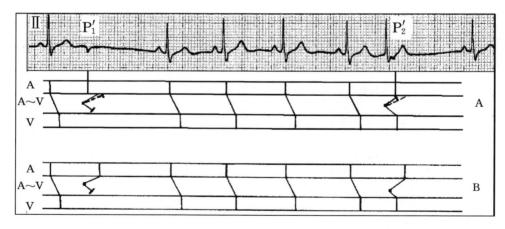

图 21－101　交界性早搏单向性和双向性传导显示双重机制

患者，男，80 岁。临床诊断：原发性高血压，冠心病。PR 间期 0.18 s，QRS 波群时限 0.09 s，心房率 68 bpm，窦性 R_1R_2 间期 1.60 s，较其他间期明显延长。窦性 R_5R_7 间期 1.68 s，较前者略长，然而前者其间期未见 QRS 波群，仅夹有一逆行 P'_1 波，PP'_1 间期 0.68 s；后者其间则同时夹有 QRS-P'_2 波，QRS 波群形态与窦性者相似，$R_6P'_2$ 间期 0.08 s，$P_5P'_2$ 间期 0.76 s，两逆行 P' 波有异，PP'_1 间期和 $P_5P'_2$ 间期仅差 0.08 s。由此可见，本图有

临床疑难罕见心电图图谱及解析

两种可能：①为同源性交界性早搏，前传速度一致，但第 1 个早搏前传受阻，故未见显示 QRS 波群，从快径路逆传后产生逆行 P'₁ 波。而第 2 个早搏则双向传导通畅，同时产生 QRS-P'₂ 波，所不同的是其逆传是循慢径路传导。②两次早搏分属于高低 2 个不同起搏灶。

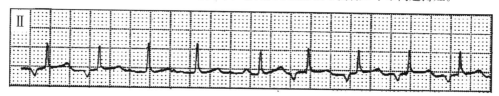

图 21 - 102　非阵发性房性心动过速伴伪性房性融合波

　　患者，女，60 岁，糖尿病，原发性高血压 10 年。P₅ 为窦性 P 波，PR 间期 0.16 s。P'₆～P'₉ 提前出现且为逆行 P' 波，P'R 间期 0.16 s，RR 规整，频率 125 bpm，QRS 波群时限 0.06 s，形成短暂性非阵发性房性心动过速。P'₁、P'₂ 与此同源，P'₃、P'₄ 较矮小，形态介于窦性 P 波与房性 P' 波之间，P'R 间期 0.20 s，似为房性融合波。但根据分析不难发现，P'₃ 尤其是 P'₄ 根本无融合的时间和条件，故房性融合波可除外，实为成对的异源性房性早搏，P'₄P₅ 的较长代偿间歇亦可佐证。

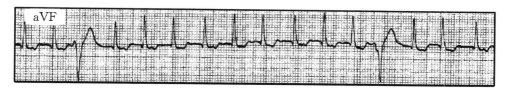

图 21 - 103　非阵发性交界区性心动过速伴室性早搏

　　患者，男，32 岁，心肌炎。QRS 波群之前无 P 波，其后可见逆行 P' 波，RP' 间期 0.20 s，频率 132 bpm，RR 间期稍不匀齐，QRS 波群时限 0.08 s，提示非阵发性交界区性心动过速。ST 段水平型压低 0.1 mV，T 波平坦。R₃ 及 R₁₃ 提前出现，QRS 波群宽大畸形，时限 0.16 s，起始向量与主导心律 QRS 波群相反，且有继发性 T 波改变，代偿间歇完全，为室性早搏。

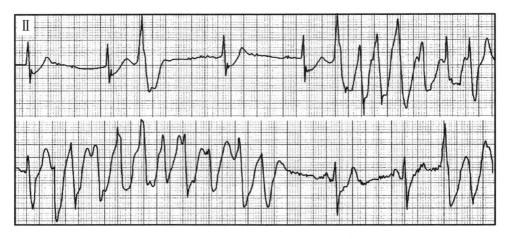

图 21 - 104 室性早搏诱发紊乱性心室律，交界性逸搏

患者，男，70 岁。临床诊断：原发性高血压 15 年，冠心病 10 年，心力衰竭，心功能Ⅲ级，病态窦房结综合征。Ⅱ导联连续记录：R_1、R_2、R_4、R_5 之前后未见 P 波，QRS 波群时限 0.10 s，频率 50 bpm，为交界性逸搏心律。R_{24} 及 R_{25} 之前见窦性 P 波，PR 间期 0.16 s，为窦性心律。R_3 及 R_6 提前出现，QRS 波群宽大畸形，时限 0.16 s，为室性早搏。$R_7 \sim R_{23}$ 似分不清 QRS-T，QRS 波群形有 3 种以上，心室率约 160 bpm，系室性早搏诱发的紊乱性心室律或多形性室性心动过速，是心室颤动的前兆，属恶性心律失常。

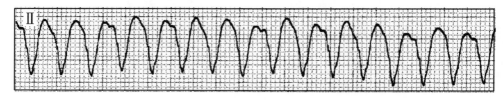

图 21 - 105 R-on-T 现象的阵发性室性心动过速伴奇偶相间的 T 波电交替

患者，男，62 岁。近 1 年来出现发作性心前区压痛，加重 5 天入院。临床诊断：原发性高血压，冠心病。Ⅱ导联 QRS 波群呈 QS 型，时限 0.16 s，RR 基本规整，频率 222 bpm。引人注目的是，各 QRS 波群的 T 波电压呈奇数（3∶1）和偶数（2∶1）相间的规律性变化，发生于室性心动过速的这种征象是极为罕见的。

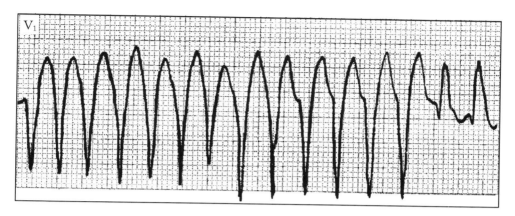

图 21-106　双向性室性心动过速

　　患者，男，52岁。临床诊断：肺源性心脏病，心力衰竭，心功能Ⅲ级。QRS波群宽大畸形，时限0.11 s，RR欠规整，频率约240 bpm，$R_1 \sim R_{13}$的QRS波群尖端朝下，QRS-T电压不规则交替，而后2个QRS波群尖端朝上，呈现以基线为轴上下突然扭转的现象，又可称之为交替型双向性室性心动过速。

第二十二章

早搏、逸搏及逸搏心律，心房扑动与颤动，窦房阻滞与房室阻滞

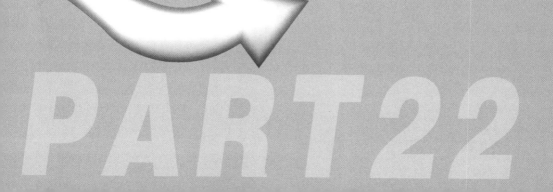

PART 22

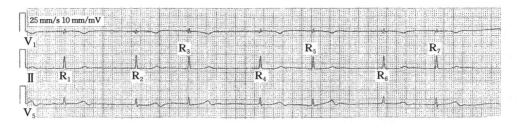

图 22 - 1　表现为正常 QRS 波群间期长-短交替的室性二联律

　　患者，女，48 岁。临床诊断：糖尿病。V_1、Ⅱ、V_5 导联同步连续记录。正常相同形态的 RR 间期呈长-短规律性交替，长者 1.52 s，短者 1.12 s，长者<2 倍短者，其前后均无明显 P 波痕迹可寻（有逆传阻滞或逆传 P′ 波落于 QRS 波群中），考虑为单灶交界性起源可能性大。对于此种不同于窦性与房性二联律的单纯同形窄-窄型室性二联律提示如下可能：①交界性逸搏-早搏二联律；②交界性逸搏-反复搏动（隐匿性）二联律（可能性较小）；③加速交界性逸搏心律伴 3∶2 文氏型外出阻滞。其鉴别不仅有赖于既往心电图的比照，而且加长描记时间、活动后或直立位记录等来捕获其二联律的失衡与变更及 P 波的显露，均不失为简便有效的举措，动态心电图检查则可能发现挖掘更多有价值的心电信息，评价窦房结的功能状态，为临床治疗与评估提供重要参考。

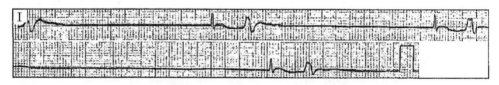

图 22 - 2　窦房阻滞或/和窦性停搏，频率极度缓慢的交界性逸搏-室性早搏二联律

　　患者，女，70 岁。临床诊断：冠心病，病态窦房结综合征，频发阿-斯综合征。上下两条系Ⅱ导联连续记录。QRS 波群呈长（2.60～3.88 s）、短（0.44～0.48 s）、窄（0.08 s）、宽（0.16 s）交替显现，其前后均无 P 波可寻，据此可判定该室性二联律为较罕见的交界性逸搏-室性早搏（折返机制）二联律。如此非等长的交界性逸搏周期中未见任何电活动（短暂全心停搏），除提示窦房结、房室结、心室起搏传导功能障碍外，更会造成阿-斯综合征等凶险病情，紧急起搏治疗不容迟疑。

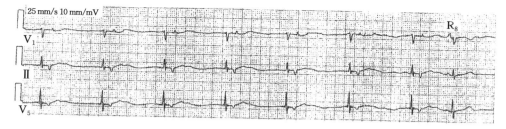

图 22-3　交界性逸搏心律伴长 QU 间期及偶发房性早搏

患者，男，73 岁。临床诊断：冠心病。V₁、Ⅱ、V₅ 导联同步连续记录：基本心律缓慢匀齐形态正常，频率 47 bpm，每个 QRS 波群后有相关逆行 P 波伴随，RP′ 间期 0.16 s，QU 间期达 0.66 s，为交界性逸搏心律伴长 QU 间期，测定血钾实属必要。R₈ 提早发生，其前有异形相关的 P′ 波，为房性早搏，QT 间期 0.48 s，明显缩短，U 波消失。

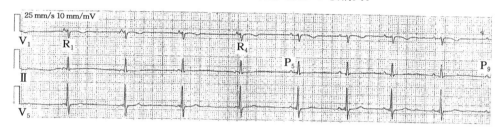

图 22-4　交替转换的房性逸搏心律与过缓的窦性心律

患者，男，46 岁。扩张型心肌病患者 V₁、Ⅱ、V₅ 导联同步连续记录。各 QRS 波群形态正常，其前均有传递关系的心房波，表现两种征象：①交界性（不排除左心房源）逸搏心律，见于匀齐的 R₁～R₄，频率 50 bpm，Ⅱ、V₅ 导联 P 波负向，P′R 间期 0.11 s；②窦性心动过缓，见于后半部不匀齐的 R₅～R₉（P₅～P₁₀）频率 52～62 bpm，P 波正向，PR 间期 0.14 s。上述两种节律的自然交替转换，显然与窦房结频率加速，高于房性逸搏心律有关，这种自律性高低的低频率你争我夺，即可形成窦性心律与异位心律的慢率型突然转变。由于转换过程无渐变或过渡性特征，与交界性或房性至窦房结之间的游走心律可资鉴别。

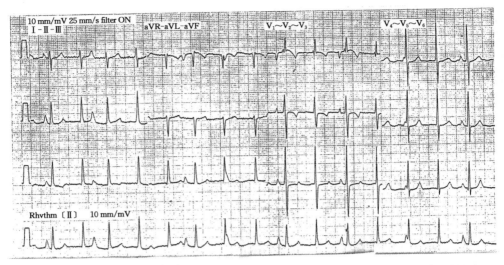

图 22-5　非阵发性交界性心动过速伴不完全性房室干扰脱节，右房室肥大

　　患者，男，60 岁。临床诊断：肺源性心脏病。既往有吸烟史 20 余年。心电图为 3 导联＋节律 Ⅱ 导联同步连续记录。粗看 QRS 波群呈不完全性右束支阻滞型，节律匀齐，心房波明显少于心室波，无传递关系。细测量可得，Ⅱ 导联 P 波高 0.40 mV，PtfV$_1$ −0.10 mm·s，心电轴＋100°，S$_{V5}$ 0.9 mV，结合病史，诊断右房室肥大。V$_2$ 导联 QRS-T 波有较明显电交替样改变。节律 Ⅱ 导联窦性 P 波缓慢不齐，间距 0.88～1.36 s，频率 44～68 bpm，部分重叠于 QRS 波群前（R$_{13}$）、中（R$_4$）、后（R$_7$）干扰未下传。R$_9$、R$_{11}$、R$_{15}$之心搏 PR 间期 0.14～0.16 s，然与其相邻的 RR 间期并无变化，故下传的可能性较小，R$_3$、R$_6$ 则有所不同，稍提前发生，其前均有窦性 P 波，前者叠加于 T 波顶峰高尖变形，PR 间期 0.34 s，后者于 T 波后清晰可辨，PR 间期 0.22 s，均符合 RP/PR 间期呈反比关系，可考虑为干扰性延缓下传所致的心室夺获。因此，除 R$_3$、R$_6$ 外，其余 RR 心搏均为频率 94 bpm 的非阵发性交界性心动过速，时伴 QRS-T 波电交替。

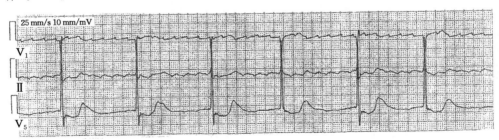

图 22-6　心房扑动伴高度或几乎完全性房室阻滞及分支性室性逸搏心律

患者，男，48 岁。临床诊断：扩张型心肌病。V₁、Ⅱ、V₅ 导联同步连续记录示：F 波取代 P 波，FF 间期 0.24 s，频率 250 bpm，为心房扑动。6 个心室波群呈如下两种形态：①不完全性右束支阻滞型、见于 R₁~R₃，R₅，间距 1.60 s，频率 37 bpm，FR 间期长短不一，无传递关系，考虑为交界性逸搏心律伴非时相性室内差异性传导或左束支分支型室性逸搏心律；②正常传导型，见于 R₄、R₆、呈 R 型（Ⅱ、V₅ 导联）与①Rs 型明显有别，因其相对提前出现，FR 间期 0.28 s，恒定一致，故可判为 F 波下传心室所致。综上所述，可诊断为心房扑动伴高度或几乎完全性房室阻滞及短阵分支型室性逸搏心律。此外，不可遗漏的是，两种异形 QRS 波群，V₅ 导联均显现伴有明显的 ST 异常下移及长 QT 间期（0.70 s），故寻因查故十分重要，适时起搏治疗也是可行之策。

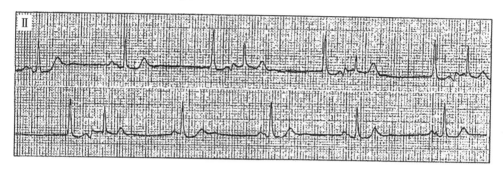

图 22-7　窦性心动过缓，交界性逸搏-反复搏动二联律后 P 波正常化

患者，女，68 岁。临床诊断：冠心病，心律失常。上下两条为 Ⅱ 导联连续记录。R₃、R₅、R₇、R₉ 延迟出现，其前无心房波相关，QRS 波群时限 0.08 s，为交界性逸搏。R₄、R₆、R₈、R₁₀ 提前发生，其前重叠于 T 波之中的逆行 P 波清晰可辨，RP′ 间期 0.28 s，P′R 间期 0.20 s，RR 间期 0.48 s，呈 QRS—P′—QRS 激动序列，为典型的交界性逸搏-反复搏动二联律，后者 QRS 波群的不一致性乃不同程度室内差异性传导所致。尚需提及的是逆行 P′ 波前后的两个 QRS 波群间距（RR 间期）<0.50 s，是个相对值，如折返途径中存在前向性或逆向性一度或文氏型阻滞时，或通过特慢径逆传时，均可超越该值，最大值如何，似无定论。上条第 1、第 2 个及下条最后 3 个心搏均为正常形态的窦性心搏，频率 53 bpm，P 波呈双峰增宽型，时限 0.12 s，PR 间期 0.16 s。下条 R₃ 交界性逸搏与其前窦性 P 波于房室交界区发生生理性干扰而逆传未果反复搏动终止。该窦性 P 波趋于正常化，提示与房内差异性传导有关。综合而言，本例心律失常、P 波改变及 ST 水平型下移异常，符合心脏疾病所致。

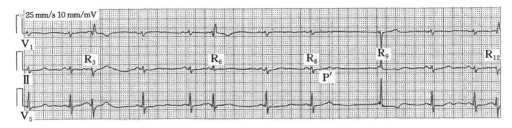

图 22 - 8　频发房性早搏伴不同束支型室内差异性传导及偶发交界性逸搏伴非
　　　　时相性室内差异性传导

　　患者，男，62 岁。临床诊断：肺源性心脏病，心律失常。基本窦性心律有不齐，0.86～
1.02 s，频率 59～69 bpm。变形的 R_3、R_6、R_{12} 为提早出现，其前有相关 P′R 间期及 PP′联律
间期一致的房性早搏下传，室内差异性传导的 QRS 波群呈不完全性右束支伴左前支阻滞
（R_3、R_{12}）和单纯不完全性右束支阻滞（R_6）两种类型，后者其前窦性周期明显长于前者，
且 P′R 间期及 PP′间期两者无异，理当也合并左前分支阻滞，本例却无，其机制待定。R_8 后
有房性 P′波，因提前程度更早，故下传心室未果。R_9 为与窦性 P 波重叠无关的交界性逸搏，
逸搏周期（$R_8 R_9$ 间期）1.42 s，频率 42 bpm，其 QRS 波群呈非束支阻滞样变形伴 ST-T 改
变，时限正常，考虑为交界性逸搏伴非时相性室内差异性传导的可能性大。

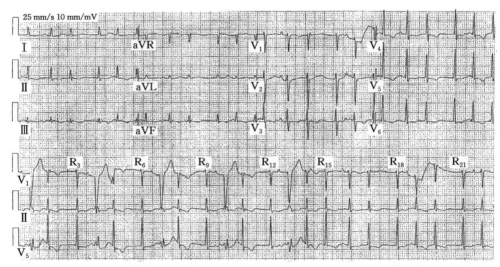

图 22 - 9　窦性早搏二联律显现交替发生的 1：2 房室传导及慢径路传导，时呈
　　　　室内差异性传导和中速径路传导

　　患者，男，73 岁。临床诊断：冠心病，胃肿瘤切除术后。上 3 条为 3 导联显示的 12 导联
同步记录。下 3 条系节律 V_1、Ⅱ、V_5 导联同步连续记录。本例心电图判读颇为棘手和特殊。

总的特征是，规律中夹有不规律，小变中有变。依据 12 导联 P 波特征（Ⅰ 正向低平、多导联正向、aVR 浅倒置）可判定为窦性心律。依据节律导联，尤其是窦性 P 波清晰之 V_1、V_5 导联，呈现如下板块特征：①P 波规律性变化 P_1～P_9 波呈短-长交替二联模式，短者 0.64 s，长者 0.80 s，形态一致，考虑为窦性二联律，P_9～P_{12} 呈 0.62～0.66 s 连续短间期，与二联律短间期几乎无异，$P_{12}P_{13}$ 间期与二联律长间期 0.80 s 相等，P_{13}～P_{15} 又重现短-长交替征象，据此可除外窦房阻滞文氏现象，判为窦性早搏二联律及短阵窦性早搏性心动过速。②QRS 波群规律性变化，如 R_3～R_5、R_6～R_8、R_9～R_{11} 呈 3 组窄（正常）—宽（完全性左束支阻滞型）—窄（正常、T 波倒置明显）序列，其 RR 间期分别为 0.40 s 和 0.38 s，几乎相等。每组第 2 个宽 QRS 波群前有窦性 P 波（P_1），P_1R_2 间期 0.16 s，第 3 个 QRS 波群终末处也有窦性 P 波重叠〔（P_2）R_1、R_2 也如出一辙〕，每组的间隔相距 0.60 s（如 R_5R_6 间期），恒定一致。R_{12}～R_{14} 与此相同，不同的是第 3 个 QRS 波群（R_{14}）终末处窦性 P 波（P_{10}）后移与其分离，为判定该终末处乃窦性 P 波重叠的重要佐证。如上所见，各组 3 次心搏（若分成 R_1～R_3）可得如下巧合恒定的房室传导关系：P_1R_2 间期 0.16 s，P_1R_3 间期 0.56 s，P_2R_1 间期 0.56 s。提示 P_1 分别循快、慢径路下传形成 R_2 和 R_3，即 1∶2 房室传导。P_2 因房室结远端共同径路尚处于前一激动慢径路传导兴奋所致的不应期，快径路下传时恰好落在其绝对不应期内而下传受阻，只能沿慢径路下传形成 R_1，此 1∶1 房室传导形成的较长 R_3R_2 间期（0.60 s），为随后 1∶2 房室传导，接踵而至快径路恢复下传的 R_2 所构成的长-短间期，提供了发生室内差异性传导的契机，即 Ashman 现象，如此循环往复，复制了上述规律性变化。然而不变中有变（例外）的是，R_{19}、R_{22} 同样的较长前周期及短周期，却未出现室内差异性传导，提示左束支不应期的不稳定性。③不规律的是，R_{15} 前之相关 PR 间期为 0.32 s，提示快径下传时，远端共同径路处于前一慢径传导兴奋之绝对不应期致传导中断或相对不应期致延缓下传，而从中速径路或快径路缓慢下传心室，该慢径路的受阻，则可能与中速径路或快径延缓下传时，正巧进入慢径路的逆传超常期内，使慢径路逆向除极形成不应期而下传未果有关。R_{16} 之前相关窦性 P 波（P_1），沿快径路（0.40 s）下传心室时，又循慢径路（0.56 s）前传形成 R_{17}，完成一次 1∶2 房室传导。1∶2 房室传导是指 1 次窦性或房性激动同时分别经快径、慢径下传，先后到达心室引起两次心室除极的现象，为房室结双径路的特殊表现形式。1975 年，Wu 等首次报道 1 例心房起搏冲动经快-慢径同步传导引起双重心室反应。1979 年，Csapo 报道 1 例窦性心律自发性房室结双径路同步传导引起的非折返性心动过速。发生同步传导须具备以下条件：①有房室结双径路且快慢径路逆行传导均存在单向阻滞；②慢径路前向传导异常缓慢，使希浦系统远端及心室有足够充分时间恢复再次应激能力；③适时的激动周期使双径路远端的共同径路有效不应期及心室有效不应期短于快径路及慢径路的有效不应期并且小于两径传导的时间差。本例心电图借助窦性早搏二联律及心速，显示快径路传导为 0.14～0.16 s，慢径路传导为 0.56 s，中径路传导为 0.32 s，其互差值均明显＞0.16 s，且只有快、慢径可显现 1∶2 同步传导，并形成与慢径路单独传导交替发生（未构成非折返性心动过速）及快径路传导时呈左束支阻滞型室内差异性传导，这些特殊罕见组合征象与文献报道有所不同，是本图的个性价值所在。

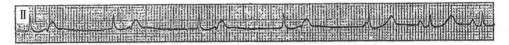

图 22-10　交界性逸搏心律伴正相性逆行 P 波

　　患者，男，49 岁。临床诊断：原发性高血压，冠心病。Ⅱ 导联心电图示：基本心律缓慢匀齐，呈室上性，频率 42 bpm，QRS 波群时限 0.08 s，各 QRS 波群后有正向 P 波相伴，RP 间期 0.24 s，恒定不变。上述征象表明，交界性逸搏心律诊断无疑，其伴随的直立性 P 波，则有两种可能：①为窦性心动过缓或房性逸搏心律与交界性逸搏心律巧合形成的短暂等频性房室干扰脱节；②交界性逸搏心律伴正相性逆行 P 波，本图例过短，若延长记录，尤其是该逸搏心律伴不齐时，始终有相关逆行 P 波为伴，则诊断成立。其发生机制与心房内特殊传导纤维有关。如交界区激动优先通过前结间束快速逆行至房间束和窦房交界区先激动心房上部，使心房除极顺序与窦性激动相仿，而出现正向 P 波；也可能是该逸搏灶循正道逆传阻滞时，改从旁道 James 束或从出口处位于心房上部的 Kent 束逆传，形成心房除极程序与窦性激动相近的直立 P 波。本例考虑此种可能性大。

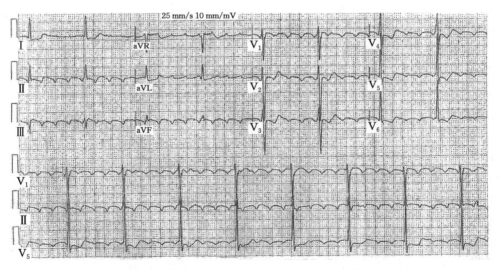

图 22-11　低频率 Ⅰ 型心房扑动伴三度房室阻滞及交界性逸搏心律，ST-T 改变

　　患者，男，74 岁。临床诊断：冠心病。既往有心房扑动史 10 余年。心电图表现为 P 波消失，下壁导联负向锐角形锯齿状 F 波代替的 Ⅰ 型心房扑动，F 波频率 214 bpm，结合心房扑动病史（不排除有心房颤动），提示为低频率型心房扑动。RR 间期缓慢规整，频率 50 bpm，

QRS 波群时限 0.08 s，FR 间期长短无序，可判定为三度房室阻滞伴交界性逸搏心律。若排除药物过量等特殊诱因后，射频消融治疗心房扑动和适时起搏治疗应是选项。

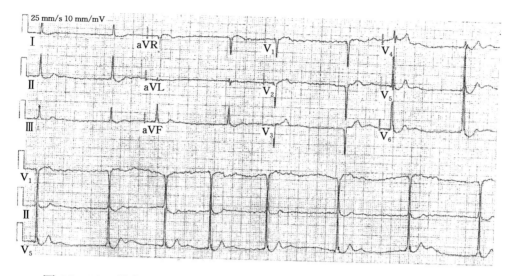

图 22-12　慢率型心房颤动伴二度房室阻滞，陈旧性前间壁心肌梗死

　　患者，女，70 岁。临床诊断：冠心病，心肌梗死后 10 年，心房颤动史 20 年。基本心律为 P 波消失，F 波替换的心房颤动，V$_1$～V$_3$ 呈 QS 型改变为陈旧性心肌梗死的痕迹，平均心室率 48 bpm，为慢率过缓型心房颤动，R$_1$～R$_2$、R$_5$～R$_8$ 为等长 1.52 s 的单个和连续性正常 QRS 波群心搏，频率 39 bpm，与 RR 间期长短各异的心房颤动征象相悖，考虑为交界性逸搏和短阵交界性逸搏心律应无疑问。对于心房颤动合并二度房室阻滞的诊断及标准尚存争议，较为客观和一致的意见是：有短阵逸搏节律者可靠性大，可提示合并二度房室阻滞。本例心房颤动病程长，解剖学重构和电学重构伤累到房室结致病理性二度阻滞的概率较高，且 RR 间期的高度吻合性及低频率（＞1.50 s，＜40 bpm）均提示有二度房室阻滞。

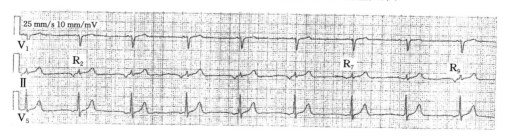

图 22-13　房性逸搏心律偶伴窦性心搏及房性融合波

　　患者，男，69 岁。临床诊断：胃癌化疗后。V$_1$、Ⅱ、V$_5$ 导联同步连续记录：P 波在 Ⅱ、

V_5 导联倒置、V_1 直立、PR 间期 0.14 s 的缓慢房性心律（左心房源可能性大），频率 51～53 bpm，可判为逸搏型；R_8 稍提早出现，有正向相关 P 波，P 波似双峰增宽 0.13 s，PR 间期 0.19 s，考虑为窦性搏动，R_7 前 P 波呈浅倒状（II、V_5），PR 间期 0.17 s，形态介于窦性与房性之间，恰在融合的时序位置，故可判为房性融合波，同时可得窦性频率 53 bpm。因窦房结频控优势不强，R_8 后即又转为等同于逸搏心律周期的房性逸搏。这种偶尔抛头露面的缓慢窦性激动可以是窦房结自律性功能的生理性或病理性改变，完善相关检查，评估判断是必要之举。

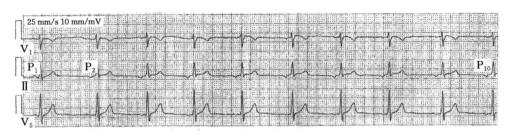

图 22-14　房性逸搏心律及不齐

患者，男，58 岁。既往有原发性高血压，因突发头昏，左手、左脚麻木，自测血压 160/120 mmHg 来院就诊。临床诊断：原发性高血压，脑梗死。心电图 V_1、II、V_5 导联同步连续记录：R_1 为窦性搏动，PR 间期 0.14 s。R_2 延缓 1.20 s 后发生，接踵而至的 R_3～R_{10} 系列心搏，其前均可见 P 波关联，II、V_5 导联倒置，$P'R$ 间期 0.16 s，RR 间期 1.00～1.13 s，频率 53～60 bpm，欠匀齐，提示为左心房源的房性逸搏心律伴不齐。本例房性逸搏的逸搏间期（P_1P_2 间期）与房性逸搏心律的周期不等，且逸搏心律有不齐，是其较罕见之处。关于临床上为何房性逸搏及房性逸搏心律远少于交界性逸搏，甚至有时被室性逸搏抢替，解剖位置绝对高于房室交界区及心室的心房自律性梯度却排位最后，确实是一个有趣的话题，其成因尚未完全明确。可能的相关情形是：①房性逸搏或心律，常发生于窦房结自律性下降（窦缓）、消失（窦性停搏）及传出阻滞（窦房阻滞）的基础上，是一种被动、继发及代偿性心律失常。窦房结病变往往同时牵累心房，使其自律性亦随之降低；②某些患者房室交界区及心室的自律性由于生理或病理性因素影响，自律性下降的程度大于心房自律性受损的情形下，房性逸搏及房性逸搏心律才有露面之机遇。本例 1 次窦性心搏后，即转换至房性逸搏心律，考虑与窦性心动过缓关联度较大，行动态心电图检查有利于判别。

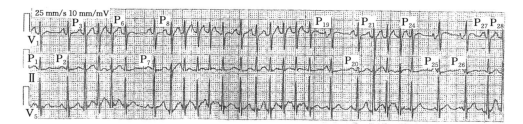

图 22-15　伴有异-房传出阻滞的短阵性房性心动过速揭示窦性并行心律

患者，女，46 岁。既往有风湿性心脏病，二尖瓣狭窄。因阵发性胸前区不适、心悸、气促、呼吸困难来院就诊。V₁、Ⅱ、V₅ 导联同步连续记录示：节律快速不匀齐是主基调。P_{19} 为窦性心搏，$P_{25}P_{26}$ 为基本窦性周期 0.56 s，频率 107 bpm，PR 间期 0.14 s，P 波异常结合临床符合左心房肥大。余均为 P 波形态一致的非匀齐性房性心动过速，表现如下特点（见 V₁ 导联）：①文氏型传导，如 $P_7 \sim P_{12}$ 和 $P_{13} \sim P_{18}$ 两组，PR 间期逐渐延长；②联律间期不一，如 $P_{19}P_{20}$、$P_{26}P_{27}$ 分别为 0.54 和 0.43 s；③PP 间期长短不一，变化于 0.24～0.60 s 之间，频率 100～250 bpm，其中 P_1P_2 间期等于 P_6P_7 间期为 0.60 s，$P_{12}P_{13}$ 间期 0.46 s，3 个突发长间期提示异位心房灶发生了传出二度阻滞，心动过速非折返机制所致。需留意的是，包含房性心动过速段的两个窦性 $P_{19}P_{25}$ 长间期恰为窦性基本周期的 4 倍，表明房性心动过速的 P 波冲动均未能侵袭窦房结使其节律重整，提示窦房交界区或窦房结周围存在 3 相性保护性传入阻滞，揭示窦性并行心律之特征。本例临床症状显然应考虑与短阵性房性心动过速有关，结合心脏病变，患者发生心房颤动的概率非常高。积极治疗，良好的预后可期待。

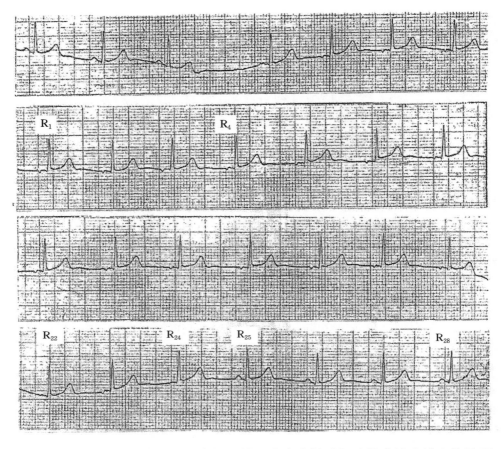

图 22 - 16 窦性心律伴受阻型房性早搏后节奏点转移加速性房性逸搏心律及不
　　　　　齐和房性融合波

　　患者，男，30 岁。既往有病毒性心肌炎史。上下 4 条心电图为 Ⅱ 导联连续记录。全图板块分割较清晰，P 波形态多变，呈如下特征：①纯窦性心律板块，见于起始（第一排 $R_1 \sim R_3$）和终末（第四排 $R_{25} \sim R_{28}$）两部分，PP 间期 0.86～0.90 s，频率 66～69 bpm，PR 间期 0.13 s；②房性早搏未下传，见于窦性心搏 R_3 之 T 波顶峰变形的 P' 波，发生干扰性房室传导中断；③纯加速性房性（心房下部）逸搏心律及不齐板块，见于 $R_5 \sim R_{23}$ 连续心搏，为负向 P' 波，$P'R$ 间期 0.12 s，$P'P'$ 间期 0.80～0.96 s，差值＞0.12 s，频率 62～75 bpm，呈快→慢→快变化模式；④窦性与房性心律心房内干扰板块，见于 R_4 之 P 波正向双峰型，R_{22}、R_{24} 之 P 波浅倒样，均考虑为不同程度的房性融合波。上述多样性 P 波变化，显然与受阻型房性早搏逆传重整窦房结节律后，引起窦房结自律性暂时降低，低位心房起搏点替代发放有关，因两起搏点频率十分接近，故同时争抢激动心房的机遇较多，待窦房结逐渐苏醒恢复后，主导心律归位。本例房性心律几乎完全掌控的次数之多（$R_4 \sim R_{22}$，21 搏），持续时间之长，与温醒现象及冷却现象相悖的频率变化模式和不齐，均是其罕见和非同寻常之处。

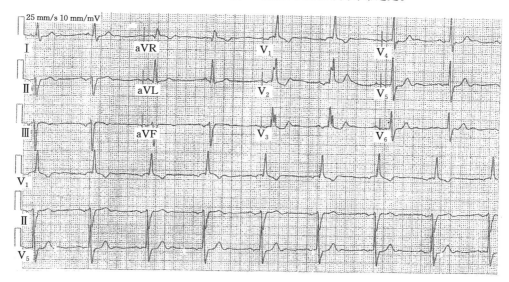

图 22-17　窦性心动过缓，完全性右束支及左前分支阻滞和房间束阻滞伴左心房逆传现象

患者，男，73 岁。临床诊断：冠心病，病态窦房结综合征。上部分 3 条为 3 导联显示的 12 导联同步记录。下部分为节律 V_1、Ⅱ、V_5 导联同步连续记录。本例心律缓慢匀齐，RR 间期 1.20 s，频率 50 bpm，QRS 波群时限 0.14 s，$V_1 \sim V_3$ 导联似呈 qR 型，R 波顶 p 部切迹（V_2、V_3），为完全性右束支阻滞，不排除陈旧性前间壁心肌梗死，肢体导联呈典型左前分支阻滞改变。心室波前均有相关心房波伴随，仔细观察，仍可确认为窦性 p 波，然而其形态、极性转换特征与正常、常见异常 P 波明显不同，有以下征象：①双向性改变。下壁导联及 $V_1 \sim V_6$ 导联 P 波呈正负双向，其中下壁及 V_1 导联负向波明显，正向波低小，几乎接近等电位线，表明该起始向量与其导联轴投影几乎垂直。aVR 导联呈负正双向，负向波低小，趋于等电位线。稍不注意，容易误判为短 PR 间期的房性或交界性心律。②P 波起始部分几乎隐匿的单向性改变。Ⅰ、aVL 导联乍一看，P 波正向，PR 间期 0.13 s，同步导联对比可得，真实的 PR 间期 0.24 s，高侧壁两导联正向 P 波之前有微小几乎隐匿的正向起伏，与双向性改变之起始部分几乎接近等电位线同理。③P 波时限明显增宽。$V_2 \sim V_6$ 导联测定可得 P 波时限 0.16 s，P/PR 段=2，正常时其比值是 1.0～1.6，当＞1.6 时，常表明病变延缓在心房部位，若＜1，则延缓多为房室交界区及其以下部位。本例显然归属前者。上述窦性房 P 波异常征象常称之为房间束阻滞伴左心房逆传（或逆传现象），亦可形象命名为房间隔阻滞型 P 波，是一种特殊类型的心房内阻滞。其发生机制是因上房间束（Bachmann 束）传导完全阻滞，窦性激

动沿结间束先行到达右心房下部后（右心房除极完成形成 P 波正向部分），通过下房间束传至左心房下方，再向上逆传完成左心房除极（形成极性相反的左心房除极 P 波负向部分）。鉴于这种特殊 P 波异常，尤其是部分或多导联的波形隐匿性（接近等电位线），建议增幅（加倍电压）多导联同步记录，减少漏判，提高正确诊断率，必要时，增幅延长记录对间歇性上房间束阻滞的判定至关重要。通常认为该异常多见于心脏瓣膜病患者，亦可见于其他器质性心脏病，如心肌病、冠心病。心房组织的炎症、纤维化和退行性病变是引发上房间束阻滞的病理基础。本例为老年冠心病患者，多部位水平发生复合性阻滞，表明病变广泛，程度不轻，预后不容乐观，故追观和积极综合施治十分关键，起搏处置应在优选之列。

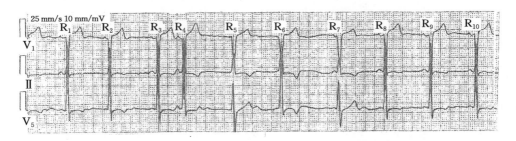

图 22－18　双源房性早搏及室性异位心搏，窦-室室性融合波，房-室室性融合波

　　患者，男，45 岁。临床诊断：肥厚型心肌病。同步 V_1、II、V_5 导联连续记录。R_1、R_3、$R_8 \sim R_{10}$ 系窦性心搏，窦性 P 波间距 0.96 s，频率 62 bpm，PR 间期 0.14 s，$S_{V1} + R_{V5} > 5.0$ mV，ST-T 改变，符合左心室肥大伴复极化异常。R_2 稍提早发生，期前相关 P′ 波似呈浅倒状，P′R 间期 0.12 s，代偿间歇完全，提示为窦房交界区发生干扰的舒张晚期房性早搏。轻微变形之 R_4 明显期前出现，见相关变形 P′ 波陪伴，P′R 间期 0.14 s，可判为另源房性早搏伴室内差异性传导。$R_5 \sim R_7$ 为两种延后连续发生的缓慢型异形心搏，可判为双源性逸搏及心律，其中 R_5、R_7 基本同形，但逸搏周期分别为 1.06 s（R_4R_5 间期）和 1.26 s（R_5R_6 间期），差异较大，R_7 前见窦性 P 波，PR 间期 0.10 s，形态介于窦性与 R_5 两者之间，符合室性激动为主的窦-室室性融合波特征，不排除并行性机制可能。无独有偶，R_6 除 QRS 波群时限 0.12 s 外，余同 R_4 基本无异，如此近似雷同，是否提示 R_4 可能并非真正的房性早搏伴室内差异性传导（前面考虑的诊断有误），而可能系房性早搏与 R_6 逸搏同源的室性早搏形成的室性源为主的房室室性融合波。两者鉴别诊断通常有以下要点：①同一份心电图上同时尚存独立的房性和室性早搏；②在心动周期中室性和房性 QRS 波群时相接近或吻合，有相遇时机；③比较畸形 QRS 波群的前心动周期，是否为 Ashman 现象或 3 相性束支阻滞所致。本例尽管再无单独的同源房性和室性早搏佐证，也无早搏前心动周期对比，是其短板，然而要点并非绝对和全面，总会有例外发生。支持 R_4 为该罕见融合波的理由如下：①较长的配对间期及较短的前心动周期，引发差异性传导可能性较小；②室内差异性传导通常为右束支阻滞型，本例与此不符；③P′R 间期有融合条件，QRS 波群时限介于室性与房性或窦性之间，符合融合

征象；④有基本同形的室性逸搏源佐证和可能为室性并行性的推测（并行性常可见早搏与逸搏型并存特征）。综上所述，本例极可能为双源室性并行心律组合成的心律失常及窦室和房室性融合波。无疑延长记录时间或动态心电图检查是最好的鉴别手段。

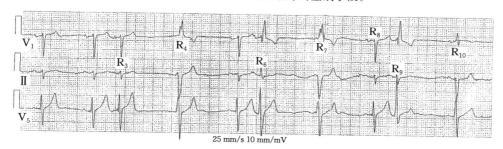

图 22-19　窦性心动过缓，频发房性早搏三联律伴室性逸搏，时呈室内差异性
　　　　　传导及窦-室室性融合波

患者，女，40 岁。临床诊断：扩张型心肌病。因近期出现胸前区不适，活动后气促，心律失常来院就诊。V_1、Ⅱ、V_5 导联同步连续记录示：基本窦性心律按序发放，R_1R_2 间期 1.10 s，为正常传导窦性周期，PR 间期 0.16 s，频率 54 bpm。QRS 波群形态多变如下：①R_3、R_6、R_9 提早发生，其前均见相关异形 P′波，各 PP′联律间期呈递减型，P′R 间期则呈渐长型，R_3 形态正常，R_6、R_9 因其前周期（代偿间期）较长，发生 Ashman 现象而呈形态稍异的完全性右束支阻滞型，可判为房性早搏，部分伴室内差异性传导。②R_4、R_7 宽大畸形，与完全性右束支及左前分支阻滞相似，接续于 R_3、R_6 房性早搏后，其前有干扰下传中断之无关窦性 P 波为伴，可确认为室性逸搏；③R_{10} 波形特异，与窦性、差传及逸搏波形均不相同，介于窦性与室性逸搏图形之间，其前有窦性 P 波关联（PR 间期 0.16 s），依据 R_2～R_4，R_5～R_7、之规律性，即窦性→房性早搏→室性逸搏序列，R_8～R_{10} 也完全与此吻合，且 R_3R_4 间期、R_6R_7 间期与 R_9R_{10} 间期也恒定一致，表明室性逸搏与窦性心搏有完美匹配的相逢时机，这些关键点为 R_{10} 诊断窦-室室性融合波提供了重要佐证。此外，易被忽漏的是，多变的 QRS 波群，尤其是属于伴随现象的室内差异性传导及室性逸搏，容易迷惑转移解读视线，遗漏规律性极强的 P 波变化，即 P-P-P′的典型房性早搏三联律模式。善于识别这种组合性心电中的变与不变，对于解读复杂心律失常意义匪浅。

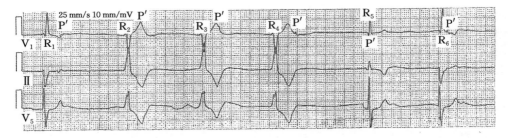

图 22 - 20　显著的窦性心动过缓（2∶1 窦房阻滞），双源性室性逸搏心律伴正常化室性融合波

　　患者，男，75 岁。临床诊断：原发性高血压，冠心病，病态窦房结综合征。V_1、Ⅱ、V_5 导联同步连续记录示心室波群缓慢不齐，呈现以下 3 种变化：①完全性右束支并左前分支阻滞型，其前未见心房波，如 R_1、R_6，考虑为左心室源；②完全性左束支阻滞型，其前无 P 波，见于 R_2～R_4，间距 1.52～1.60 s，频率 37～39 bpm，R_1R_2 间期 1.72 s，＞1.52～1.60 s，考虑为右心室源逸搏心律；③基本正常型，见于 RS，时限 0.10 s，明显延后发生，R_4R_5 间期 2.04 s，形态介于上述①、②之间。若为交界性逸搏，其间期频率远超室性源，是其反指征，双源室性又有交界性，逸搏源过多过杂，并非判读首选。鉴于本例室性源频率的不稳定性（尤其是右心室源）及 RS 的波形特征，考虑双源室性逸搏共同激动心室致正常化室性融合波可能性大。窦性 P 波重叠于各 R 波后 T 波之不同处（除外 RS 叠加在 QRS 波群中），恒定一致的 1.64 s 长间期，频率 36 bpm，是本例的又一特征。如此显著规整的窦性心动过缓，多为表象，2∶1 窦房阻滞方是实象。尽管前者系起搏障碍，后者为传导病变，机制不同，但均符合窦房结功能衰竭，病态窦房结综合征。首选起搏治疗不容迟缓。

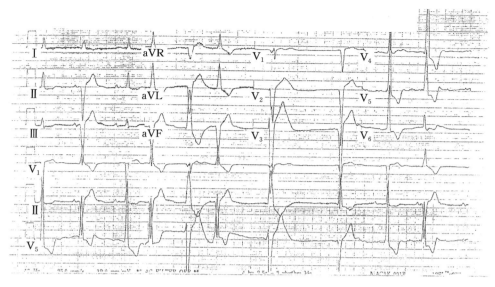

图 22-21　窦性心动过缓及不齐，左房室肥大，室性并行心律及室性逸搏

　　患者，男，46 岁。临床诊断：扩张型心肌病。心电图上下 6 条同步连续记录，下 3 条系 V_1、Ⅱ、V_5 节律导联。心律及 QRS 波群形变化繁杂是本图的主要特征。分述如下：①第 1、第 3、第 9 心搏为正常传导的窦性激动，PR 间期 0.28 s，P 波明显双峰增宽（Ⅰ、V_5 导联），时限 0.16 s，峰距＞0.04 s，左室面电压 R_{V5}＝3.7 mV，伴明显的 ST-T-U（倒置）异常（V_5 导联），为典型的左房室肥大伴复极化异常。②R_2、R_4、R_6、R_{10} 提前发生，宽大畸形、形态一致，呈 R 型（V_1 导联），可见无关干扰受阻型窦性 P 波为伴（Ⅱ导联），判定属室性早搏，值得关注的是，其联律间期明显变化不等，分别为 0.90 s→0.54 s→0.60 s→0.82 s，R_2R_4、R_4R_6 室性早搏间期各为 1.60 s 和 1.54 s，长 R_6R_{10} 间期 4.8 s，为 R_2R_4 间期 1.60 s 的 3 倍。符合室性并行心律心电特征。③R_5、R_7 同形，宽大畸形，时限更宽（0.16 s），V_5 导联主波向下，与窦性和室性并行灶明显互异，前者提早、后者延迟，考虑为另源的室性心搏，并行机制可能性大。④R_8 明显延后发生，与 R_7 相距 1.64 s，时限 0.13 s，形态与②、③室性源不同，貌似介于两者之间的异室性融合波，然而 V_1 导联之 QS 型，与融合波形态不符，且无相逢见面的时机，故融合波不成立，考虑为其他源的室性逸搏。R_4～R_8 连续 5 搏 3 源性室性心搏构建了多变不整的室性心律失常。本例心电图所见，无疑为心脏疾病所致，综合评估，积极处治，努力改善预后和生活质量不可不为。

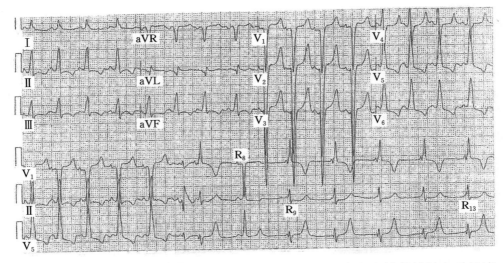

图 22－22　假性左束支阻滞伴多源室性早搏，短阵慢率型室性早搏性心动过速
及正常化室性融合波

患者，男，40 岁。临床诊断：心肌病。上 3 条为 3 导联显示的 12 导联同步记录。窦性心律，PR 间期 0.14 s，ORS 波群时限 0.14 s，V_1 导联呈 QS 型Ⅰ、V_5、V_6 导联呈 R 型，Ⅰ 导联 R 波降支中部切迹，aVL 导联呈 Qr 型，Q 波钝挫切，0.3 mV，呈类左束支阻滞型。下 3 条 V_1、Ⅱ、V_5 同步心律导联示：前段 R_1～R_5 为稍有不齐的窦性心搏，与上 3 条同导联 QRS 波群无异，需注意的是，R_3、R_4 后 TP 波的分离为显示 U 波倒置提供条件，后段 R_9～R_{13} 呈完全性右束支阻滞型，频率 66 bpm，无相关 P 波为伴，提示为加速型室性源。中段 R_6、R_7、R_8 为本图的明显变化段，与前、后两段稳定状态明显差异。R_6 稍推后发生，宽大畸形（Ⅱ 导联），其前有略变形无关 P 波（V_1 导联清晰），考虑为窦房结游走伴舒张晚期室性早搏。R_7 明显提早出现，形态与后段波形无异（提示同源），R_6R_7 间期 0.34 s，其前有无关 P 波，P 波与窦性 P 波相仿（见 V_1 导联，Ⅱ、V_5 导联似不同），与其后 R_8 前窦性 P 波间期（代偿间期）0.90 s，考虑为同步发生无关联的室性与窦房交界性（或房性）早搏。R_8 为延后出现，有相关窦性传导 P 波的心搏，突变的是 QRS 波群与前段窦性 QRS 波群对比，除时限明显缩窄（0.09 s）外，余无特殊。这种 QRS 波群的正常化，是早搏揭示 3 相阻滞，还是正常化室性融合波，需要鉴别。依据本例前后两段心电图特征性变化条件，即窦性基本心律伴类左束支阻滞与来自病侧左束支阻滞平面下的室性异位搏动和心律有几乎同步或同步共同激动心室致正常化窦-室室性融合波之可能，作为首选当在情理之中。此时两个冲动源能否恰好均出现在预定的时机乃诊断的关键所在。测定 R_8 与 R_7 及其后系列搏动完全符合该关键条件，故考虑为窦性激动心室占优的正常化室性融合波。如此来看，R_7～R_{13} 是短阵慢频率型室性早搏性心动过速（不排除并行性）。完成了上述主要判读后，本例还有以下两点需思考：①不典型或类

临床疑难罕见心电图图谱及解析

（假性）左束支阻滞，与真性左束支阻滞有何不同。2011 年 Strauss 提出真性左束支阻滞的新概念及标准。真性是指左束支完全丧失传导功能。并在传统左束支阻滞的诊断标准上提出 3 点补充意见：①QRS 波群形态。V_1、V_2 导联的 QRS 波群呈 QS 型或 rS 型，且 r<0.1 mV，aVL 导联的 q<0.1 mV。②QRS 波群时限。男>0.14 s，女性>0.13 s。③有 QRS 波群顿挫。在 I、aVL、V_1、V_2、V_5、V_6 等导联中至少有 2 个导联存在 QRS 波群的切迹或顿挫。对照本例并不完全吻合，故假性可能性大，左束支可能尚存残余传导。②R_8 后室性系列搏动前后窦性 P 波无踪无影，去哪了？是否与房性早搏逆传房结致窦性频率减慢或游走心律，窦性 P 波巧合性地叠落于 QRS 波群之中，形成等频性房室脱节，还是较严重的长时间窦性停搏，或是其他因素尚难判定。延长记录时间，捕获更多心电信息，有助于判别上述难点和疑惑，为临床诊治提供重要保障。

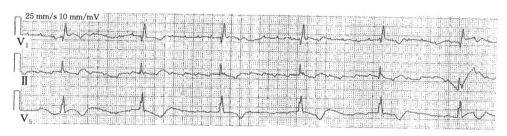

图 22-23　酷似 6:1 传导的低频率型心房扑动伴三度房室阻滞，伪装性右束支阻滞

　　患者，女，42 岁。心脏扩大，反复胸闷、气促一年余，血压 127/85 mmHg。临床诊断：扩张型心肌病，心脏扩大，心房扑动，三度房室阻滞。V_1、II、V_5 导联同步连续记录：P 波消失，代之以 F 波，F 波频率 215 bpm，鉴于病史及 F 波特征，考虑为低频率型心房扑动。心室波群缓慢匀齐，时限 0.12 s，频率 35 bpm，为逸搏心律。乍一看，FR 间期相同，房室间呈 6:1 传导，仔细测定，FR 间期仍有变化，如 FR_1 间期和 FR_5 间期分别为 0.22 s 及 0.26 s，互差 0.04 s，故房室间无传递关系，三度房室阻滞可定。宽大畸形的 QRS 波群形态特征是本例的特色所在，表现为 V_1 导联呈 rsR' 完全性右束支阻滞型，II 导联主波向上，无电轴左偏，R 波降支终末部宽钝切迹，V_5 导联则呈完全性左束支阻滞型（Rs 型，s 波<0.1 mV，R 波顶部切迹）。对于这种右胸导联显示右束支阻滞、左胸导联表现左束支阻滞（V_5 导联 S 波消失或变小）的奇怪现象，常称之为伪装性右束支阻滞，其有两种表现类型：①肢体导联伪装性。表现为胸导联右束支阻滞不变，肢导联呈左前支阻滞型，但 I 导联 S 波消失或变小，可有或无 q 波。②胸导联伪装性。右胸导联示右束支阻滞、左胸导联呈左束支阻滞。若左前分支阻滞未参与，电轴则正常。上述两型可在肢体导联和胸导联单独或同时发生。本例显然应归属于胸导联伪装性。不同的是伪装性束支阻滞几乎均见于窦性心律时，而本例发生于心房扑动时，由交界性逸搏心律揭示伪装性束支阻滞颇为罕见。鉴于这种特殊束支阻滞几乎均伴有严

重的器质性心脏病，心功能不全，本例与此吻合，故正确辨识有非常重要的临床意义。

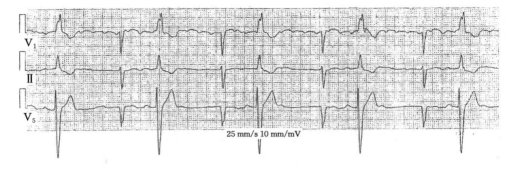

图 22-24　心房扑动伴三度房室阻滞及室性逸搏-室性早搏二联律

　　患者，男，80 岁。临床诊断：冠心病，病态窦房结综合征，肺源性心脏病，心脏扩大，心功能 Ⅳ 级。心电图 V_1、Ⅱ、V_5 导联同步连续记录：P 波消失，f 波替换，f 波频率 250 bpm，心室心律呈长（1.36 s）-短（0.76 s）、宽（0.12 s）-宽（0.16 s）异形（极性互异）交替二联律模式，各长、短 QRS 波群 FR 间期变化不一，故偶数交替性（4∶1 及 2∶1）心房扑动伴室内差异性传导当可除外，各长短周期之和 2.12 s 中均可见 8～9 个 f 波，考虑为室性逸搏及室性早搏二联律伴三度房室阻滞。本例为老年患者，心脏病变严重复杂，综合评估及其精准制订和实施有效治疗方案，尤为关键和重要。

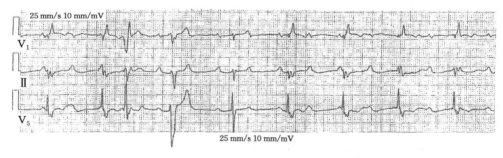

图 22-25　窦性心律，交界性逸搏心律伴完全性右束支阻滞，三度房室阻滞，
　　　　　　偶发室性早搏及室性逸搏，正常化室性融合波

　　患者，男，42 岁。三尖瓣下移矫治术后。心脏彩超诊断：右房室肥大，右心室流出道增宽，二尖瓣及肺动脉瓣轻度反流。心电图可见窦性 P 波有序整齐发放，频率 94 bpm，高宽异常。心室 QRS 波群宽大畸形，形态多变，偶见正常状态（R_5）。PR 间期长短不一，房率大于室率，长 RR 间距包含窦性 P 波>2 个，表明房室无传递关系呈三度阻滞。QRS 波群多呈完全性右束支阻滞型（0.16 s），RR 间期 1.16 s，频率 51 bpm，暂考虑交界性起源（不排除室性）。R_3 提早发生，宽大异形为室性早搏，1.00 s 后的 R_4 同样宽大畸形，主波向下，与众不

同，考虑为另源加速型室性早搏。特殊和尚需探究的是，正常形态、延缓出现（1.30 s）的 R_5 作何解释，若是交界性逸搏，则呈完全性右束支阻滞型者应为室性源，且应早于 R_5 出现（其逸搏周期<1.30 s），未出现是否与 R_4 有关，如此多链条纠缠，可能性较小。若是正常化的室性融合波，则有较明晰合理的依据如下：①频率吻合。呈完全性右束支阻滞型的逸搏频率符合交界性。②形态支持。R_5 形态介于 R_4 和右束支阻滞型之间，起始部与右束支阻滞源类似，说明该源先除极心室，主体及终末波与 R_4 相近，表明 R_4 室性源除极心室稍晚且占比较大。③时机合宜。R_5R_6 间期恰等于右束支阻滞型逸搏周期，R_4 相对提早是其表象，R_4R_5 方为该源逸搏周期。R_4 室性源隐匿性逆传交界区侵袭房室阻滞平面下右束支阻滞源交界性逸搏灶，使之节律重整，推后与 R_4 室性源几乎同步发生，是导致交界性逸搏灶为何不按时发放的原因所在。④发生机制可信。交界性逸搏灶先循左束支激动左心室。同时，右束支阻滞平面下的室性源稍后除极右心室，两者能否把下面提过来，殊途同归几乎同步完成心室激动，形成室性占优正常化的室室性融合波。

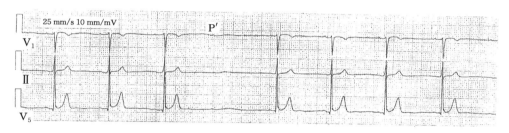

图 22-26　窦性心动过缓，非典型二度Ⅰ型房室阻滞，提示阻滞部位在希氏束内及低位起搏点功能低下

　　患者，男，14 岁。临床诊断：病毒性心肌炎。V_1、Ⅱ、V_5 导联同步连续记录示：基本心律为 P 波低小的缓慢窦性心律，PP 间期 1.12～1.22 s，差值<0.12 s，频率 49～53 bpm。R_1～R_3 其相关 PR 间期逐搏延长，分别为 0.18 s→0.20 s→0.22 s，延长增量相等（20 ms），P_4 后 QRS 波群脱落，为非典型二度Ⅰ型房室阻滞文氏现象。随后 R_5～R_7 的 PR 间期恒定为 0.14 s，R_7 为 0.17 s，有轻度延长，P_9 后因描记中断，后续难以判定，依据前文氏现象特征，推测仍然属同类型变化。众所周知，文氏型房室阻滞，发生机制是相对不应期延长为主，有效不应期略有延长，其阻滞部位大多发生在房室结内（约72%），少数可见于希氏束（7%）及双侧束支内（21%），后两者的 PR 间期逐渐延长递增量和总增量的幅度均很小。本例的特殊和罕见之处正是在于：①年龄偏小，窦性心律缓慢，临床病因较明确。②PR 间期延长的增量相等，且幅度很小（0.02 s），若以 R_4 之 PR 间期 0.14 s 为基值，总增量的幅度仅 0.8<220.14），也非常小，提示阻滞部位于希氏束的可能性大；③R_3、R_4 间期长达 2.40 s，未见下级起搏点发放冲动，提示低位灶起搏功能不佳；④房室传导文氏周期偏长，本例二度房室传导。对于这种貌似平常，其实不凡的心电图，切不可轻视大意。

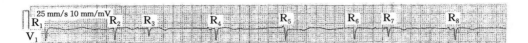

图 22-27　显著窦性心动过缓及不齐伴交界性逸搏-夺获伴室内差异性传导和
窦性停搏

患者，女，78 岁。临床诊断：冠心病。V_1 导联心电图示：R_4、R_8 为正常下传的窦性激动，PR 间期 0.13～0.15 s，略有不同。R_1、R_2、R_5、R_6 为双发的交界性逸搏，逸搏间期 1.46 s，频率 41 bpm，R_1、R_4 起始处有酷似 r 波的无关窦性 P 波重叠。R_3、R_7 与其前交界性逸搏搭配提前显现，QRS 波群振幅轻微降低变形，有相关窦性 P 波为伴，R_2P 间期及 R_6P 间期分别为 0.46 s 和 0.42 s，PR_3 间期及 PR_7 间期则分别为 0.24 s 和 0.28 s，符合 RP 间期与 PR 间期反比关系，可除外交界性逸搏-房性早搏、交界性逸搏-反复搏动两种情形，判定为交界性逸搏-夺获伴干扰性 PR 间期延长及室内差异性传导应无疑惑。这种发生于房室交界区及室内的双层干扰在夺获中较为常见，并非病理性。测量上述可见窦性 PP 间期为 P_1P_2 间期变化于 1.48～1.94 s 之间，频率 30～40 bpm，属显著的窦性心动过缓及不齐伴窦性停搏。回头再看 R_4、R_8 两次奇怪的心搏，皆接续于窦性夺获之后，两者之 RR 间期均为 1.42 s，略小于逸搏间期 1.46 s，理应正常一致性 PR 间期下传，然而却相差 0.02 s，推测成因如下：①R_4、R_8 因不满足窦性下传所需的真实 PR 间期（小于可下传的窦性 PR 间期），故与窦性 P 波无关联，均为频率稍加快的交界性逸搏；②两次心搏与其前窦性 P 波有关，因迷走神经张力变化或其他因素致 PR 间期轻微差异。

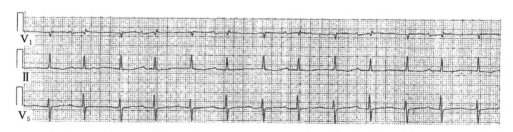

图 22-28　表现为 RR 间期长、短交替及 QRS 波群电交替的加速型交界性逸
搏-窦性夺获二联律

患者，男，28 岁。临床诊断：先天性心脏病，房间隔缺损。V_1、Ⅱ、V_5 导联同步连续记录：正常 QRS 波群长、短交替，长者 0.78 s，短者 0.74 s。其波形大体相似，电压高低有别，不同导联呈非一致性，如Ⅱ导联长者电压略高，短者略低，V_5 导联则长者较低，短者较高，显示同步多导联描记的优势。举足轻重的是，长 RR 间期中无心房波，短 RR 间期间存相关窦性 P 波（V_1 正负双向，Ⅱ、V_5 导联正向）清晰可见，RP 间期 0.48 s，PR 间期 0.26 s。据此

临床疑难罕见心电图图谱及解析

可除外加速型交界性逸搏伴房性或交界性早搏及反复搏动二联律之可能。判定为加速型交界性逸搏-窦性夺获二联律应无疑惑。如此罕见匹配一致的二联律是否为频率相同（40 bpm）互不侵扰（保护性阻滞的双并行源）的交界性逸搏心律和窦性心动过缓的巧妙相逢，还是有 2：1 窦房阻滞，值得考虑。此外，两种非同源性 QRS 波群电压交替性变化，原因何在？显然应考虑两种机制：①窦性夺获搏动伴室内差异性传导，交界性逸搏伴非时相性室内差异性传导，本例 RR 间期长短互差仅 0.04 s，且夺获 QRS 波群远离逸搏之 T 波，故窦性夺获伴室内差异性传导可能性较小；②窦性夺获心搏为原形（不伴室内差异性传导），交界性逸搏并非时相性室内差异性传导，此可能性较大。上述不定情形，询问对比既往图片、延长心电记录时间等，有效捕获到基本窦性周期，是破解迷局的关键所在。

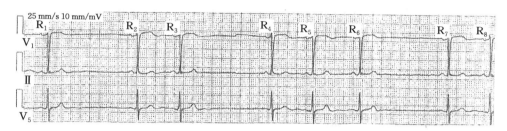

图 22-29　窦性周期欠一致的频发二度 Ⅱ 型不同比例窦房阻滞及其后 T 波改变

　　患者，男，46 岁。临床诊断：肥厚型心肌病，病态窦房结综合征。V$_1$、Ⅱ、V$_5$ 导联同步连续记录。本图有两大看点：其一是，短的窦性周期欠匀齐，变化于 0.88～1.00 s 之间（P$_4$P$_6$ 间期），3 个长的窦性间距 1.90～1.94 s，几乎恒定一致，前后两个长间期恰等于 P$_4$P$_6$ 间期。对于这种窦性短周期略异，而长周期无异（窦性停搏的反指征）的情形，尽管倍数关系测定受到影响，但用窦性停搏（表现为长间期差异较明显）解释显然过于牵强，诊断二度 Ⅱ 型窦房阻滞（窦房交接区的绝对不应期病理性延长所致）较合宜（1 个 p 波未下传心房，本例为不同比例 3：2、4：3 传导）。其二是，窦房阻滞长间期后第 1 个窦性心搏 T 波（V$_5$ 导联 R$_2$、R$_4$、R$_7$）正向降低，又称与慢心率相关的频率依赖性 T 波改变（包括增高、倒置等），其发生机制不明确，有如下推测：①长间歇使心室充盈期延长，舒张容积增加，导致心室复极变化；②长间歇后心肌收缩性改变有关；③长间歇使心室内压力上升，影响冠状动脉血流量变化致心肌血供失衡；④心室内血流动力学改变引发心肌纤维的伸展等；⑤其他未知因素。

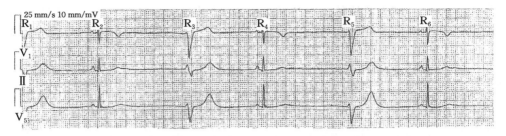

图 22 - 30   二度Ⅱ型或高度窦房阻滞致室性逸搏-延迟性夺获二联律

患者，男，60岁。临床诊断：冠心病，病态窦房结综合征。曾反复出现6次阿-斯综合征。心电图 V_1、Ⅱ、V_5 导联同步连续记录示：全图仅6次心室搏动，呈规律性宽-窄、长短交替发生。宽者0.16 s，长间期1.82 s，其前无心房波，为频率32 bpm的室性逸搏；窄者0.08 s，短间期（夺获或联律间期）1.64 s，其前有明显窦性 P 波相关，PR 间期0.14 s，为延迟性窦性夺获心搏。测量各室性逸搏前后的长窦性 PP 间距均3.46 s，频率仅17 bpm，尽管无窦性短周期可资对比，无法准确判定其倍数比例，然而如此规整低频率的窦性心律显然可除外显著窦性心动过缓、窦性停搏及二度Ⅰ型窦房阻滞之可能，丝毫不影响非他莫属的二度Ⅱ型或高度窦房阻滞（>1个或以上窦性 P 波下传心房受阻）之诊断。对于这种常具凶险性的心律失常类别，尽早及时地给予起搏治疗不容迟疑。本例反复发作阿-斯综合征，更是应紧急处置，刻不容缓。

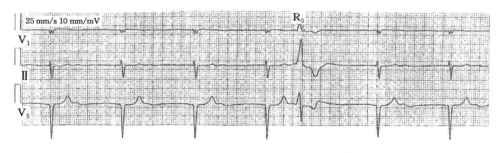

图 22 - 31   交界性逸搏心律伴室内传导阻滞，偶发室性早搏伴室房传导

患者，男，40岁。临床诊断：扩张型心肌病。V_1、Ⅱ、V_5 导联同步连续记录：基本心律呈缓慢增宽型，频率39 bpm，QRS 波群时限0.11 s，未见心房波踪影，不排除细颤型心房颤动，R_5 提早出现，宽大畸形，与基本节律 QRS 波群明显不同，其前仍无 P 波可寻，其后逆行 P 波却一清二楚，RP′间期0.19 s，判定室性早搏应无疑惑。依据这唯一的可见 P′波，不仅可除外心房颤动及心房静止之可能，也为基本心律判读为无显性逆行 P 波交界性逸搏心律（逆传4相阻滞或逆行 P 波与 QRS 波群重合）伴室内阻滞，而非室性源提供了佐证。室性早搏后代偿间期大于逸搏周期，代偿间歇不完全，提示交界性逸搏灶发生了心律重整。全图未见窦

临床疑难罕见心电图图谱及解析

性 P 波抛头露面，应考虑窦房结功能异常存在。

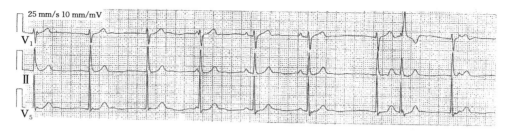

图 22 - 32　窦性心动过缓及交界性逸搏心律伴不完全性房室干扰脱节，偶见窦
房阻滞或窦性停搏致交界性逸搏反复搏动伴室内差异性传导

　　患者，女，42 岁。临床诊断：心肌病。R_1R_3 为交界性逸搏心律，频率 50 bpm。R_4、R_9
为有无关窦性 P 波相伴的交界性逸搏，前者窦性 P 波在前，后者窦性 P 波在后，仔细对比上
述两种逸搏 QRS 波群振幅及 R 波降支终末部变化，不难发现，R_1 之终末处有窦性 P 波重叠
变形，R_2、R_3 则为窦性 P 波叠加其中致电压略增，故 $R_1 \sim R_4$ 为交界性逸搏心律伴房室干扰
脱节。R_5、R_6 无疑是正常传导的窦性心搏。尚需解疑释惑的是、接续于 R_6 之长间期及 R_7、
R_8 发生了什么？可以确认的是，R_7 其前无 P 波，QRS 波群无异常，为交界性逸搏，其 R_6R_7
逸搏周期 1.46 s，明显长于逸搏心律周期 1.20 s。其后 R_8 提早发生，呈完全性右束支阻滞型，
R_7R_8 间期 0.52 s，形成逸搏早搏模式，应考虑如下可能：①交界性逸搏-早搏（房性或室性），
本例 II 导联可见逆行 P 波重叠于 R_7 之 ST-T 交接处，R_7P'间期 0.22 s，$P'R$ 间期 0.30 s，无
类似房性早搏支持，故早搏之可能性甚小；②交界性逸搏-夺获，R_7R_8 间若为窦性 P 波，成
立有据，本例为逆传 P' 波，与此不符，当可除外；③交界性逸搏反复搏动，本例 QRS-P'-QRS
序列及相关表象和发生室内差异性传导的条件（长-短周期）及波形特征（右束支阻滞型），
均支持与吻合此诊断，而窦性停搏或窦房阻滞则是引发该继发被动心电异常序列的原因所在。
患者的预后并非取决于逸搏本身，而是有赖于导致逸搏的病因。

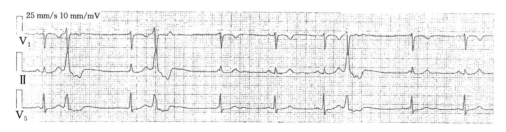

图 22 - 33　频发室性早搏伴室房传导及交界性逸搏

　　患者，女，53 岁。临床诊断：糖尿病。V_1、II、V_5 导联同步连续记录。窦性基本心律缓
慢，频率 56 bpm。R_2、R_4、R_8 宽大畸形，提早发生，其前无传导之心房波，联律间期

0.48 s，其后 ST-T 交汇处逆行 P 波一目了然，RP′间期 0.18 s，代偿间歇不完全，可判定为室性早搏伴室房传导并重整了窦性心律。3 个室性早搏后均以交界性逸搏伴其前无关重叠之窦性 P 波干扰受阻（窦性下传心室，逸搏逆传心房）为共性，R₂、R₈ 与窦性搏动配对，R₄ 则同交界性逸搏配对，形成逸搏早搏模式，是其个性所在。一致的联律间期，又提示均与心室内折返有关。

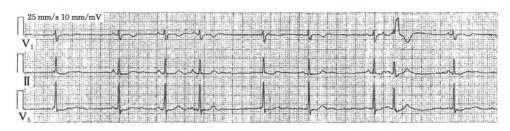

图 22-34　频发多源房性早搏及交界性逸搏，时伴室内差异性传导，慢频率依赖型 T 波改变

　　患者，女，59 岁。临床诊断：糖尿病，牙周炎。V₁、Ⅱ、V₅ 导联同步连续记录：R₂、R₃ 为正常传导的窦性周期，频率 60 bpm，PR 间期 0.14 s，QRS 波群时限 0.08 s。R₄、R₆、R₈ 不同程度提前发生，其前有形态各异的 P′波关联，可判为多源房性早搏，R₈ 呈常见的室内差异性传导呈完全性右束支阻滞型，P′R 间期干扰性延长 0.24 s，为显著提早的房性早搏伴房室及室内双重性干扰。R₇、R₉ 为房性早搏代偿间期后的窦性心搏，V₅ 导联 P 波形态略有变化，考虑与非时相性房内差异性传导有关。R₁、R₅ 形态与窦性无异、前者起始处有 P 波（窦性或房性）重叠干扰未下传，可判为交界性逸搏；后者终末部有心房波落入（见 V₁ 导联），P 波形态（Ⅱ、V₅ 导联平坦）与窦性 P 波有别，其与前房性早搏间距 1.56 s，为全图最长 PP 间期，考虑有如下可能：①交界性逸搏与房性逸搏干扰并存；②交界性逸搏及非时相性房内差异性传导；③交界性逸搏伴室房传导与窦性或房性灶致房性融合波。结合上述相关心电图看，①、②可能性大，R₁ 也可能与此有关。容易忽略的是，凡长间歇之心搏（包括房性早搏后窦性心搏及交界性逸搏 R₁，窦性心搏 R₂）T 波均明显正向降低（Ⅱ、V₅ 导联），这种与心动周期长短变化有关的 T 波改变，其产生机制和临床意义均尚未完全明晰，有待进一步探究。

临床疑难罕见心电图图谱及解析

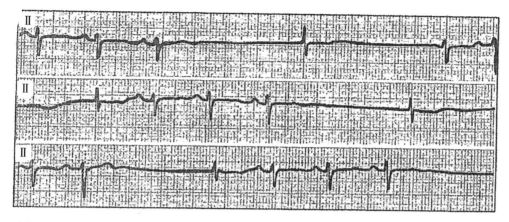

图 22－35　窦房阻滞或/和窦性停搏致交界性逸搏、房性逸搏-夺获及窦性
　　　　　QRS 波群阶梯样改变

　　患者，男，65 岁。临床诊断：原发性高血压，糖尿病，冠心病，病态窦房结综合征，既往有昏倒史 2 次。心电图 3 条系 Ⅱ 导联连续记录。表现两大征象：①延迟出现的逸搏。R_4、R_7、R_{11}、R_{14} 其前后无相关 P 波，QRS 波群时限正常，形态与窦性略异，可判为交界性逸搏伴非时相性室内差异性传导，其逸搏周期的明显迥异（1.00 s、1.88 s）考虑系该逸搏灶发生隐匿性传导被节律重整或频率发放失衡所致，R_5、R_{12} 均接续于交界性逸搏后，其前伴有相关正向的异形 P 波，逸搏周期不一，提示为房性逸搏。②多样频率一致的窦性搏动。$R_1 \sim R_3$ 波形（原貌）无疑是其一；貌似房性早搏的 R_6、R_{13} 窦性夺获伴轻度室内差异性传导形成房性逸搏夺获模式是其二；QRS 波群电压呈罕见递增型阶梯样重复性特殊改变的 $R_8 \sim R_{10}$ 和 $R_{15} \sim R_{17}$ 是其三。究其成因，我们认为，仍旧是非束支阻滞型室内差异性传导所致，只是表现为程度逐渐减轻直至消失这种模式而已，即第 1 个程度较重，第 2 个较轻，第 3 个消失恢复正常传导（QRS 波群原貌）。上述征象表明，窦房结功能已有病变和障碍，起搏治疗是有效和必要手段。

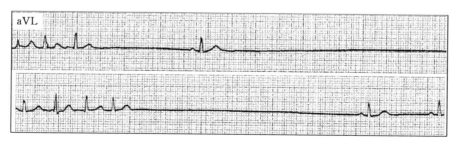

图 22－36　窦性停搏，窦房暂停，短暂非阵发性室上性心动过速

　　患者，女，67 岁。临床诊断：冠心病，病态窦房结综合征。aVL 导联记录：R_2、R_3、

R_6、R_7、R_8 提前出现，前后未见明显 P 波，QRS 波群时限 0.06 s，RR 不规整，频率 120 bpm，可能为心房颤动或房性心动过速，最长 R_8R_9 间期 4.28 s。其间未见逸搏发生，提示逸搏灶亦有潜在病变和障碍。

第二十三章

逸搏及逸搏心律、房室阻滞、束支阻滞、窦房阻滞、窦性静止

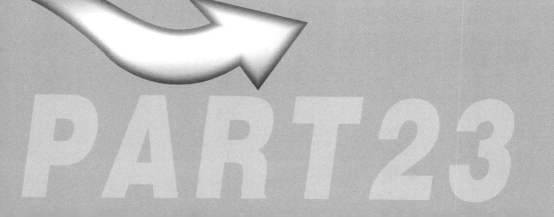

PART23

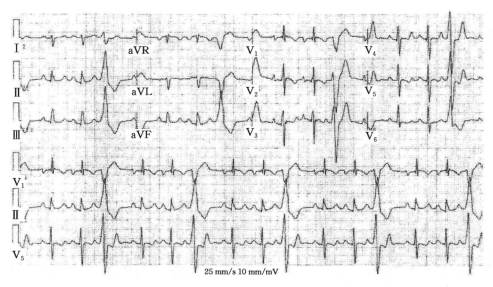

图 23 - 1　心房肥大，不完全性右束支阻滞，特宽型室性早搏三联律伴其后
　　　　　 P-QRS波群电交替

　　患者，女，31 岁。临床诊断：先天性心脏病，房间隔缺损，完全性肺静脉异位引流，心脏扩大。心电图示：窦性 P 波较高尖＞0.25 mV（Ⅱ导联），PtfV₁＞－0.04 mm·s，心电轴右偏，V₁ 导联呈 rsR′S′型，下壁导联（Ⅲ不明显）R 波呈钩形改变，符合房间隔缺损心电图征象。两个窦性心搏与一个提早的室性搏动三联律在下 3 条节律导联清晰可辨，窦性 PP 间期0.64 s，频率 94 bpm，室性早搏 QRS 波群时限 0.17 s，联律间期 0.44 s，代偿间歇完全。特殊的是室性早搏后出现了两种情形：①第一个窦性 QRS 波群电压较第二个窦性心搏明显降低（V₅ 导联），形成交替状，此征象较容易识别，完全可考虑为室性早搏后 QRS 波群改变；②第一个窦性 P 波 V₁ 导联呈正负双向，第二个则正向波消失呈负向，此变化容易忽略；③因室性早搏并未见逆传心房波，故产生非时相性房内差异性传导的可能性极小。有两种解释：一是 P波电交替，不论被掩盖于室性早搏中的窦性 P 波形态怎样，均为 3∶1 奇数型交替；二是正负双向窦性 P 波为原形，第二个窦性 P 波因受较长代偿间期影响，发生了心房内的非时相性房内差异性传导。如此看来，尽管被室性早搏替换的窦性 QRS 波群真相如何不得而知，其早搏后的窦性 QRS 电交替为自发性（与室性早搏及代偿间期无关）与 P 波电交替形成复合性交替的可能性也不能除外。上述罕见情形的有效鉴别在于室性早搏的消失或联律变更，延长描记时间无疑是快捷可靠之举。

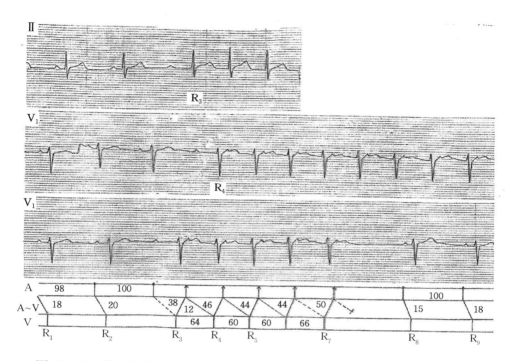

图 23-2　前向性房室结双径路传导诱发慢-快型房室结内折返性心动过速

患者，男，17 岁。因反复心悸不适来院就诊。心电图 3 条为 II、V_1 导联两条连续描记。窦性 P 波清晰可见，PP 间期 0.84～1.04 s，互差＞0.16 s，频率 57～71 bpm，为窦性心律不齐。醒目的两大亮点是：①窦性 PR 间期反复跳跃性延长，见于 II 导联 R_1～R_3 的 0.17 s→0.19 s→0.38 s，中条 V_1 导联 R_1～R_4 的 0.16 s→0.18 s＝0.22 s→0.38 s（窦性频率由快至慢），下条 V_1 导联的 R_1～R_3 的 0.18 s→0.20 s→0.38 s 及 R_8～R_9 的 0.15 s→0.18 s，窦性 P 波频率的变与不变，前者可除外罕见的 4 相性一度房室阻滞（V_1 导联下条 R_8～R_9 心率最慢）。后者佐证了前向性房室结双径路的成立。窦性短 PR 间期的非一致性渐长变化，提示快径路传导的欠稳定及文氏样变化。②慢径路传导诱发短阵反复性房室结内折返性心动过速（AVNRT），见于中条 V_1 导联的 R_4～R_{11}，下条 V_1 导联的 R_3～R_7，II 导联的 R_3～R_5，其共性特征是，每阵心动过速均始动于首个窦性心搏长 PR 间期后，且每个 QRS 波群后均可见逆传 P'波（II 导联浅倒，趋于等电位线），RP'间期 0.16 s，固定不变，RP'间期＜P'P 间期。个性特征有、P'R 间期并非一致，为 0.42～0.50 s，下条 V_1 导联梯形图显示 P'R 间期 0.46 s→0.44 s～0.44 s→0.50 s，呈非规律性 U 形变化（中条 V_1 导联也有类似情形），因 RP'间期一致，P'R 间期有别，故 RR 间期变化于 0.58～0.66 s 之间。上述征象提示窦性激动从慢径路下传心室后从固定的相对慢径路折返逆传心房，再次循更慢径路下传心室后又沿快径路逆传心房，如此循环复制，直至更慢径路下传受阻后心动过速终止。本例 RP 间期 160 ms，明显＞

80 ms，但并非 AVNRT 的绝对反指征，房室结内多经路参与的 AVNRT 时即可如此，可能为逆传通过相对慢径路或 P 波滞后传导所致，前者称为慢-慢型 AVNRT，后者称为 P 波传导滞后型 AVNRT，本例可判为后者。综上所述，本例表现为窦性心律时双径路传导自然发生，慢径路传导诱发 AVNRT 时从另一条更慢径路下传折返，形成一条慢径路逆传，更怕径路前传的慢-慢房室结内折返性心动过速，加上一条前传的快径路此患者存在房室结三径路。欣喜的是，本例后经心内电生理检测及射频消融术得以明确证实和根治。

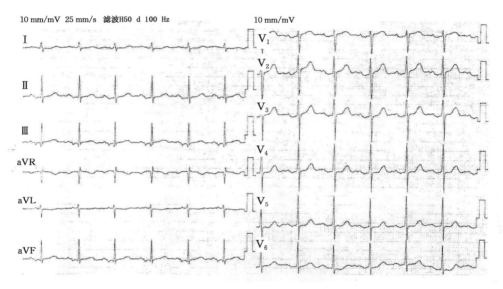

图 23-3　窦性心律，左心房肥大伴房间束阻滞及左心房逆传现象

　　患者，女，48 岁。临床诊断：风湿性心脏病，二尖瓣狭窄及关闭不全。心电图 6 导联同步连续记录：基本节律为窦性，频率匀齐，为 77 bpm，PR 间期 0.22 s。P 波特征性改变如下：①时限明显增宽＞0.16 s。②波形极性异常，见于多导联呈先正后负的双向变化，正向波时限（0.12 s）大于负向波时限（0.04 s），Ⅰ、aVL 导联为正向双峰增宽型，aVR 导联呈负向。同步导联对比可得 P 波终末部，有些接近或等于等电位线。上述征象需探究以下问题：①本例为风湿性心脏病患者，具备左心房肥大的临床基础，其 P 波的特征性双向改变及 P 波时限的明显延长，符合左心房肥大伴房间束阻滞及左心房逆传现象，若仅诊断左心房肥大显然欠妥。②本例多导联正向部分主导明显，负向波则较窄小，酷似心房复极波（Ta 波），有鉴别之需要。通常而言，Ta 波的显露较为困难，当呈现房室分离，房室阻滞（PR 间期显著延长的一度或二度、三度）时，方有机会显现和 P 波极性相反的真相 Ta 波，本例虽 PR 间期延长，但 P/PR 段＞2.6（正常比值是 1～1.6），远超正常上限，表明延缓在心房部位。同步多导联比对可见Ⅰ、aVL 导联终末波均直立，与其前主导正向波同向，更是 Ta 波的反指征，故可除外，实为左心房逆传所致。依据房间束阻滞程度可分为：①一度阻滞，常表现为二尖瓣

型 P 波。②二度文氏型和间歇性（Ⅱ型）阻滞，表现为间歇性正负双向波逐渐变化及固定交替改变。③三度阻滞，表现为固定持续性正负双向波异常或左心房未能除极所致的心房分离两种情形。正确判读这种特殊心房病变的临床意义在于：房间束阻滞伴左心房逆传现象，又称房间隔阻滞型 P 波，不仅是左心房肥大的高度特异征象，而且是房间束（尤其是 Bachmann束）完全性阻滞的标签，即肥大与阻滞并存的符号，还是较高发生率的快速型房性心律失常，特别是心房扑动的前奏。

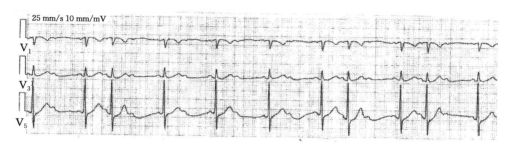

图 23-4　伴有 2∶1 阻滞的二度Ⅱ型房室阻滞

　　患者，男，57 岁。临床诊断：心肌病待查。同步 V$_1$、Ⅱ、V$_5$ 导联连续记录：窦性 P 波匀齐显现，频率 107 bpm（0.56 s），为窦性心动过速，P 波数目多于 QRS 波群数目，房室关系呈 2∶1 及 3∶2 传导，下传的 PR 间期固定一致为 0.16 s，因 PP 间期一致，等长的长 RR 间期恰为短 RR 间期的 2 倍，也佐证了 3∶2 传导之 PR 间期的不变性（若 PR 逐搏延长、长 RR 间期＜2 倍短 RR 间期），故为 2∶1 阻滞判定为二度Ⅱ型房室阻滞，而非Ⅰ型阻滞奠定了坚实的根基。因阻滞部位多在希氏束或希氏束以下，可能进展为三度房室阻滞或心搏骤停，故本例完善相关检查（优选动态心电图），排除某些罕见且容易被临床医生忽视的病因——心脏结节病（有文献报道 2∶1 甚至高度房室阻滞的原因），尽早确定病因，为治疗（优选起搏器置入）提供强大的支撑。

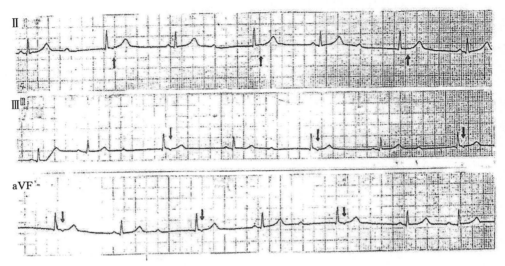

图 23-5　伴有交界性逸搏干扰的 3∶1 文氏型房室阻滞及交界性逸搏室房传导
　　　　　和房性融合波

　　患者，女，40 岁。临床诊断：病毒性心肌炎。心电图 Ⅱ、Ⅲ、aVF 下壁导联示：共性的是，窦性激动心室波群呈 qR 型，P 波规律有序发放，PP 间期 0.80～0.88 s，频率 68～75 bpm，房室传导呈下传 0.14 s→下传中断、QRS 波群脱落→交界性逸搏伴非时相性室内差异性传导（qR 型、R 波电压略高）→心房波下传受阻、QRS 波群脱落模式（见于 Ⅱ、Ⅲ 导联 R_4～R_7 及 aVF 导联 R_1～R_5），为 3∶1 房室阻滞伴交界性逸搏干扰，逸搏周期 1.36～1.40 s，频率 43～44 bpm，如同 2∶1 阻滞一样，是二度 Ⅰ 型还是 Ⅱ 型阻滞，尚难定夺。个性可见，Ⅲ 导联 R_1～R_3、aVF 导联 R_6～R_7 分别显示如下房室传导情形，即传导（0.12 s）→延长传导（0.16 s）→传导中断、QRS 波群脱落→交界性逸搏→逆行 P 波下传受阻、QRS 波群脱落，与下传（0.14 s）→延长传导（0.18 s）→描记中断。上述传导变化为判定 3∶1 房室阻滞伴交界性逸搏干扰属二度 Ⅰ 型提供了有力佐证。特殊的是交界性逸搏室房呈见两种表现：①完全性夺获，见于 Ⅲ、aVF 导联各逸搏的一致性逆行 P′ 波（向下箭头所示），RP′ 间期 0.12～0.16 s，表明逆传速度稍有不同。②不完全性夺获（房内绝对干扰所致房性融合波），见于 Ⅱ 导联 3 个逸搏室房传导的不同形态 P 波（向上箭头所示），其中 R_2 似呈负正双向、R_4、R_6 则低平矮小，几乎接近等电位线，且符合窦性 P 波的发生位相，提示为窦性激动与交界性逸搏逆传共同除极心房所致不同程度的房性融合波。

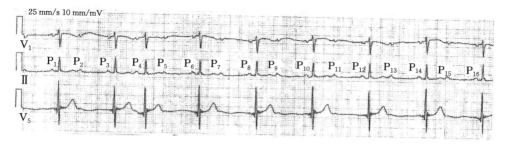

图 23-6　表现为 2∶1 阻滞的二度 I 型房室阻滞

患者，男，28 岁。临床诊断：病毒性心肌炎后 1 年来院复诊。V_1、II、V_5 导联同步连续记录：基本窦性节律 P 波按序发放，PP 间期 0.60 s，频率 100 bpm。RR_3 短间期 0.66 s，R_3R_4 较长间期 1.14 s，其相关房室关系呈 0.14 s→0.20 s→P 波下传受阻，QRS 波群脱落 3∶2 文氏型传导。余长 RR 间期均为 1.20 s，房室传导呈 2∶1 模式。因这种特殊类型的二度房阻滞既可以是 I 型阻滞，也可为 II 型阻滞，两种类型阻滞部位、临床意义及预后又迥然有别，故对其鉴别不容轻视。以下几点可资参考：①同次心电记录中有显性文氏型阻滞者，支持为 I 型阻滞；②PR 间期延长伴正常 QRS 波群者，应考虑为 I 型阻滞所致，若 PR 间期正常伴束支阻滞型 QRS 波群，则支持系 II 型阻滞；③迷走神经刺激（按压颈动脉窦或 Valsala 动作），房室阻滞加重则为 I 型阻滞，若改善则为 II 型；④阿托品试验或运动（仰卧起坐等）若改善房室阻滞，判为 I 型阻滞，反之，则为 II 型阻滞；⑤延长心电记录时间，若发现变更的房室传导比例，观察 PR 间期变化，若有逐渐延长，无疑是 I 型阻滞，若为固定无异，则为 II 型阻滞。对照本例，与①完全吻合，故 I 型阻滞确定无疑。告诫患者增强体质，丰富营养，追观随访是必要之举。

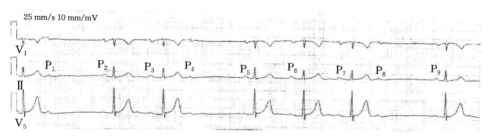

图 23-7　窦性心动过缓，频发受阻型房性早搏终止二度 I 型房室阻滞及其后
　　　　　T 波阶梯现象

患者，男，30 岁。近期因出现发热、心悸气促来院就诊。临床诊断：风湿性关节炎。V_1、II、V_5 导联同步连续记录：基本窦性心律匀齐缓慢，频率 58 bpm，$PtfV_1$ 值异常提示左心房病变。窦性 P_2、P_3、P_5～P_7 之相关 R 波传递关系分别为 0.22 s→0.26 s 和 0.22 s→0.26 s→0.28 s 呈逐搏延长文氏型改变。特殊和有趣的是，紧接文氏周期后下传心室无果的

P_4、P_8（P_1 虽前无记录，但表现推测同理），并非窦性 P 波，而是提前变形的非逆行性房性早搏 P 波，联律间期 0.86 s，固定无异，该早搏且引发了如下特殊情形：①因发生于前一窦性心搏 T 波之后，替代窦性 P 波程序终止了文氏周期，为早搏终止。本例与此不符；心房回波表现为正向性逆行 P 波，RP′间期短，极罕见，本例也与此不配，或窦房文氏型同步阻滞（PP 间期逐渐变短-突长，本例 PP 整齐，与此相悖）时。②有窦房结未受到侵袭的完全性代偿间歇，其产生机制可能是舒张早期的房性早搏和相向传导的窦性冲动，恰好于窦房交界区发生绝对干扰所致或房性早搏逆传时有房-窦传入阻滞。③早搏受阻代偿间歇后的窦性心搏 T 波发生了交替和递增样阶梯型改变（V_5 导联明显），显然，长间歇是导致心室复极 T 波变化差异及逐步回归的直接原因。上述情形若单看其中任意一种，似乎均入围不了罕见之列，然其组合并存于一体则十分罕见。若不仔细判读，上述情形变化临床心电解析中常被遗漏和误判，值得警觉。

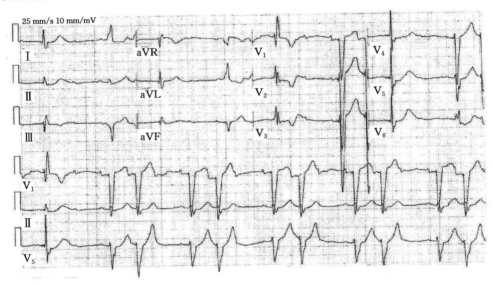

图 23-8　3∶2 二度 II 型房室阻滞伴完全性左束支阻滞及 QRS-T 波电交替，偶发室性早搏

　　患者，男，70 岁。临床诊断：糖尿病、冠心病。下 3 条 V_1、II、V_5 同步节律导联示：基本节律为窦性，频率 100 bpm，房室关系呈 3∶2 传导，形成 QRS 波群短-长交替的二联律，长 RR 间期为短 RR 间期的 2 倍（因窦性 P 波频率无异，下传之 PR 间期一致，为 0.19 s）QRS 波群时限 0.16 s，呈完全性左束支主干阻滞型（见上 3 条 12 导联）。上述征象表明房室二度 II 型阻滞伴完全性左束支阻滞提示阻滞部位在束支水平。R_1 提前发生伴长代偿间期，呈完全性右束支阻滞型，无相关 P 波，为全图唯一的室性早搏，因与主导窦性心律的左束支阻滞型恰好相反，符合与束支阻滞有关的室性并行心律形态特征，故不能除外此可能，对比既

往原图或延长心电记录时间有助于判别。此外，依据 P 波的有序匀齐性，可得该室性早搏 QRS 波群中有窦性 P 波叠落未下传，其 T 波之窦性 P 波也传导受阻。节律导联短 RR 间心搏 QRS-T 波振幅呈低、高样交替改变（V_1、V_5 导联明显，R_2 与其他低者稍有不同，提示为室性早搏后改变）是本例的特殊之处，有如下 3 种可能：①低者为原形，高者发生于长 RR 间期后，产生室内差异性传导及复极波变化（Ashman 现象）；②高者为原形，低者为与长间歇有关的 QRS-T 波改变；③低、高两者均非原形，分别发生了与长间歇有关的心室除极、复极变化和 Ashman 现象。对照和延长描记时间仍是破解真相最简便有效的手段。

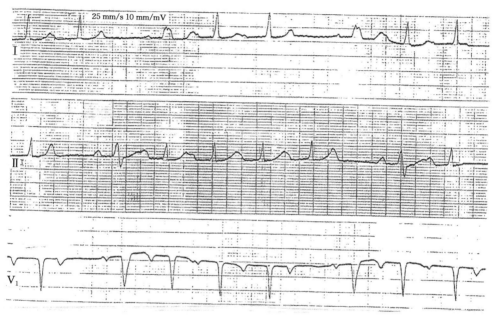

图 23-9　二度 II 型房室阻滞伴 4 相性左束支阻滞

患者，男，54 岁。临床诊断：冠心病。I、II、V_1 导联心电图表现，轮廓清晰，板块分明，分述如下：①房室传导呈文氏型（I 型）阻滞，见于规整匀齐（PP 间期 0.68 s，频率 88 bpm）的窦性心律中，房室传导比例不一，分别是 I 导联的 4：3、II 导联的 6：5、V_1 导联 PR 间期 0.28 s→0.30 s→0.32 s→0.36 s→∞逐搏延长直至 P 波后 QRS 波群脱落的 5：4 非典型文氏现象；其 0.02 s 微递增量的 PR 间期延长伴正常 QRS 波群，提示阻滞部位较低，在希氏束水平。②I 型阻滞长间歇（1.16～1.24 s）后的第 1 个心搏 PR 间期固定为 0.28 s，QRS 波群皆呈典型的完全性左束支阻滞型，表明为房室之间关系稳定的 4 相性左束支阻滞。通常而言，4 相性阻滞又称慢频率依赖型阻滞少见，几乎可见于心脏传导系统的任何部位，由于左束支 4 相阻滞的临界周期（心率）远比右束支短，故前者发生率高于后者。诊断标准为：异常 QRS 波群发生于心率慢时，心率快（高于临界心率）时即恢复正常传导，异常 QRS 波前有固定相关 P 波，PR 间期≥0.12 s；此现象应重复出现和正常心搏心室波群须除外超常传导，本例完全与此相符。其发生机制与舒张期自动除极速度加快、传导组织膜电位普遍降低、膜反应性降低及阈电位升高有关。③最短 PR 间期达 0.28 s，P/PR 段<1，表明房室交界区还有传导延缓（一度房室阻滞），有人认为是房室结内快径路持续性阻滞所致，其他下传或被阻滞的房室传导均只与房室结慢径路有关，即快径路前向阻滞，慢径路发生了文氏型阻滞。作者认为后者的可能性较小，除非患者心电图始终未见正常的房室传导间期（包括既往心电图及动态心电图检查）。由上可见本例集一度、二度Ⅰ型及 4 相性左束支阻滞于一体，构成其特殊罕见双平面复合性阻滞模式。

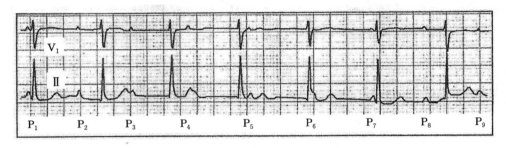

图 23 - 10　窦性心律，二度房室阻滞，加速交界性逸搏心律，混合性房室脱节

患者，男，48 岁。临床诊断：冠心病，病态窦房结综合征。既往有晕厥史。V₁、Ⅱ 导联同步记录。窦性 PP 间期 0.64～0.72 s，频率 83～93 bpm，心室 QRS 波群时限 0.07 s，RR 间期完全一致，频率 71 bpm，P 波游动于 QRS 波群前后各部位致 PR 间期长短不一。上述征象表明窦房结控制心房，加速性交界性心律掌控心室，两者之间呈脱节状态，酷似三度房室阻滞，然而室率较快达 71 bpm（远超过 45 bpm），不支持三度房室阻滞，且 P₁、P₅、P₆、P₇ 显然也无下传的空间，均应考虑有干扰因素参与。P₂、P₈ 发生于交界区生理性不应期以外的 TP 段，PR 间期分别为 0.30 s 和 0.28 s，仍不能形成夺获，提示尚存阻滞因素。当房室脱节表现为干扰和阻滞（一度及二度房室阻滞）两者并存时，即构成混合性房室脱节。为不同于干扰性和阻滞性两类脱节的一种特殊类型，临床心电判读中容易遗漏和误判。本例略有变化的窦率快于室率，窦性 P 波叠落于任何心电时相均不能下传夺获心室及加速性交界性逸搏节奏丝毫不乱的心电特征，皆提示与干扰和阻滞因素相关，符合二度房室阻滞伴混合性房室脱节。

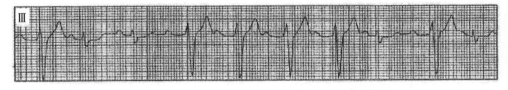

图 23 - 11　房室结双径路传导伴间歇性左束支阻滞

临床疑难罕见心电图图谱及解析

患者，女，72 岁。临床诊断：原发性高血压，冠心病，有心绞痛病史。心电图为Ⅲ导联描记。窦性 P 波匀齐发生，频率 79 bpm，房室及室内传导显示两种情形：①PR 间期轻度延长伴正常 QRS 波群型，见于 R₂、R₃、R₈、R₁₀心搏，PR 间期 0.24 s，QRS 波群时限 0.08 s；②PR 间期明显延长及异常 QRS 波群型，见于 R₁、R₄～R₇、R₉ 心搏，PR 间期 0.32 s，QRS 波群时限 0.16 s，考虑为左束支阻滞型。上述征象提示房室结顺向性双径路（快径路伴一度及慢径路）传导伴间歇性左束支阻滞。然而为何左束支阻滞始终与慢径路传导为伴，而与快径路无缘，走快径路前传时存在 PR 间期延长，是否为右束支的传导延缓和左束支阻滞同时存在，呈现 PR 延长和不完全性右束支形态，当走慢径路前传时，右束支传导延缓已恢复，呈现左束支阻滞的形态。是巧合还是其他成因，确实有待解读，行动态心电图检查解惑应是无创性诊断中最好的选项。

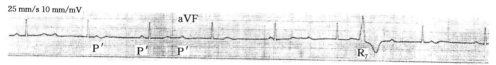

图 23-12　窦性心律不齐，交界性逸搏心律，三度房室阻滞，偶发室性早搏

患者，女，68 岁。临床诊断：冠心病。aVF 导联记录。窦性 PP 间期变化于 0.84～1.00 s 之间，频率 60～71 bpm，RR 间期规整，为 1.36 s，频率 44 bpm，QRS 波群时限 0.07 s，P 波散落游动于各 QRS 波群之间时相，PR 间期长短无序，为三度房室阻滞，交界性逸搏心律，R₇ 为提早异形的室性早搏，其 R₇R₈ 代偿间期与逸搏心律周期相等。本例窦性心律有不齐，最慢心率为 60 bpm，与逸搏频率相差不大，但这并不妨碍其三度房室阻滞的诊断可信度。诊断三度房室阻滞，房率大于室率并非必备条件，任何时相，尤其是 TP 段之时相室上性激动能否下传心室，方是判别的关键所在，若均下传受阻，即可判定为三度房室阻滞。因为，当窦房结或窦房交界区由于炎症、缺血等影响使其功能低下或受损时，发生频率过缓、窦性停搏、窦房阻滞时，房率可小于室率。国内文献可见房率慢于室率的三度房室阻滞即为佐证。

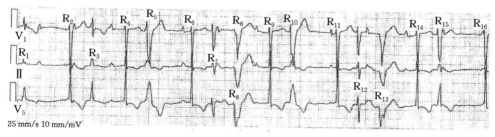

图 23-13　酷似三度房室阻滞的窦房结内游走心律伴频发多源室性早搏，时呈交替性二、三联律，异-异室性融合波

患者，女，27 岁。患糖尿病 10 年，近半年来出现胸闷、气促、头昏、下肢水肿，稍活动后症状加剧，血压 150/100 mmHg。临床诊断：糖尿病，原发性高血压，心力衰竭。心电图 V_1、Ⅱ、V_5 导联同步连续记录。本图变化多端，有点雾里看花，越看越花之错觉。然而仔细观察，仍有如下规律可循：①窦性 P 波以 R_8 为界呈两种形态变化（见Ⅱ导联），其前较圆较高，其后较尖矮，无过渡样 P 波，两者 PP 间期几乎一致，为 0.76～0.80 s，频率 75～79 bpm，R_{16} 之前 P 波似呈正负双向，提示为间歇性房内传导变异或非典型窦房结内游走心律。②R_1、R_3、R_5、R_{10} 为单个提早、形态多变、配对一致的多形性室性早搏，其中 R_5、R_{10} 同形伴倒置 T 波（见 V_5 导联），提示为心室折返径路内多径路等速折返（即传出支有多条径路、多个出口，但传至心室所需的时间是相等的）R_7R_8、$R_{12}R_{13}$ 为成对室性早搏，R_7、R_{12} 联律间期与单个室性早搏无异，R_8、R_{13} 则基本同形，两者构成二、三联律（真三联）交替模式（R_4～R_{16}），R_{15} 形态介于 R_5 和 R_8 之间，不排除异-异室性融合波之可能。③房室传导多变，PR 间期长短不一，酷似三度房室阻滞，实际测析可见，部分窦性 P 波因叠加于室性早搏 QRS 波群中或 ST 段，发生干扰性下传中断，其他窦性 P 波则均不同程度下传心室，形成多变的 PR 间期。且多符合 RP 间期 PR 间期反比关系。如 R_1 T 波终末处之 P_1 波以 PR 间期 0.68 s 缓慢下传心室（可能为慢径路），R_4、R_6 其前相关 PR 间期分别为 0.32 s 和 0.20 s，其他 R_9、R_{11}、R_{14}、R_{16} 则依次分别为 0.29 s、0.12 s、0.24 s、0.13 s，这种房室传导的漂浮不定，均与室性早搏隐匿性逆传房室交界区深浅不同致该部位不应期变化有关。并非真正的病理性一度房室阻滞，更不是三度房室阻滞。因此，分析时尤要细心，注意配角（室性早搏）给主角（窦性房室传导间期）带来的干扰和影响，避免误诊。

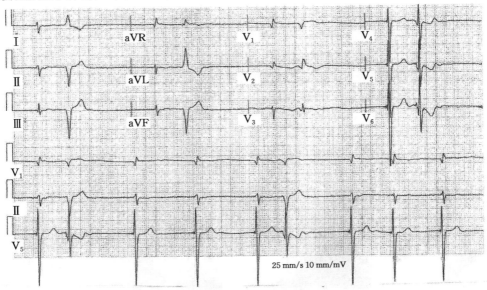

图 23 - 14　慢率型心房颤动伴二度房室阻滞，偶发室性早搏伴倒置 U 波，右心室肥大

临床疑难罕见心电图图谱及解析

患者，女，65 岁。有心房颤动病史 30 余年。临床诊断：风湿性心脏病，二尖瓣狭窄及关闭不全，心房纤颤。心电图可见，P 波消失，代之以极细小的颤动波（结合病史及病程），心室率约 55 bpm，心电轴+150°，QRS 波群时限 0.10 s，V_1、V_2 呈 qr 型，V_5、V_6 呈 qRS 型，为右心室明显肥大。心室心律 RR 间期（见下 3 条节律导联连续记录）呈规律中有不规律分布：①$R_3 \sim R_5$ 间隔匀齐，规律出现，频率 46 bpm，与心房颤动 RR 间期绝对不一相悖，考虑为短阵交界性逸搏心律，提示合并有二度房室阻滞；②$R_7 \sim R_9$ 间期长短有别，符合心房颤动下传心室不规律特征。此外，R_2、R_6 为提前异形、配对一致（0.62 s）伴类代偿间期的室性早搏，①和②分别伴随其后，看似平淡无奇的单源折返性室性早搏，实有常被忽视之内涵，即室性早搏伴倒置 U 波（V_5、V_6 导联清晰）。临床心电诊断实践中，对于窦性心律伴 U 波倒置已充分知晓和关注，然而发生于异位心律，尤其是常见的室性早搏者，则至今仍常被遗漏和轻视。早期我们曾报道分析了 72 例，依据室性早搏其 T-U 波方向及时距分为同向分离、同向融合、异向分离和异向融合 4 种类型，其中同向分离型最多见，常见于各种器质性心脏病及 V_5、V_6 导联，是判定病理性室性早搏的一项新指标，对照本例与此完全吻合。虽对其产生机制如同 U 波成因未明一样，尚待解答，但充分认知该早搏心电征象意义匪浅，不容怠慢。

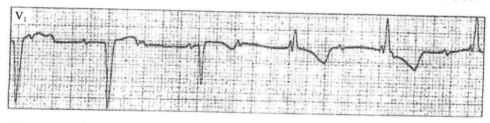

图 23-15　窦性心律，三度房室阻滞，交界性逸搏心律伴互转型左、右束支阻滞及右束支直接显示性文氏现象

患者，女，23 岁。临床诊断：病毒性心肌炎。V_1 导联心电图示：窦性 P 波有序匀齐发生，频率 115 bpm，心室率 60 bpm，PR 间期长短不一，提示房室无传导关系。逸搏心律 RR 间期不变，QRS 波群形态多变是本图的关键点，表现如下：①R_1、R_2 时限 0.12 s，呈 QS 型，为完全性左束支阻滞图形；②R_3 时限 0.08 s，呈 rS 型，为正常图形；③R_4 时限 0.10 s，呈 rsR′型，为不完全性右束支阻滞图形，R_5、R_6 时限 0.12 s，呈 rsR′型，为完全性右束支阻滞图形。对此，考虑形成机制如下：①单源交界性逸搏心律伴交替性左、右束支阻滞及文氏现象；②右束支阻滞者为交界性起源下传，左束支阻滞型者源自右心室，后者先发放冲动控制心室形成 R_1、R_2 随后交界性和室性源两者同步或几乎同步除极心室形成完全正常化的室性融合波（R_3）和轻度正常化的不完全性右支阻滞型室性融合波（R_4），直至交界性源完全掌控心室形成 R_5、R_6；③左、右双源室性起搏灶分别交替控制心室，转换中同时或几乎同时发放冲动，各自分别激动一侧心室，形成所占比例渐变形的特殊正常化 M 室性融合波。可见②及③这种表现为室性融合波的伪性直接显示型右束支阻滞文氏现象，显然与真性文氏型右束支

阻滞迥然有别。本例房室传导呈三度阻滞伴左、右束支阻滞图形，无 RR 频率改变参与，提示阻滞部位为双层阻滞（交界区和束支内）可能性大。积极治疗，追观随访，必要时予以起搏器置入，均是有益有效之举。

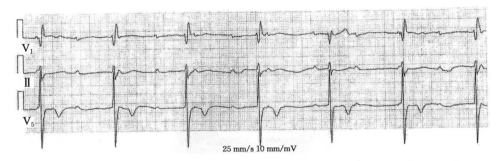

图 23-16　窦性心律，交界性逸搏心律伴右束支阻滞，三度房室阻滞

　　患者，男，64 岁。有多次阿-斯综合征史。临床诊断：扩张型心肌病。心电图 V_1、Ⅱ、V_5 导联同步连续记录。窦性心律，PP 间期 0.78～1.00 s，频率 60～70 bpm。QRS 波群宽大畸形，匀齐发生，时限 0.15 s，呈完全性右束支阻滞型（不排除合并左前支阻滞），频率 40 bpm，PR 间期长短无序，表明房室之间无传递，为三度房室阻滞。有待解析的是，既无延迟，也不提前的 R_5 却与众不同，QRS 波群时限变窄为 0.11 s，呈不完全性右束支阻滞图形，早搏及逸搏所致的 QRS 波群正常化可能性不大。最合理的解释机制是：该心室波群为交界性逸搏心律，下传心室时，右束支为重度一度阻滞，即右束支传导的缓慢程度属重度延长，窦性激动先沿左束支下传完全除极左心室后，再经室间隔使右心室除极，心电图表现为完全性右束支阻滞，与真性完全性（三度）束支阻滞图形无异，给鉴别带来困惑。下列心电图征象可提供诊断线索：①完全性右束支阻滞与不完全性右束支阻滞有相互转换；②转为正常心电图；③合并左束支阻滞以后 PR 间期延长，QRS 波群时限正常或轻度延长；④早搏后右束支阻滞图形消失；⑤右束支阻滞的 QRS 波群时限不一，有动态变化（如 0.12 s 和 0.14 s 两种）。对照本例显然与①吻合，可判为重度一度右束支阻滞。结合患者病史，紧急置入起搏器治疗刻不容缓。

临床疑难罕见心电图图谱及解析

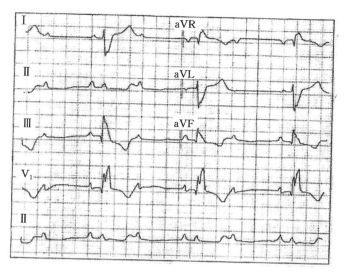

图 23 - 17　室内三支阻滞

　　患者，男，70 岁。临床诊断：冠心病，高脂血症，糖尿病。心脏彩超：各房室大小正常，二尖瓣轻度反流。心电图为同步连续记录。窦性心律，心房率 84 bpm，心室率 42 bpm，PR 间期 0.20 s，表明房室呈 2∶1 传导。心室波群宽大畸形，时限 0.16 s，心电轴+120°，呈 Q Ⅲ、S Ⅰ 型，V_1 呈 qR 型，符合完全性右束支并左后分支阻滞征象。本例为双支阻滞+房室传导 2∶1 阻滞，显然应考虑与三分支阻滞相关。此时的房室传导 PR 间期代表传导速度快的一支下传心室的状况，QRS 波群为传导速度慢的束支阻滞图形，心电轴偏移则取决于左前或左后分支阻滞程度。一般有如下 3 种类型：①右束支阻滞及左前分支阻滞+房室阻滞型（常见）；②右束支阻滞及左后分支阻滞+房室阻滞（少见）；③间歇性发生右束支阻滞、左前分支阻滞及左后分支阻滞（罕见）。本例显然归属于②，为右束支阻滞及左后分支阻滞合并 2∶1 左前分支阻滞。室内三支阻滞患者，往往表明阻滞部位在束支，病变程度较重，预后不良，尽早选择起搏治疗应是重中之重。

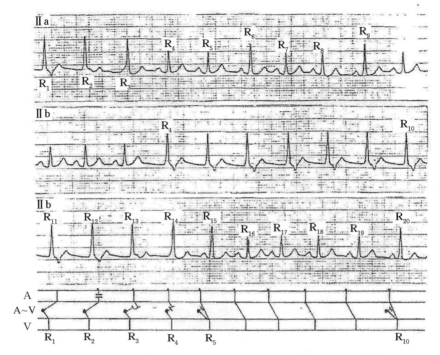

图 23-18　短阵反复非阵发性交界性心动过速伴窦-交室性及房性融合波

患者，女，18岁。临床诊断：病毒性心肌炎。心电图Ⅱ导联3条系同次记录，第1、第2两条为连续记录。Ⅱa、Ⅱb连续记录的中间段为窦性心律，P波形态略异，频率85～105 bpm，QRS波群呈 R 型、时限 0.07 s，PR 间期 0.16 s。首尾两部分为较窦性 QRS 波群振幅增高、时限略宽（0.08 s）伴逆行 p 波的交界性源，RP′间期 0.12 s，频率 90～96 bpm，为非阵发性交界性心动过速伴非时相性室内差异传导。两者交替转换时并无明显提早、延迟征象，ⅡaR₂ 终末和 R₃ 起始重叠有干扰性窦性 P 波下传受阻，致 R₂、R₃ 逆传心房无果。R₆、R₉ 电压介于窦性及交界性之间，房室传导时间与窦性 PR 间期几乎相同，提示乃窦性激动和交界性激动共同下传心室所致的室性融合波，即窦-交室性融合波，而非真性 QRS 波群电交替。可见，除有适合的融合时相及 PR′间期＜窦性 PR 间期外，借助交界性源 QRS 波群原形比对，是判定该特殊融合波的关键所在。同理第3条如梯形图所示 R₅、R₁₀ 亦为 PR 间期稍短的窦-交室性融合波。R₁～R₄ 为交界性心动过速，R₃、R₄ 与窦性 P 波发生生理性干扰致顺传心室及逆传心房皆无果，R₁ 逆传成功，R₂ 逆行 P′波倒置变浅，形态介于窦性 P 波与逆行 P 波之间，符合窦-交房性融合波征象。综上所述，短阵交界性心动过速伴室房传导及窦-交室性及房性融合波的形成，皆与窦性频率的快、慢变化有关，即两节律点发生频率争夺战，窦率较快时，交界性心动过速隐退，反之，交界性源心动过速显露，交换过渡时则多发生房室干扰、房内干扰（房性融合波）及室内干扰（室性融合波）。国内王思让等通过对 135 例非阵发性交界性心动过速进行分析，发现是否合并房室脱节其发病原因不尽相同，不合并者 63 例，主要见于一部分正常人（占 38.1%）；合并者 72 例，绝大多数（97.2%）见于器质性心脏病及周身疾病。其中多数患者出现于急性心脏损害和洋地黄过量。本例房室脱节未达标（23 次房室干扰），显然与描记长度有关，符合病毒侵袭心肌急性损害的临床诊断。

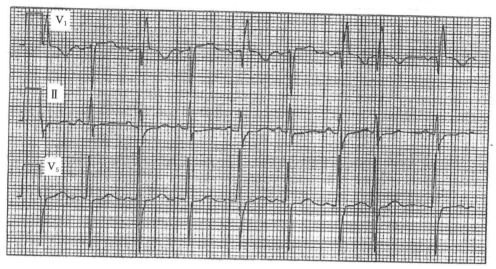

图 23-19　窦性心动过速，交替性右束支及 B 型左中隔支阻滞，偶发房性早搏
　　　　　 伴右束支及左中隔支阻滞型室内差异性传导

　　患者，女，18 岁。临床诊断：发热、胸闷查因。心电图 V₁、Ⅱ、V₅ 导联同步记录。窦性心律，频率 111 bpm，PR 间期 0.14 s。V₁ 导联 R₁～R₇ 呈交替性改变，奇数者呈 QR 型，时限略宽 0.11 s，Ⅱ、V₅ 导联 S 波宽钝，起始 R 波无变化；偶数者呈 rS 型，时限正常 0.08 s。因 PP 间期及 PR 间期一致，无起始预激波，故可除外交替性预激征、间壁心肌梗死，判为交替性 B 型（又称 I 型）左中隔支阻滞伴不完全性右束支阻滞。R₈ 提早发生，QRS 波群图形与双支阻滞者相仿，有相关 P 波，代偿间歇不完全，为房性早搏伴不完全性右束支及 B 型左中隔支阻滞型室内差异性传导，代偿间期后 R₉ 窦性心搏仍呈双支阻滞改变，提示该阻滞 3 相性可能性较小。B 型左中隔支阻滞较 A 型明显少见，其间歇性阻滞的病因，Gambett（1973 年）报道分别有侧壁和下壁心肌梗死史，认为是缺血（或自梗死处）心肌产生的代谢物暂时性影响了局部传导系统的功能所致。Nakeya 等也认为左中隔支对缺血或异常代谢产物非常敏感，故其病损常见于缺血性心脏病、糖尿病和心肌病等。本例为年轻发热患者，涉及右束支及左中隔支阻滞，是否为感染灶释放体内代谢产物异常所致，尚难确定，查明病因、治疗好转后复查再无心电异常，应是最好的验证。

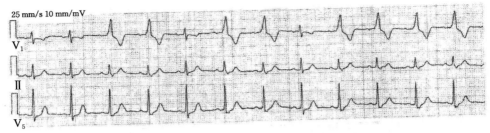

图 23-20　窦性心律，间歇性完全性右束支阻滞

患者，男，50 岁。高热 3 天伴心冲气促，临床诊断：病毒性脑炎。心电图 V_1、Ⅱ、V_5 导联同步连续记录：窦性心律匀齐，频率 73 bpm，PR 间期 0.17 s。R_1、R_2、R_5、R_8 为窦性激动正常下传，其余心搏均呈典型的完全性右束支阻滞型，表明为间歇性右束支阻滞，需注意的是，频率无明显变化时，对于间歇性右束支阻滞的归属分型（位相性或非位相性）尚存困难，本例因窦性频率一致，故也难以正确判定，若自身窦性频率有明显变化或见其他造成窦性周期不等的心律失常，均未见右束支阻滞消失，则可确认为非位相型（无频率依赖），反之，应判定为位相性（频率依赖型）。动态心电图检查是有效的判别手段，既往心电图的询证则更简便实用。通常认为发生右束支阻滞临床意义不大，但有研究表明，完全性右束支阻滞与心血管风险和全死因死亡率有关，发生于急性心肌缺血时或伴有其他分支及房室阻滞的不容轻视，还有研究发现完全性右束支阻滞患者可能也存在心室颤动和 Brugada 综合征，此类患者发生心室颤动的概率比正常人要高。Ozeke 等研究发现 Brugada 综合征在心电图上有可能会被完全性右束支阻滞所掩盖，3.1% 左右隐藏 Brugada 综合征。故对完全性右束支阻滞患者，需客观谨慎综合评估，尽量避免重大危害。本例得益于间歇性完全性右束支阻滞（有正常窦性心搏）之可鉴别窗口，Brugada 综合征可能性甚小。

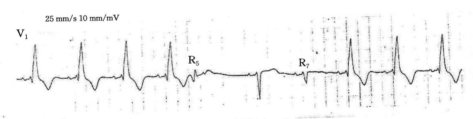

图 23-21　室性早搏出现右束支阻滞文氏现象

患者，女，45 岁。临床诊断：病毒性心肌炎。V_1 导联心电图示：窦性心律，P 波按序匀齐显现，频率 79 bpm，PR 间期 0.15 s，R_1R_4、R_8R_{10} 呈典型的完全性右束支阻滞型（rsR' 型），R_5 为提前异形、代偿完全（ST-T 交接处有清晰之窦性 P 波生理性干扰下传中断）的室性早搏。有趣的是，该早搏随后的 3 次窦性心搏心室除极波呈现右束支阻滞文氏现象，即正常→不完全性右束支阻滞（S 波明显变浅、QRS 波群时限稍延长的早期特殊类型）→完全性

右束支阻滞。本例右束支文氏型阻滞与常见的直接显示型不同，发生于室性早搏长代偿间期后，其机制也可能有所差异，R_6 正常心搏提示右束支阻滞为 3 相性或功能得以暂时改善，R_7 及其后（心率恒定时）通常均应表现为完全性右束支阻滞，本例则不然，R_7 呈右束支不完全性阻滞型，提示经病变束支下传延迟程度小于 $0.04\sim0.06$ s，R_8 因下传延缓超过 $0.04\sim0.06$ s，故冲动从对侧左束支下传，产生完全性右束支阻滞图形。这种继发性文氏型阻滞可能并非 3 相性。延长记录或动态心电图检查有助于判别。

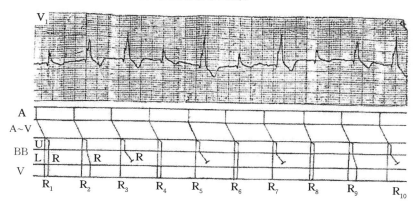

图 23 - 22 交替发生的不完全性隐匿型及直接显示文氏型右束支阻滞

患者，男，66 岁。临床诊断：冠心病，陈旧性心肌梗死。心电图 V_1 导联示：窦性心律，PP 间期 0.70 s，频率 85 bpm，PR 间期 0.16 s。心室除极波呈 qR 型，符合陈旧性心肌梗死。奇趣的是，短短 10 次心搏所构成的右束支阻滞 QRS 波群规律性变化。特征如下：①逐渐增宽的 QRS 波群，首尾 R_1R_3 及 R_8R_{10} 两段（每 3 个 1 组），呈 0.09 s→0.12 s→0.14 s 完全一致的文氏型变化，因 PP 间期及 PR 间期均无异，故可除室性融合波、舒张晚期室性早搏、预激综合征、频率依赖性束支阻滞，符合右束支阻滞直接显示文氏现象总体征象。本例特殊的是，QRS 波群形态并非呈正常→不完全性阻滞图形→完全性右束支阻滞图形逐渐演变的模式，而是由不完全性阻滞→假性完全性阻滞→真性完全性阻滞图形渐变的特殊模式，提示 QRS 波群时限＞0.12 s，并非真性完全性阻滞的上限，尚有浮动的空间（因为，体表心电图的完全性束支阻滞并不意味着一定有解剖中断致传导受阻，只要传导延迟达一定程度，就可显现完全性阻滞图形）。其产生机制可能与右束支双层阻滞相关。如梯形图所示：右束支上段（近端）有传导延缓（一度阻滞），下段（远端）呈文氏型阻滞，形成 3：2 文氏现象。②窄、宽交替的 QRS 波群，见于 $R_4\sim R_7$ 两组，窄者 0.09 s，为不完全性阻滞；宽者 0.14 s，系完全性阻滞，与①不同的是少了 0.12 s 中间型的假性完全性阻滞，完全符合不完全性隐匿性右束支文氏现象。本例两种类型的右束支阻滞文氏现象交替发生是极罕见的，也表明了其关联性。

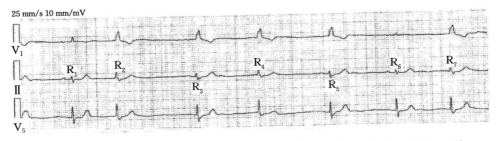

图 23-23　窦性心动过缓及不齐，间歇性右束支阻滞，交界性并行心律

　　患者，男，84 岁。临床诊断：冠心病，病态窦房结综合征。心电图 V₁、Ⅱ、V₅ 导联同步连续记录：窦性心律缓慢，频率 38～53 bpm，PR 间期 0.20 s。心室波群呈现如下 3 种情形：①正常形，见于 R_1、R_6；②完全性右束支阻滞型，见于 R_3、R_5，与①有相同的房室传导时间，据此，可判定右束支阻滞为间歇性；③完全性右束支阻滞另型，见于提早出现，联律间期显著差异的 R_2、R_4、R_7，阻滞形态与②略有不同（V₁、V₅ 导联明显），考虑交界性起源可能性大，逸搏之间距 R_2R_4 间期及 R_4R_7 间期分别为 3.04 s 和 4.12 s，有最大公分母平均值（异位周期）1.02＝1.01 s，变异范围＜±1%，完全符合并行心律之诊断标准。鉴于本例右束支阻滞心率跨度较大并夹有正常心搏，是否为罕见的 3 相及 4 相性右束支阻滞并存的频率依赖性混合型束支阻滞，由于记录时间有限，尚难确定。然而无论是相性阻滞或非相性阻滞，均表明右束支有潜在病变，与病态窦房结综合征有关的窦缓更是须高度关注，适时起搏器治疗应是明智选项。

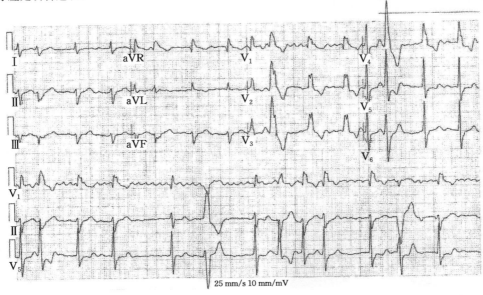

图 23-24　尖端扭转型心房扑动，3 相性右束支阻滞，偶发多源室性早搏

患者，男，85岁。临床诊断：原发性高血压，心力衰竭。心电图上下6条（下3条为连续描记的 V_1、Ⅱ、V_5 节律导联）记录。本例有如下特色：①P波消失被F波替换，频率333 bpm 以 R_9 为界，之前心房扑动波为正向，之后者则为负向，显示极性扭头，即心房波波峰逆转现象；②R_2、R_6、R_8、R_{12} 为联律间期各异的室性早搏；③右束支阻滞呈两种情形，凡心室周期小于1.00 s（节律 V_1 导联的 $R_{10}R_{11}$）时，呈完全性右束支阻滞，当 RR 间期＞1.08 s 时（节律 V_1 导联的 R_6R_7）时，呈不完全性右束支阻滞，表明右束支阻滞程度依赖于心率变化。R_4R_5 间期与 R_6R_7 间期分别为1.26 s和1.08 s，差异较大，逸搏（R_5、R_7）QRS波群正常化的可能性较小。上述①、②、③构造了本例的罕见特色。

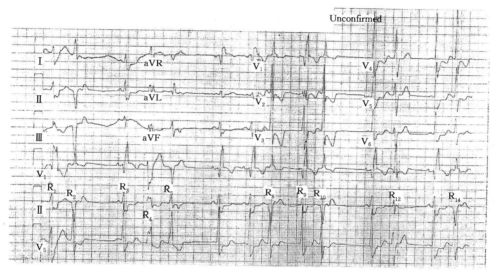

图 23-25　频发多源室性早搏，时呈二联律及成对，完全性右束支阻滞

患者，男，56岁。临床诊断：冠心病。因胸闷、气促3天来院就诊。心电图为同步6导联连续记录（下3条系节律导联描记）。窦性心律，PP间期0.72 s，频率83 bpm，PR间期0.16 s，QRS波群时限0.15 s，呈完全性右束支阻滞。可见繁杂多形态的室性早搏：①R_1 特宽型，QRS波群时限0.21 s；②多发短配对型，见于 R_2、R_8、R_{10}、R_{14}，配对一致，尚需注意的是，其中 R_2、R_{10} 伴室房传导有逆行P波，R_8 则考虑为窦性P波生理性干扰延长（0.68 s、不除外慢径路）下传 R_9，R_{14} 是否同理，因描记结束尚难确定；③R_4 长配对型，呈左束支阻滞图形，④R_5 呈类左束支阻滞型伴逆行室房传导（aVR、Ⅰ、aVF清晰）；⑤R_{12} 中长配对型，QRS波群终末部有窦性P波重叠，代偿间歇完全。如此多源的室性早搏及成对和宽QRS波群右束支阻滞符合器质性心脏病所致。

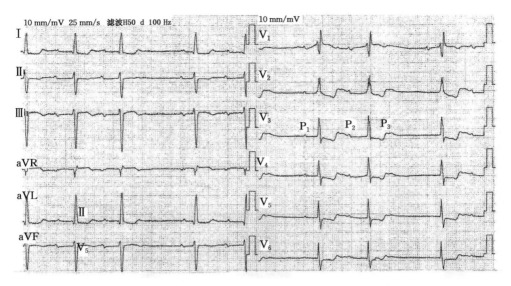

図 23 - 26　二度Ⅱ型房室及窦房阻滞伴完全性右束支及左前支阻滞

　　患者，女，55 岁。临床诊断：糖尿病、冠心病。肢、胸 6 导联同步记录：窦性心律，P 波按序发生，初看 R_4R_5、R_6R_7 呈两组完全相同的 3：2 房室传导文氏现象，PR 间期呈 0.28 s →0.40 s 传导中断模式。细看有所不同的是：①QRS 波群脱落的长间歇中未见明显下传心室受阻的窦性 P 波；②长 PP 间期小于短 PP 间期的 2 倍。③长、短 PP 间期各自完全一致。这些不同显然与二度Ⅰ型房室阻滞特点不符。其成因如下：①并存有窦房传导同步阻滞；②心房回波终止文氏周期；③被房性早搏终止；④被室性早搏掩盖；⑤伴有显著的窦性心律不齐。本例同步 6 导联记录长间歇中未见任心房波痕迹，且无论短 PP 间期与长 PP 间期均绝对无异，故可除外②～⑤之可能。考虑为双重性或双层性文氏现象①所致。R_1～R_3 则为＞3：2 的窦房及房室传导文氏型同步阻滞。按公式可得窦性周期为 0.85 s（0.94＋1.62＝2.56/3＝0.85），频率 70 bpm。可见，由于窦房阻滞的 P 波脱落掩盖了房室阻滞的 QRS 波群脱落，使原本房室传导受阻的文氏周期未能完整显露，结束了一次同步阻滞的窦房传导和房室传导文氏周期。换言之，房室阻滞依赖于窦房阻滞。对于这种相随相伴罕见的双重性文氏现象，临床心电判读中应特别关注，延长记录时间，有助于长文氏周期的识别与确定。此外，本例 QRS 波群呈典型的完全性右束支阻滞并左前分支阻滞，房室传导文氏现象不能除外与左后分支文氏型阻滞相关，然而无论怎样，一同构建了无疑为病理性的集多部位、多层次复合性阻滞于一体的极罕见模式。最后尚需提及的是在窦性 P 波位相上，R_8 之相关 P 波轻度变形（V_2～V_6 导联明显），提示房性融合波或非时相性房内差异性传导两种可能。

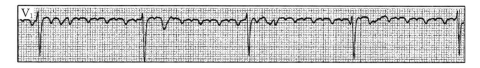

图 23-27　心房扑动伴三度房室阻滞、交界性逸搏心律，扑动波呈交替电位

　　患者，女，75岁。临床诊断：冠心病，病态窦房结综合征，阿-斯综合征。P波消失，代之以明显的心房扑动波，且扑动波一高一低，呈电交替改变。心房率428 bpm（于阿-斯综合征后出现扑动波的电交替），RR规整，QRS波群时限0.10 s，心室率35 bpm，为典型的交界性逸搏心律。F波电交替系心房电交替的一种特殊表现类型，十分罕见，1984年我们曾首次报道1例。

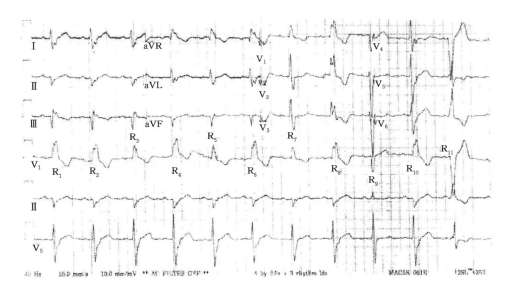

图 23-28　融合波型室性早搏二联律致程度不同的交替性完全性右束支阻滞，
　　　　　　正常化室性融合波

　　患者，男，65岁。临床诊断：冠心病，陈旧性心肌梗死。心电图上下6条为连续记录。窦性P波匀齐出现，频率68 bpm，PR间期0.21 s。下壁及间壁导联Q波或QS波改变，符合陈旧性心肌梗死。QRS波群的多变性是本图的特色，也是解读的关键所在。①R_1、R_2、R_4、R_6、R_8呈完全性右束支阻滞型，QRS波群时限0.18 s；②R_3、R_5、R_7的QRS波时限稍变窄，约0.14 s，PR间期似0.20 s，与R_4、R_6、R_8形成交替性改变，然而仔细观察可见R_7其形态时限均有所变化，提示并非完全性右束支阻滞程度交替变化，可能为室性融合波；③R_9略提前发生，PR间期0.17 s，QRS波群形态时限正常，提示正常化室性融合波所致；④R_{11}

267

提早出现，呈完全性左束支阻滞型，PR 间期 0.14 s，与窦性 PR 间期 0.21 s 相差 0.07 s，无产生室性融合之条件，因主导窦性心律有右束支阻滞，该室性早搏考虑源于右束支阻滞平面下。综上所述，由④可见②、③之不同程度的室性融合波推断成立，故 R_3、R_5、R_7、R_9、R_{11} 实为联律间期略异（互差 0.08 s）的室性早搏二联律（不排除并行性），而非其他，这种一元论解读多变的心电图变化（尤其是 QRS 波群），不仅合情合理，也完全符合心律失常的分析原则。

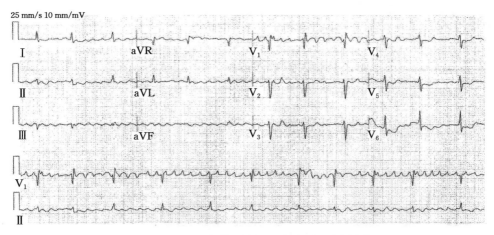

图 23－29　心房扑动伴 F 波波峰逆转现象

　　患者，男，60 岁。临床诊断：左肺病变（肺癌?），胸腔积液。心电图上下 5 条示：窦性 P 波消失，被快速欠匀齐的心房扑动 F 波取代，FR 间期及 RR 间期长短有别，表明房室传导比例不等（4∶1～6∶1），平均心室率 62 bpm。特殊和值得关注（第 4 条 V_1 节律导联）的是：①F 波频率变化，正向 F 波形态差异甚小，FF 间距 018～0.20 s，相差 0.02 s，频率 300～333 bpm；负向 F 波形态略有不同，FF 间期 0.17～0.20 s，差值 0.03 s，频率 300～352 bpm。可见正、负 F 波频率及 FF 间期差值几乎完全匹配；②F 波极性变化，有过渡型和突变转换两种，前者可见于 R_1R_3 之间（F 波呈正向→正负双向→低平→负向）等，后者如 R_3R_4 之间（F 波正向突转为负向）。上述征象对照同步记录之第 5 条 Ⅱ 导联则变化不显，说明 F 波逆转呈现与导联有关，国内多数病例报道也见于 V_1 导联，突显了该导联振幅大、波形极性差异明显的优势。众所周知，心房扑动远较心房颤动少见，而 F 波逆传现象被常规心电图检测发现则更罕见，本例同时具备过渡及突变两种类型实属罕见。其机制可能与房内折返途径与方向变化有关，也有人认为 F 波极性变化过程中，频率差异甚小及有中间过渡状态，强烈提示有自律性增加机制参与。广义而言，F 波逆转现象仅是心房波波峰逆转现象的一种，窦性 P 波、异位 P 波的波峰逆转现象均属其列。F 波逆转现象尚需与不纯性心房扑动相鉴别，前者 F 波振幅、形态较为稳定，FF 间期差异甚小，有极性的转换；后者 F 波振幅、形态变化较大，房扑

临床疑难罕见心电图图谱及解析

中夹有心房颤动波，有时 FF 间期无法辨识。本例为肺部疾病，心脏病性质待确认，洋地黄应用情况不详，与国内文献报道的心脏病多见，洋地黄或奎尼丁应用及心力衰竭未被控制有关，似有不符，值得追观随访。

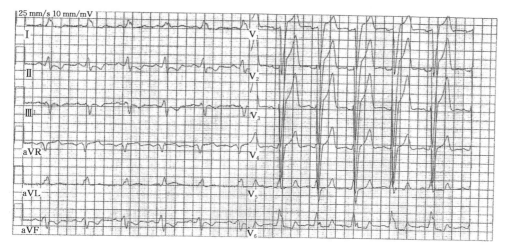

图 23 - 30 完全性左束支阻滞伴一过性 QRS 波群电交替及阶梯现象

患者，男，45 岁。心脏超声检查：左房室肥大，室壁活动普遍性减弱，左室射血分数降低。临床诊断：扩张型心肌病。心电图为 6 导联同步连续记录。窦性基本心律欠匀齐，PP 间期 0.82～0.90 s，频率 66～73 bpm，PR 间期 0.20 s，P 波时限 0.13 s，为左心房肥大。QRS 波群宽大畸形，时限 0.18 s，$S_{V2} + R_{V6} = 5.5$ mV，V_1 导联呈 rS 型，I、aVL、V_6 导联呈 R 型伴顶部切迹，为完全性左束支阻滞并左心室肥大。粗看似乎到此为止，细瞧确有如下精彩特殊之处：①肢体导联 aVR 除外，以 aVF 导联最为显著，见 $R_2 \sim R_6$ 振幅呈低（0.6 mV）→较高（0.8 mV）→高（1.0 mV）→较高（0.82 mV）→低（0.6 mV）5 个心搏为周期的渐高性及渐低性复合型电阶梯改变；②胸导联 V_5、R_1、R_4、R_5 主波向上呈 Rs 型，R_2、R_3 则呈主波向下的 RS 型，R/S＜1，为不常见的 5：2 电交替；③上述两种变化均与频率、QRS 波群时限及 PR 间期无关。文献报道心电阶梯现象的诊断条件是：①心搏来源恒定，多为窦性；②QRS 波群形和振幅呈渐变的周期性交替，可伴有或无 ST-T 交替，③常为一过性；④与心外因素无关。笔者曾拙文《心电阶梯现象 21 例及文献复习》，将国内文献报道 21 例及我们所见 21 例，合计共 42 例综合分析后提出，既然心电阶梯现象属心脏电交替的范畴，故亦可将之分为单纯性（一个波或段）和复合性（两个或两个以上波或/和段）两种，其诊断条件除③、④两条不变外，其他两条可增修为：①心搏来源恒定，多系窦性，节律多匀齐；②心电图各波及/和段呈渐变的周期性变化，时限不变，可有或电交替并存。这样既拓宽了心电阶梯现象的内涵，亦有效避免了诊断上的混乱与无序。本资料还显示心电阶梯现象可发生于多个年龄组、男性多于女性，老年男性尤多见，病因谱较广，器质性心脏病多见，与预后无明显直接关联。预后主要取决于患者的基础病因和临床情况。本例左束支完全性阻滞不仅与扩张型心肌病相吻合，也完全符合心电阶梯现象诊断标准并与上述临床特点无明显错配。完全性左束支阻滞宽 QRS 波群心电阶梯复合型改变与电交替并存是本例罕见特殊所在。综合评估、积极治疗（包括 CRT），延缓疾病的快速发展、改善预后，应是正确的路径选择。

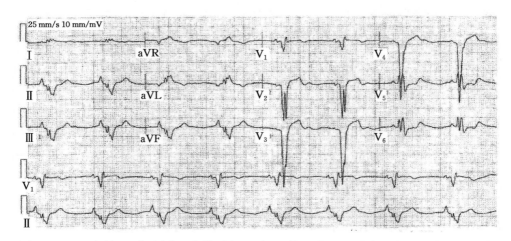

图 23 - 31　窦性心动过缓，非特异性室内阻滞，多导联非梗死性 Q 波及 QS 波改变，高尖型 P 波

　　患者，男，45 岁。临床诊断：肥厚型心肌病，心脏扩大。上下 5 条心电图示：窦性心律缓慢，频率 47 bpm，P 波时限正常，形态高尖，下壁导联振幅为 0.30 mV。QRS 波群平均电轴-78°，QRS 波群时限明显增宽（0.20 s）及波形异常是本图的特色所在。有如下特点：①多相波改变，见于侧壁导联Ⅰ、aVL、V_5、V_6 导联；②多导联 Q 波及 QS 波改变伴切迹、钝挫，如 V_1 导联呈 Qr 型、Q 波时限 0.08 s，s 波接近等电位线。下壁及 $V_2 \sim V_4$ 导联呈 QS 型或 W 样 QS 型改变伴明显切迹或钝挫。心电图发生非梗死性 Q 波及 QS 波是肥厚型心肌病的重要线索，其病理类型多样致心电图表现多变，Q 波或 QS 波呈多导联性，也是其心电特征所在，本例与此相符。然而本例 QRS 波群时限明显延长，不论是完全性右束支阻滞并左前支阻滞，还是非特异性室内传导阻滞，均提示室内传导明显延缓，可能是束支周围心肌细胞传导共同导致宽 QRS 波群的束支传导延缓，心室同步协调功能较差，预后不佳。如何积极、有效治疗，提高生活质量和改善预后是一个不容回避的难题。

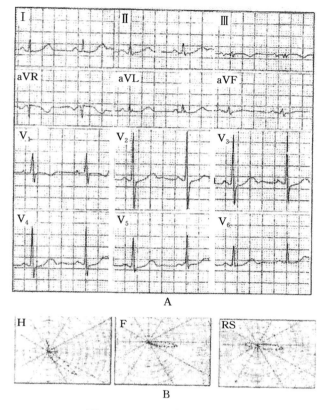

图 23 - 32　左中隔支阻滞

患者，女，60 岁。临床诊断：冠心病。既往无心肌梗死病史。图 A：心电图 12 导联所见，窦性心律，频率 68 bpm，PR 间期 0.16 s，QRS 波群时限 0.09 s，Ⅰ、aVL 呈 Rsr 型，右胸导联 V_1、V_2 呈 RS 型，R/S>1，R_{V2}>R_{V6}，V_5、V_6 导联分别呈 Rs 型和 R 型，QRS 波群平均电轴正常。图 B：心电向量图可见，横面（H 面或水平面）QRS 波群环呈逆时针运行，起始向量位于右前方，时限为 10 ms，然后转向左前方，环体狭长，最大向量位于左前（40°），向前面积大于总面积 2/3。综合上述心电图及向量图表现，提示为持续性 A 型（又称Ⅱ型）左中隔支阻滞。关于左中隔支阻滞，其客观存在是不争之事实，自 1978 年 Nakaya 等将其分成 A、B 两型并制定相关诊断标准以来，此后许多学者对此标准进行了补充、修订与完善，有提出Ⅰ、V_6 导联间歇性 q 波丢失，为 C 型表现，与 B 型 V_1~V_3 导联出现间歇性 q 波、Q 波或 QS 波异常相伴，然而对其心电图诊断标准至今仍未获得统一和普遍认可。通常认可的 A 型左中隔支阻滞的心电图表现为：①右胸导联 V_1、V_2 和 V_3 R 出现高 R 波，R/S>1，R_{V2}>R_{V6}；②Ⅰ、V_5 和 V_6 导联中 q 波甚小（小于 0.1 mV）或完全丢失；③QRS 波群时限正常，多小于 0.10 s；④QRS 波群平均电轴无偏移（正常）；⑤需排除 A 型预激、正后壁心肌梗死、右心室肥大、右束支阻滞、肥厚型心肌病、Duchemo 肌萎缩综合征、右位心、正常变异等。本例对照上述征象，无明显不符，故诊断可成立。此外，依据其阻滞图形的动态变化，可将A 型分为：①持续性（相当于三度阻滞）；②间歇性（相当于二度Ⅱ型及文氏型）；③位相性（心率明显加快或明显变慢时发生）。本例①可能性大。左中隔支阻滞的最常见病因为冠心病，有资料表明冠状动脉造影显示该阻滞与冠状动脉前降支的病变有较好的相关性。本例为冠心病，与此相符。其他病因谱较广，如高血压、糖尿病、乳头肌功能不全、心肌病变等。因此，提高对此阻滞的心电图辨识度具有重要的临床价值。

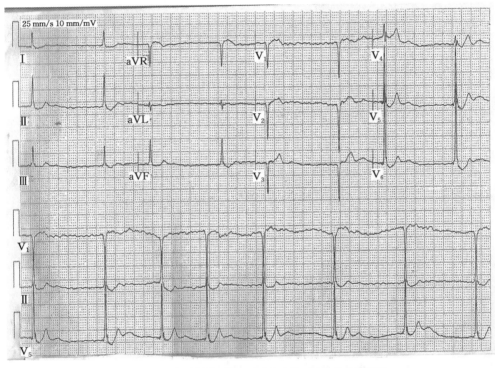

图 23-33 慢率型心房颤动伴二度房室阻滞

患者，女，70 岁。临床诊断：冠心病，心肌梗死后 10 年，心房颤动病史 20 年。基本节律为 P 波消失，f 波替换的心房颤动，V_1、V_3 的 QS 型改变为陈旧性心肌梗死的痕迹，平均心室率 48 bpm，为慢率过缓型心房颤动，$R_1 \sim R_2$、$R_5 \sim R_8$ 为等长 1.52 s 的单个和连续性正常 QRS 波群心搏，频率 39 bpm，与 RR 间期长短各异的心房颤动征象相悖，考虑为交界性逸搏和短阵交界性逸搏心律应无疑问。对于心房颤动合并二度房室阻滞的诊断及标准尚存争议，较为客观和一致的意见是：有短阵逸搏心律者可靠性大，可提示合并二度房室阻滞。本例心房颤动病程长，解剖学重构和电学重构伤累到房室结致病理性二度传导阻滞的概率较高，且RR 间期的高度吻合性及低频率（＞1.50 s，＜40 bpm）均提示有二度房室阻滞。

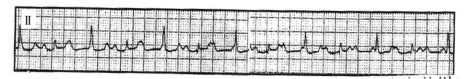

图 23-34　窦性心动过速伴 3∶2 房室阻滞及 QRS 波群电交替样改变

　　患者，男，50 岁。临床诊断：冠心病。Ⅱ导联连续记录：窦性心律，PP 间期规整，心房率 125 bpm，RR 间期欠匀齐，频率 88～100 bpm，呈 R 型和 qR 型高低两种交替发生，QRS 波群时限 0.06 s，房率大于室率。测量房室传导关系可见特色是：3∶2 的房室文氏型传导周期中，①6 个偶数心搏下传的 PR 间期呈 0.20 s→0.24 s→0.24 s→0.26 s→0.28 s→0.30 s 渐长型改变；②6 个奇数（R_3 开始）心搏所传递的 PR 间期亦呈 0.36 s→0.42 s→0.46 s→0.46 s→0.50 s→0.52 s 渐长型变化，缘由是该相关下传的窦性 P 波因 RP 间期渐短所致，且逐渐呈现出跨 P 性传导（R_5）至同时跨 TP 性传导（R_{11}、R_{12}）；③房室传导关系符合 RP 间期与 PR 间期反比规律。有待探究的是，这种罕见 QRS 波群的电交替，是交替性分支阻滞所致，还是其他，单凭Ⅱ导联很难判定，多导联同步记录及既往心电资料对比皆是破解疑惑之举。

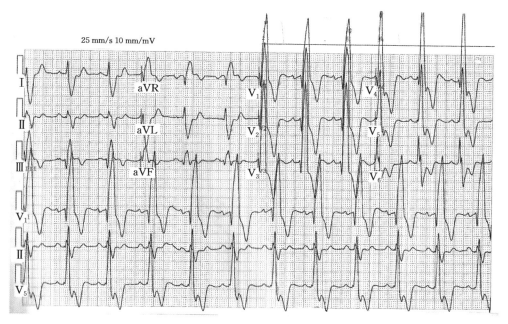

图 23-35　巨宽型完全性右束支阻滞，右心室肥大为主的双室肥大，左心房肥大

　　患者，男，42 岁。临床初步诊断：先天性心脏病，肺动脉瓣狭窄？心电图 6 条为非同步连续记录，上 3 条为 12 导联同步记录 3 导联分别显示：窦性心律匀齐，频率 68 bpm，PR 间

期 0.18 s，P 波时限 0.12 s，P 波在Ⅲ、aVF 导联呈双峰型改变，$PtfV_1$ -0.06 mm·s，QRS 波群宽大畸形，时限 0.21 s，额面心电轴$+139°$，aVR 导联呈 QR 型，R 波$=0.8$ mV，$V_1 \sim$ V_3 导联呈 rsR' 型伴明显的 ST-T-U 改变，$R_{V1}=3.2$ mV，$R_{V5}=3.0$ mV。下 3 条节律导联与上 3 条心电图无特殊变化。本例完全性右束支阻滞伴右心室肥大指标明确，与临床疾病也无矛盾，而左房室肥大的心电图改变则与临床疾病不相吻合，需要进一步完善相关检查，加以判别与确认。QRS 波群时限显著增宽可能是右束支传导阻滞及心室肥大共同所致。

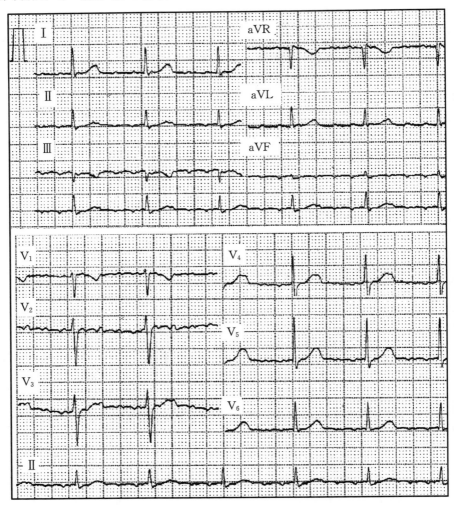

图 23-36　表现为有等电位线分隔的双峰型 F 波伴 4∶1 房室传导

患者，男，56 岁。临床诊断：冠心病。QRS 波群时限 0.08 s，P 波消失，代之以快速规整的心房波，频率 273 bpm，考虑为心房扑动。奇趣的是：Ⅱ、V_2 导联明显可见增宽双峰的

F 波，其间有等电位线分隔，前峰大于后峰。若将各峰作单独心房波认知，其与相邻的同样心房波无频率一致之特征，而将其双峰心房波"合二为一"视为一整体（F 波），则其频率恒一之征象无可置疑，故 F 波呈 2∶1 电交替的罕见情形亦当可除外。据笔者所知，表现为有等电位线分隔的双峰型心房扑动波（F 波）是极其罕见的。文献似未见报道。RR 规整，QRS 波群时限正常，心室率约 69 bpm，RR 间包含 4 个 F 波，FR 间期一致，符合 4∶1 房室传导。

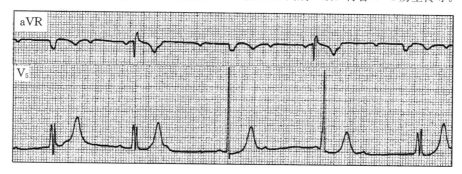

图 23-37　高度房室阻滞伴短阵逸搏-窦性下传二联律

患者，男，70 岁。临床诊断：冠心病。aVR 导联 R_1、R_3、R_5 和 R_2、R_4 呈短长相间发生，形态各异，其中 R_1、R_3、R_5 和 V_5 导联之 R_1、R_2、R_5 呈完全性左束支阻滞型，其前无相关传导之窦性 P 波，可判断为室性起源的逸搏；而 aVR 导联的 R_2、R_4 和 V_5 导联的 R_3 其前均有一恒定的窦性 P 波，PR 间期0.16 s，QRS 波群时限正常，可判断为窦性下传。V_5 导联的 R_4 则既有下传的合适间期（PR 间期 0.12 s，与窦性 PR 间期 0.16 s 相差 0.04 s，若相差＞0.06 s 则不能产生融合），又恰有逸搏出现的时间（aVR 导联 R_2R_3＝V_5 导联 R_3R_4＝1.44 s）及介于室性逸搏和窦性传导的中间形态和时间，故可判断该搏动属室性融合波。此外，部分夹有 QRS 波群的 PP 间期短于非夹有者，考虑为室性时相性窦性心律不齐，有人亦称之为钩拢现象。

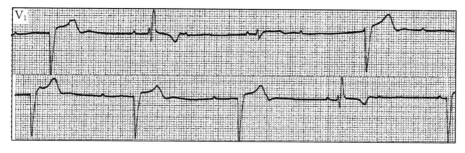

图 23-38　三度房室阻滞伴双源性室性逸搏心律及钩拢现象

患者，女，60 岁。临床诊断：冠心病，病态窦房结综合征。V_1 导联连续记录：P 波、

QRS 波群两波独立出现，P-R 无关联征象，心房率大于心室率，但夹有 QRS 波群的 PP 间期较未夹有者短，为三度房室阻滞伴室性时相性窦性心律不齐或钩拢现象。QRS 波群呈现 3 种图形：①完全性左束支阻滞型（R_1、$R_4 \sim R_7$、R_9），频率35 bpm，来源于右心室；②完全性右束支阻滞型（R_2、R_8），略提前出现，频率略快，来源于左心室；③正常型（R_3），为左右心室同时激动心室所致的室性融合波，由于两起搏点皆属异位，故称之为"异-异"室融。

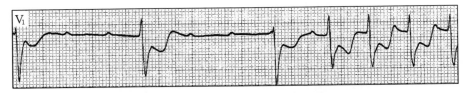

图 23-39 三度房室阻滞伴韦金斯基现象

患者，女，36 岁。临床诊断：心肌炎。PP 规整出现，频率 115 bpm，QRS 波群宽大畸形，时限0.14 s，$R_1 \sim R_3$ 无房室传导关系，为交界性逸搏心律（逸搏点位于阻滞平面下）伴室内或束支阻滞，表现为三度房室阻滞。$R_4 \sim R_7$ 连续 4 搏意外地以 PR 间期 0.20 s 连续下传，为韦金斯基现象。逸搏 R_3 后的第一个 P 波落在 T 波的尾部，此时房室交界区由于 R_3 的隐匿性逆传而处于超常期，使得该 P 波能下传至心室，此为韦金斯基易化作用。其后连续 3 个 P 波均能下传是因为正好落在前一次激动通过房室交界区的阻滞部位所产生的超常期上，此现象为韦金斯基效应。

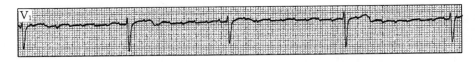

图 23-40 心房扑动及高度房室阻滞伴交接性逸搏心律

患者，男，80 岁。临床诊断：冠心病。P 波消失，代之以较匀齐的 F 波，F 波频率 300 bpm，房室传导比例 8∶1～9∶1，RR 不规整，QRS 波群时限 0.08 s，频率 32～36 bpm。

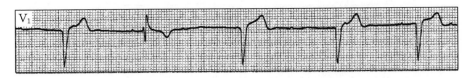

图 23-41 高度房室阻滞，心室夺获伴室内差异性传导，室性逸搏心律

患者，男，78 岁。临床诊断：原发性高血压，冠心病，心力衰竭，心功能Ⅲ级。V_1 导联 QRS 波群呈 QS 型，R_1、$R_3 \sim R_5$ 呈 QS 型，与 R_2 起始向量相反，QRS 波群时限 0.11 s，为室性逸搏，P 波多于 QRS 波群，绝大多数 P 波与 QRS 波群无关。R_2 的 QRS 波群提前出现，

呈完全性右束支阻滞型，其前有 P 波，PR 期间 0.20 s，提示心室夺获伴 3 相完全性右束支阻滞（心律增快时出现）。其余 RR 不太匀齐，频率 43～50 bpm，为室性逸搏心律。

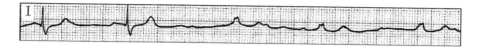

图 23 - 42　三度房室阻滞，心室起搏点不恒定

患者，男，78 岁。临床诊断：冠心病，心力衰竭，心功能Ⅲ级。P 波多于 QRS 波群且与之无关，QRS 波群时限＞0.12 s，R_1R_2 呈完全性右束支阻滞型，R_3～R_5 呈完全性左束支阻滞型。心室率 43～49 bpm，系心室起搏点不恒定所致。

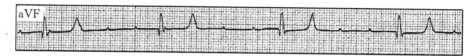

图 23 - 43　三度房室阻滞，伴有高耸的 T 波，酷似室性早搏、窦性心动
　　　　　　过速、心室自主心律

患者，女，30 岁。临床诊断：心肌炎，心跳骤停复苏后。P 波与 QRS 波群无关，心房率 115 bpm，QRS 波群时限 0.12 s，RR 不匀齐，心室率 30～31 bpm。其后有巨大高耸的 T 波，酷似提前出现的室性早搏，时限 0.16 s，但因其后无继发性 T 波改变，故并非室性早搏而是高耸的 T 波。如三度房室阻滞时，心室律一般较缓慢规整。

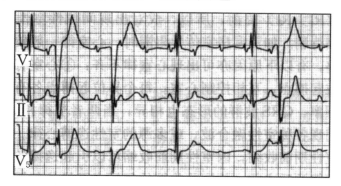

图 23 - 44　窦性心动过速，三度房室阻滞，室性逸搏心律伴室性早搏

患者，男，74 岁。临床诊断：原发性高血压，冠心病，三度房室阻滞，近来出现心律失常。V_1、Ⅱ、V_5 导联同步记录。P 波多于 QRS 波群，R_4 与 R_5 之前的 PR 间期相差 0.02 s，说明 P 波与 QRS 波群无关，延长描记时间会显示更明显。心房率 136 bpm，心室率 44 bpm。QRS 波群时限 0.12 s，R_1、R_4、R_5 呈 RSR′型；在 V_1 导联的 R_2、R_6 提前出现，QRS 波群宽

大畸形，时限＞0.12 s，联律间期 0.50 s，R_3 推后出现，但 $R'_2R'_3$ 为 1.00 s，恰好为 $R_1R'_2$ 的 2 倍，可能为心室异位传出阻滞或室性并行心律所致。在 Ⅱ、V_5 导联 R_2、R_3 的 QRS 波群形态各异，但不能排除异源的室性逸搏，由于心室内有 2 个异位起搏点竞争性控制心室所致。但由于 R_3 与前者比较（R_1、R_2）推算后，未见类代偿，但与后者比较 R_4、R_5 算提前，所以，成对出现间位性室性早搏待排除。如三度房室阻滞时，心室律一般较缓慢规整，有以下原因亦可出现心律失常：①心室有 2 个异位起搏点，互相控制心室，每个异位起搏点各有自己的频率，QRS 波群的形态也相异，当两者节律相近时，可出现各种室性融合波，或多源的室性逸搏心律。②出现室性早搏，因室性早搏可以引起逸搏的起搏点心律顺延之前，使早搏的起搏点至异位起搏点之间可以影响一定传导时间。在室性逸搏心律时出现室性早搏，室性早搏后代偿间期亦可等于逸搏周期。如合并交界区早搏，也可出现心律失常。③心室律缓慢患者，易出现间歇性停搏，停搏的 RR 间期常为逸搏周期的几倍以上，但不成整倍数，可出现阿-斯综合征，是永久性心室停搏的前奏。④心室的自身起搏点游走，当心室的起搏点移至另一处时，在一个长的 RR 间期之后，变成另一种形态的 QRS 波群。⑤交界区或室性的心律不稳定时，其 RR 间期也可大于 0.12 s。⑥单源性逸搏心律，伴不同比例的传出阻滞，使心室律更不规则。

第二十四章

不固定心律

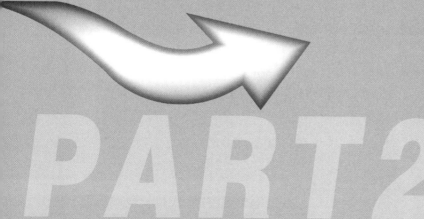

PART24

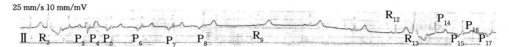

25 mm/s 10 mV

图 24-1　窦性心动过缓及不齐，室性早搏诱发快-慢型房室结内折返性心动过
速伴 2∶1 双向阻滞

　　患者，女，46 岁。临床诊断：病毒性心肌炎。心电图 Ⅱ 导联连续记录。初看心律区域分隔明显：①中间段 R₉～R₁₂ 为窦性心律，PP 间期由长渐短，分别为 $1.20\,s→1.06\,s→0.96\,s$，频率 50～62 bpm，PR 间期 0.14 s，QRS 波群时限 0.06 s；②前、后段心律失常模式清晰，表现为窦性心搏 R₁、R₁₂ 后，接续而至提早出现、配对一致、宽大畸形的 R₂、R₁₃ 室性早搏伴室房逆传（RP′间期 0.35 s）后，通过房室交界区的另一条径路折返回来，再次除极心室分别形成 R₃、R₁₄（P′R 间期 0.16 s），为典型的室性反复搏动序列。

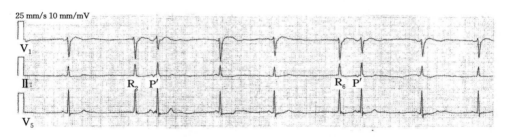

图 24-2　窦性心动过缓及窦性停搏或窦房阻滞伴交界性逸搏-反复搏动

　　患者，男，60 岁。临床诊断：糖尿病，原发性高血压。心电图为 V₁、Ⅱ、V₅ 导联同步连续记录。基本心律为窦性，R₄、R₅、R₈、R₉ 可见明显相关窦性 P 波（R₄ 无关除外），PP 间期 1.14～1.20 s，频率 50～52 bpm，PR 间期 0.12 s，R₄ 其前 PR 间期 0.09 s，无传递关系，故 R₄ 为交界性逸搏。R₂R₃ 及 R₆R₇ 两组征象一致的成组搏动，均延迟发生于窦性心搏后，第一个心搏前未见 P 波，为交界性逸搏，逸搏周期 1.40 s，频率 42 bpm，提示窦房结功能障碍（窦性停搏或窦房阻滞）。第二个心搏轻度变形（V₁ 振幅降低），两个心搏相距 0.48 s，中间夹有逆行 P′波，RP′间期 0.36 s，P′R 间期 0.12 s（不代表室房、房室传导时间，而是顺传和逆传的时间差），符合交界性逸搏-反复搏动伴室内差异性传导（交界性逸搏伴快慢型反复搏动），结房慢径路逆传与结室快径路前传。交界性反复搏动通常有早搏型反复及逸搏型反复两种，后者较常见，且多与窦房结功能障碍有关。本例心电图所见，显然与后者相符。完善相关检查（尤其是动态心电图），综合评估病变程度，确定治疗方案（包括起搏治疗）是正确的路径。

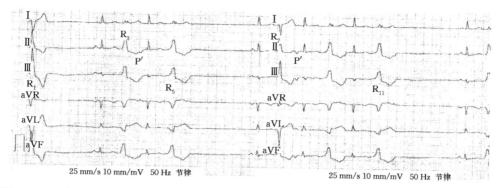

图 24 - 3　频发室性早搏伴快慢型室性反复搏动二联律及结室快径路前传文氏现象

患者，男，62 岁。临床诊断：冠心病。心电图为肢体 6 导联同步连续记录。R_2、R_6、R_{12} 为单个窦性心搏，PR 间期 0.18 s，QRS 波群时限 0.06 s。$R_3 \sim R_5$ 与 $R_7 \sim R_{11}$ 为两组类似的快速型连续搏动，呈现如下特征：①每组首次提早心搏 QRS 波群宽大畸形，联律间期一致，形态有别，其前无相关心房波，为典型多形性室性早搏，其后为夹有逆行 P 波窄-宽相间的连续性快速搏动，形成 QRS′—P′—QRS 序列，RP′间期＞P′R 间期，为快慢型室性反复搏动及二联律。②每组 RP′间期均为 0.42 s，表明室房慢径路逆传恒定；两组 P′R 间期则分别表现为 0.18 s→P′波下传受阻和 0.18 s→0.22 s→P′波下传受阻，提示结室快径路前传可能为文氏现象。③因室性早搏均为非插入型，故无法获得连续两个窦性搏动间期而确定窦性频率。④每组搏动终止后长 RR 间距分别达 2.0 s 和 2.08 s，未见保护性逸搏发生，不排除逸搏灶起搏功能障碍可能。

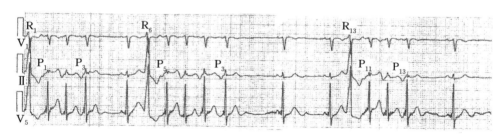

图 24 - 4　频发室性早搏诱发快慢型房室结内折返性心动过速

患者，女，17 岁。临床诊断：脑肿瘤。V_1、Ⅱ、V_5 导联同步连续记录：R_5、R_{11}、R_{12}、R_{17} 为窦性心搏，频率 60 bpm，PR 间期 0.13 s，QRS 波群时限 0.09 s。值得关注的是：配对无异的 R_1、R_6、R_{13} 室性早搏后均接续有数个不等的正常 QRS 波群心动过速，频率 136～150 bpm，Ⅱ 导联清晰可见每个室性早搏后皆有相关逆行 P 波陪伴，RP′间期 0.34 s，随后心动过速呈现 P′R 间期 0.10 s 和 RP′间期 0.30～0.34 s，RP′间期＞P′R 间期，RP′间期＞1/2RR

间期，完全符合室性早搏诱发的短阵性快慢型房室结内折返性心动过速，稍显特殊的是，本例快径路前传速度一致，而慢径路逆传时欠稳定致 RR 间期略异。

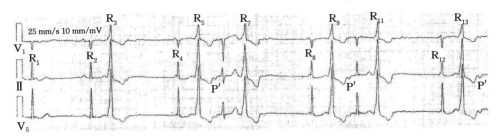

图 24 - 5　频发交界性逸搏-室性早搏，时伴室性反复搏动及室内差异性传导

　　患者，女，36 岁。临床诊断：病毒性心肌炎。心电图 V_1、Ⅱ、V_5 导联同步连续记录：窦性 P 波散落于正常 QRS 波群前后，与多个延迟出现的交界性逸搏 R_1、R_4、R_8、R_{12} 发生房室干扰下传心室未果，仅 R_2 为正常下传，PR 间期 0.15 s，QRS 波群时限 0.08 s，P_1P_2 间期为 1.00 s，频率 60 bpm。宽大畸形 QRS 波群呈下列特征：①R_3、R_{13} 为伴室房传导的室性早搏，RP′间期分别为 0.38 s 和 0.42 s，提示室房传导延缓或慢径路逆传。若以 P_1P_2 间期为基本窦性周期，则 R_3 之前后窦性 P 波间距＜2 倍窦性基本周期，代偿间歇不完全，提示 R_3 室性早搏逆传心房后再逆传侵袭窦房结使其心律重整。②R_5、R_9 与①相同，RP′间期 0.42 s，不同的是均各伴有心室回波 R_6、R_{10}，形成 QRS—P′—QRS 激动序列，P′R 间期分别为 0.16 s 和 0.18 s，RR 间期大于常见的 0.50 s 以内，系室性反复搏动。R_{10} 形态正常，R_6 却轻度变形（室内差异性传导），显然应考虑与后者较前者仅提早 0.02 s 有关。③R_7、R_{11} 为接续室性反复搏动后的同源性室性早搏，其继发性倒置 T 波顶部欠光滑，不除外逆行 P 波重叠可能，若成立，则 RP′间期较短，有逆传双径路之可能。综上可见，室性早搏缓慢逆传心房是本图的总基调，发生间歇性反复搏动乃主旋律：交界性逸搏—室性反复搏动—室性早搏（逆传双径路？）序列（R_4～R_7 及 R_8～R_{11}）及时伴室内差异性传导则是全曲的主要音符构体。

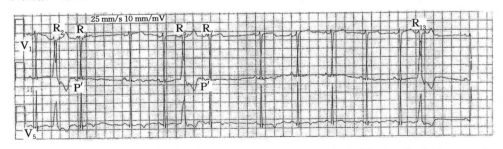

图 24 - 6　窦性心律，频发室性早搏伴持续性快径路逆行传导，间歇性 1：2 室
　　　　　　房快慢径同步传导及心室回波和其后 T 波异常改变

患者，女，50 岁。原发性高血压 1 年余，因心悸 1 个月余来院就诊，血压 170/105 mmHg。临床诊断：原发性高血压，心律失常查因。心电图 V_1、II、V_5 导联同步连续记录：基本心律为窦性，PP 间期 0.76～0.84 s，差值<0.12 s，频率 71～79 bpm。时有时无宽-窄成对提早型搏动及其变化是本图的看点所在，更是解析的关键。特点如下：①单个室性早搏伴室房传导型，见于 R_{13}，RP' 间期 0.12 s，代偿间歇完全；②成对提早的宽-窄搏动型，见于 RR 间期一致的 R_2R_3 及 R_6R_7 两组，宽者与①相同，为室性早搏伴室房传导，窄者其前有相关逆行 P 波，PR 间期 0.12 s。两种逆行 P 波明显互异。II 导联再次 1 min 连续记录显示（图略），有 12 次①型和 6 次②型成组搏动，且均伴有其后 T 波改变（低平变倒置）。关于①型判定无疑，对于②型应考虑 2 种可能：①无关联的异源成对型早搏（室性早搏在前伴室房传导、房性早搏随后逆行 P 波在前）；②室性早搏揭示 1∶2 室房同步传导（快慢径路同步逆传→两种 RP 间期和异形或同形逆行 P 波）及心室回波（反复搏动）。两者的鉴别要点是，为何所谓的逆行 P 波型房性早搏只要出现，总是发生在室性早搏之后，从不单独显现（单身），显然两者互为关联。换句话说，若可见房性早搏单独发生，支持乃巧合无关联的成对异源早搏，否则，则支持为极罕见的 1∶2 室房同步传导伴心室回波。显然本例属于后者极罕见型。心电图表现为宽（室性早搏）-窄（心室回波）成对型搏动间两种逆行 P 波重复规律发生，间距恒定，呈 R_1—P_1—P_2—R_2 序列。形成 R_1P_1 间期 120 ms（快径路逆传）和 R_1P_2 间期 520 ms（慢径路逆传）同步逆传及 P_2R_2 间期 120 ms（快径前传）模式。1∶2 传导属一种罕见的心电生理现象，是指在同一个起搏灶内同一次发生的激动通过两条不同径路先后两次有效地使心房或心室的心肌产生激动。依据其最常见部位房室交接区的传导方向可分为 1∶2 房室传导和 1∶2 室房传导。前者远多于后者。后者由于起搏点不同，可分为：①心室起搏型；②室性早搏型；③窦性或房性反复搏动型；④交界性逸搏型；⑤室性逸搏型。上述五型国内文献已见个案报道。本例无疑符合室性早搏型。1∶2 传导的临床意义主要在于有否心动过速的发生。1∶2 房室传导所致的非折返性室上性心动过速，因房室结有较长的有效不应期及心房至心室有较长的解剖间距，心室仍能保持有效的射血功能，通常不会引发危险的临床症状，若反复持续发作，则不除外导致心动过速性心肌病之可能。1∶2 室房传导逆行 P' 波则有可能因落在心房易颤期而引发心房颤动。此外，本例单个室性早搏及 1∶2 室房传导伴心室回波后皆可见第一个窦性 T 波的异常转变（II 导联低平变倒置及 V_5 导联倒置加深），不仅拓展了罕见度，也与相关文献报道的心脏疾病多见相吻合。

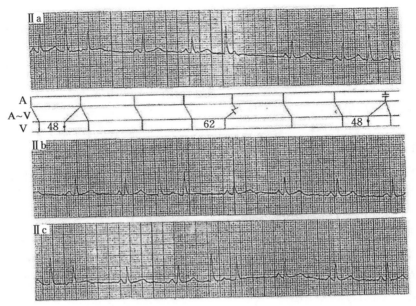

图 24-7 频发高位双径路折返型室性早搏伴反复搏动及房性融合波

患者，女，27岁。临床诊断：病毒性心肌炎。心电图Ⅱₐ、Ⅱᵦ、Ⅱ𝒸3条为连续记录。基本窦性心律欠匀齐，PR间期0.14 s，QRS波群呈R型，时限0.08 s，各条可见提早、稍异形（qR型）的异位心搏，其前无相关房波，考虑为高位室性早搏（室间隔上部，希氏束分叉附近），有下列两种表现模式：①长配对（0.62 s）型（慢径折返）见于Ⅱₐ条R₆、Ⅱᵦ条R₃、Ⅱ𝒸条R₅共3搏，其后均有窦性P波相随，后两搏因RP间期略长（0.22 s）致窦性P波干扰性延长（0.26 s）下传而呈插入型早搏，第一搏则因RP间期过短（0.16 s），窦性P波下传心室中断而呈非插入型。②短配对（0.48 s）型（快径折返），见于Ⅱₐ条R₂、R₉、Ⅱ𝒸条R₁共3搏，其中前后两搏其后有逆行P-QRS波相随，呈R—P—QRS序列，RP间期0.29 s，PR间期0.13 s，RR间期0.42 s，为典型的室性反复搏动伴一度房室阻滞。中间1搏与随后QRS波群所夹P波介于类性P波与逆行P波之间，为室性反复搏动伴一度室房阻滞及房性融合波（见Ⅱₐ条梯形图）。值得一提的是，反复搏动的QRS波群均正常，插入型室性早搏后的窦性心搏QRS波群轻度变形（振幅位于窦性和室性之间），发生室内差异性传导，其产生机制考虑与其前室性早搏长联律间期0.62 s相关，即Ashman现象。

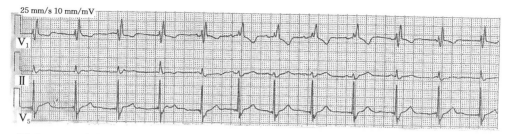

图 24-8　窦性心律及短阵性加速型交界性逸搏心律显现时限相同、波形相异
　　　　　的两种完全性右束支阻滞及不完全性房室干扰脱节

　　患者，男，63 岁。临床诊断：头部恶性肿瘤。无高血压及冠心病病史。心电图 V₁、Ⅱ、
V₅ 导联同步连续记录：基本窦性心律不匀齐，PP 间期 0.72～0.94 s，差值＞0.12 s，频率
63～83 bpm，看似不起眼的轻度不齐，却引发了如下显眼的变化：①心律失常型，见于窦性
下传心搏 R_6～R_9，频率呈快→渐慢变化，PR 间期 0.16 s，QRS 波群时限 0.14 s，V₁ 导联呈
rR′型，为完全性右束支阻滞；②R_1～R_5、R_{10}～R_{12} 宽大畸形，时限 0.14 s，V₁ 导联呈 rsR′
型，为异形于①的另一种完全性右束支阻滞图形，RR 间期恒定为 0.90 s，频率 66 bpm，可
见无关性窦性 P 波游动于 QRS 波群前后或叠落其中，形成房室干扰脱节状态，提示偏心交界
性起源。上述两种变化，突显了两大机制：一是较充分地展现了窦房结与交界区起搏点频率
转换，两者竞争性地控制心室过程。即窦房结自律性降低到交界性起搏灶频率时，后者便取
而代之控制心室，反之，则窦房结掌控心室。当低位交界性起搏灶自律性增高与窦房结频率
相近时，已除极的心房，使逆传心房无果，两者于房室交界区发生连续≥3 次的干扰，形成房
室干扰性脱节。通常加速型交界性逸搏心律，频率 60～100 bpm，可表现 3 种模式：①仅表现
单一的交界性异位心律，无窦性 P 波显露；②窦性 P 波与交界性异位心律频率接近，相互竞
争性控制心室，可见不完全性房室干扰脱节；③交界性异位心律逆传心房，与窦性激动相会
心房形成房性融合波，偶尔可见房内干扰性脱节（≥3 次房性融合波）。本例与②吻合。其临
床意义主要取决于两起搏点的频率及基础心脏病的病因。本例窦率正常，无窦房结功能障碍
的迹象，无心脏病病史，提示为非心脏病因素所致可能性大。二是罕见的时限相同、波形有
别的两种完全性右束支阻滞，提示窦性源和交界性源两起搏点循左束支快速除极左心室后，
缓慢除极的右心室分别通过两个途径或方位来完成，达到"殊途同归"。

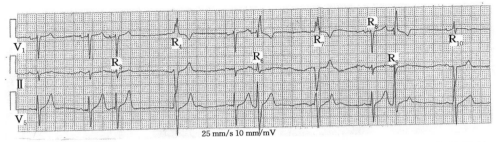

图 24-9 窦性心动过缓，频发房性早搏三联律伴室性逸搏，时呈室内差异性
传导及窦-室室性融合波

患者，女，40 岁。临床诊断：扩张型心肌病。因近期出现胸前区不适，活动后气促，心律不齐来院就诊。V₁、Ⅱ、V₅ 导联同步连续记录：基本窦性心律按序发放，R₁R₂ 间期 1.10 s，为正常传导窦性周期，PR 间期 0.16 s，频率 54 bpm。QRS 波群形态多变如下：①R₃、R₆、R₉ 提早发生，其前均见相关异形 P′ 波，各 PP′ 配对间期呈递减型，P′R 间期则呈渐长型，R₃ 形态正常，R₆、R₉ 因其前周期（代偿间期）较长，发生 Ashman 现象而呈形态稍异的完全性右束支阻滞型，可判为房性早搏，部分伴室内差异性传导；②R₄、R₇ 宽大畸形，与完全性右束支及左前分支阻滞相似，接续于 R₃、R₆ 房性早搏后，其前有干扰下传中断之无关窦性 P 波为伴，可确认为室性逸搏；③R₁₀ 波形特异，与窦性、差传及逸搏波形均不相同，介于窦性与室性逸搏图形之间，其前有窦性 P 波关联（PR 间期 0.16 s），依据 R₂～R₄，R₅～R₇ 之规律性，即窦性→房性早搏→室性逸搏序列，R₈～R₁₀ 也完全与此吻合，且 R₃R₄ 间期、R₆R₇ 间期与 R₉R₁₀ 间期也恒定一致，表明室性逸搏与窦性心搏有完美匹配的相逢时机，这些关键点为 R₁₀ 诊断窦室室性融合波提供了重要佐证。此外，易被忽漏的是，多变的 QRS 波群，尤其是属于伴随现象的室内差异性传导及室性逸搏，容易迷惑转移解读视线，遗漏规律性极强的 P 波变化，即 P-P-P′ 的典型房性早搏三联律模式。善于识别这种组合性心电中的变与不变，对于解读复杂心律失常意义匪浅。

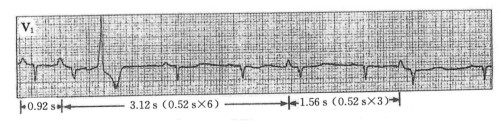

|←0.92 s→|←——3.12 s（0.52 s×6）——→|←—1.56 s（0.52 s×3）—→|

图 24-10 房性并行心律

患者，男，70 岁。临床诊断：肺源性心脏病。心电图 V₁ 导联示：心律失常，R₄、R₅、

R_7、R_9 为窦性心搏，PR 间期 0.16 s，频率 67 bpm，R_1、R_2、R_6、R_8 为房性异位搏动，PR 间期 0.16 s，P 波形态一致，前两搏成对出现，周期 0.52 s，频率 115 bpm，后两搏提早出现，联律间期分别为 0.80 s 和 0.60 s。R_2R_6 及 R_6R_8 异位搏动长间距分别为 3.12 s 和 1.56 s，为 R_1R_2 房性异位搏动基本周期的 6 倍和 3 倍，符合房性并行心律特征。鉴于 R_1 前描记缺失，无法判定其前心电变化情形，若有 >1 次心搏仍与 R_1、R_2 同性一致，连续发生 >3 次，则并行性房性心动过速诊断成立。房性并行心律约占并行心律的 20%，较室性并行心律少见，鉴于其诊断要求正确地辨识微小 P 波的变化，故诊断难度较大（尤其是单导联描记时，对异形心房波的识别有时会较困难），多导联同步记录、增速增益描记、放大镜观测等办法，可获得有价值的心房波信息。本例为单源性房性并行灶，诊断相对较简单，若为双重性，甚至多重性，则难度激增（各种心房波交织混合变化），故仔细分辨判别各异位房性 P 波形态及规律性差异是十分重要的环节和关键所在。R_3 提前发生，QRS 波群宽大畸形，其前有相关变形心房波，PR 间期 0.16 s，考虑为另源房性早搏伴室内差异性传导，其后 P_4 波发生形态改变，提示为非时相性房内差异性传导（钟氏现象）所致。

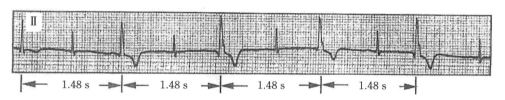

|← 1.48 s →|← 1.48 s →|← 1.48 s →|← 1.48 s →|

图 24-11　表现为递减型联律间期的室性早搏二联律及室性并行心律

患者，男，20 岁。临床诊断：病毒性心肌炎。Ⅱ 导联心电图示：节律呈二联律模式，窄者为窦性心搏，P 波正向低矮，PR 间期 0.16 s，频率 76 bpm；宽者 R_1、R_3、R_5、R_7、R_9 提前显现，无相关异位 P 波，为室性早搏，联律间期分别为 0.76 s、0.68 s、0.60 s、0.56 s，呈递减样变化。R_3 形态介于窦性搏动与室性早搏之间，有相关窦性 P 波为伴，为室性融合波（R_1 推测同理）。规律的是各异位室性（早搏间期均保持 1.48 s 不变，频率 40 bpm，提示为室性并行心律。这种联律间期规律性改变，而自身频率不变的室性二联律，可表现为联律间期递增型和递减型两种，是室性并行心律的一种特殊情形。前者并行灶基本周期稍长于两个窦性周期，后者则并行灶基本周期稍短于两个窦性周期，本例显然应判为后者。此特殊类型室性并行心律酷似折返型早搏伴折返径路内文氏现象，诊断时应注意鉴别。鉴于前者属起源异常，与其前配对心搏无关，两异位搏动之间距相等或有倍数关系，保持并行心律的特征，或者相邻两个异位搏动的长间期与短间期无倍数关系，但与异位搏动的逆联律间期的长短有关，可找出侵入并行灶的期限，而后者属折返性异常，无上述并行特征，可资鉴别。

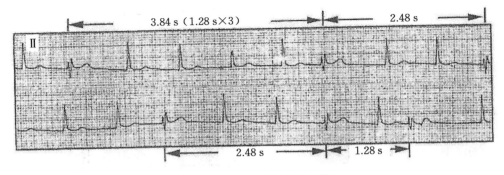

图 24-12　室性并行心律

　　患者，女，16 岁。临床诊断：心肌炎。Ⅱ导联上、下 2 条非连续记录：窦性 P 波低小，频率略有不齐，PR 间期 0.12 s，上条 R_2、R_7、R_{10} 及下条 R_3、R_6、R_8 宽大异形、提早出现，联律间期分别为 0.68 s、0.60 s、0.70 s 和 0.68 s、0.76 s、0.46 s，最大差值为 0.76-0.46 = 0.30 s，明显不等，为室性早搏。上条 R_5 轻度异样，形态介于窦性 QRS 波群和室性异位搏动之间，有相关窦性 P 波，为室性融合波。下条 R_8 见相关逆行 P 波伴随，RP 间期 0.20 s，为全图唯一的室性早搏伴室房传导，发生机制显然与其联律间期最短，发生逆传时交界区及心房均处于应激期有关（余异位搏动均有窦性 P 波重叠其中或相伴）。上条 R_5R_7 间期及下条 R_6R_8 室性异搏间期分别为 1.36 s 和 1.28 s，余相邻两异位搏动间期为 2.48 s，两异位搏动之间能测得 1.24～1.36 s 为基本周期的倍数关系，公约数均值 = (1 300±60) ms 变异范围为 60/1 300 = 4.6%，变异范围 <±5%，符合室性并行心律特征。众所周知，并行心律的发生机制有保护性传入阻滞和传出阻滞两大重要特征，后者当并行心律点发放的激动出现于主导心律的绝对不应期时，显现受阻，为生理性干扰所致；若发生于主导心律的相对不应期而未能显露，乃系 3 相传出阻滞所致；若出现于应激期内而显示中断，则为真正的二度传出阻滞或 4 相传出阻滞。对照本例未能显现之室性异位心搏，可见均发生于主导窦性心律的绝对或相对不应期内，故似可除外尚存真正的二度传出阻滞。

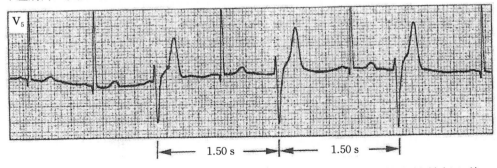

图 24-13　酷似 QRS-T 波心电阶梯现象及联律间期递减型的室性并行心律

患者，男，46 岁。临床诊断：原发性高血压。基本窦性心律匀齐，频率 75 bpm，PR 间期 0.13 s，QRS 波群时限 0.07 s。R₃、R₅、R₇ 为提早发生、宽大畸形的室性早搏。表现如下两大特征：①联律间期呈递减型变化，见于 R₃、R₅、R₇ 心搏，分别为 0.76 s、0.68 s、0.56 s，但各异位搏动间期一致，均为 1.50 s，可除外心室内折返型反文氏现象所致，符合并行性特征；②QRS-T 波呈递增样阶梯改变，然 R₃ 其前有相关的窦性 P 波，PR 间期 0.11 s，时限及形态介于窦性激动与室性源（R₅、R₇）之间，提示为室性融合波，R₅、R₇ 时限不变，各有窦性 P 波重叠其中和其后，形成完全性代偿间歇。其表现显然不符合交替性手风琴现象（仅有形态渐变，无时限渐变），也因有室性融合波与心电阶梯现象主要条件：①心搏来源恒定；②QRS 波群时限一致。不完全吻合。故试作如下推析：R₃ 系室性融合波 R₅ 为室性早搏原貌，R₇ 因联律间期最短、早搏前周期较长，发生了室内差异性传导，3 次心搏共同形成早搏型伪性心电阶梯现象。

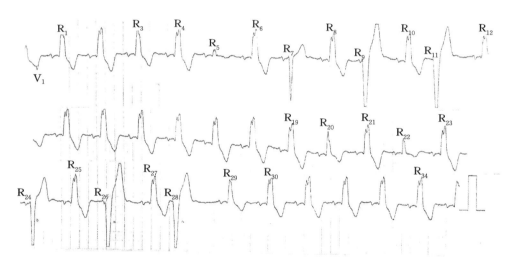

图 24-14　窦性心律，完全性右束支阻滞，联律间期递减型间歇型的室性并行心律伴正常化室性融合波

患者，男，51 岁。临床诊断：冠心病，心律失常。心电图 V₁ 导联 3 条为 2 mV 连续记录：窦性心律，PP 间期 0.88 s，频率 68 bpm，PR 间期 0.20 s，P 波时限 0.12 s，PtfV₁ 异常，心室除极波多呈 qR 型（R 波双峰，前低后高），时限 0.20 s，为完全性右束支阻滞并 q 波异常。醒目的是，两组规律性完全性左束支阻滞型（0.16 s）室性源 QRS 波群的变化：①均呈递减型二联律，见于 R₁、R₃、R₅、R₇、R₉、R₁₁ 和 R₂₀、R₂₂、R₂₄、R₂₆、R₂₈ 两组，其联律间期分别为 0.88 s→0.888 s→0.885 s→0.86 s→0.74 s→0.64 s→室性早搏消失和 0.88 s→0.87 s→0.80 s→0.76 s→0.52 s→接续室性早搏（R₂₉，形态变化同 R₃，为室性融合波）。前一组隐匿和特殊，如 R₁、R₃ 呈 qR 型，R 波波峰不一，与窦性心搏完全性右束支阻滞型 R 波

波峰不同，时限稍窄，为极易忽视漏诊和特殊的室性融合波。R_5 呈不完全性右束支阻滞型，亦为室性融合波，R_7 呈不完全性左束支阻滞型，与较短的窦性 PR 间期相关，仍为趋于正常化的室性融合波，两搏极易误诊为间歇性束支阻滞（右束支完全性与不完全性、右束支完全性与左束支不完全性）。R_9、R_{11} 方为室性早搏的原貌（其前或其中可见无关窦性 P 波）。同理，后一组则较为明晰，R_{20}、R_{22} 形态有别，呈稍宽略异的两种完全性右束支阻滞型室性融合波，R_{24} 为稍窄的完全性左束支阻滞型室性融合波，R_{26}、R_{28} 为宽型完全性左束支阻滞型的室性早搏原形。由上可见，若孤立察析变形或正常化的 QRS 波群，极易误诊，若观察粗糙、不仔细，则极易漏诊。若放开视野，将二联律的规律性（非典型递减型联律间期）变化，用全面联系和发展的观点判读，则本图顿感明朗。②相邻的两个室性早搏短 RR 间期为 1.50～1.70 s，其中 R_1～R_{11} 共 5 组异位搏动间期表现由 1.70 s＝1.70 s→1.70 s→1.64 s→1.56 s→室性早搏消失，呈一致至渐短变化；R_1～R_{29} 共 5 组异位搏动间期表现为 1.70 s＝1.68 s→1.68 s→1.50 s→1.20 s→室性早搏消失，总体呈渐短变化。③室性异位搏动长间期 7.74 s，不是短间期 1.20 s 的倍数。综合上述心电图所见，应考虑如下可能：①与右束支阻滞相关的联律间期递减型（反向文氏型）间歇性室性并行心律：表现为两个室性早搏之间的间期相等或有倍数关系，本例与此不符；②心室折返径路内交替性反向文氏现象：表现为有联律间期一致的室性早搏、联律间期渐短，直至早搏消失、发生折返中断、两异位搏动间距的长短与窦性周期、联律间期的长短有关，本例与此部分相符；③室性并行心律伴文氏型传出阻滞：表现为联律间期无规律性长短不一改变，两个相邻室性早搏的 RR 间期呈渐短突长变化，长 RR 间期短于最短 RR 间期的 2 倍，本例显然与此多有不符；④室性异位灶自律性强度不等引起的联律间期不一和频率差异：表现为自由度较大，自律性强度增高时，联律间期较短，频率较快；反之，频率较慢、联律间期较长。然而发生由长至短的较规律性改变则十分罕见，本例有可能恰好与其有关；⑤多源性室性早搏：表现为联律间期不一，QRS 波群形态多变，本例形态变化多达 8 种，总体变化有一定规律，且可一元论解析，故可除外多源室性早搏。

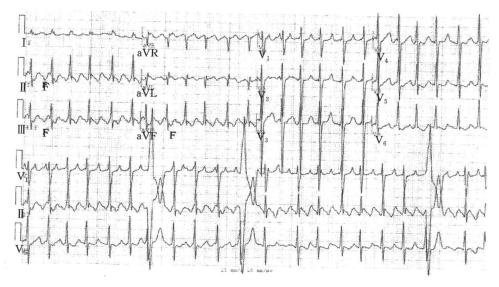

图 24 - 15　心房扑动伴室性并行心律及房-室室性融合波

患者，女，42 岁。临床诊断：病毒性心肌炎。心电图 6 条，上 3 条系同步 12 导联描记（3 导联分别显示），下 3 条节律导联 V_1、Ⅱ、V_5 导联同步连续记录。窦性 P 波消失，代之以频率 272 bpm 的 F 波，室率变化于 85～157 bpm，多呈 2：1 传导。节律导联 R_7、R_{11}、R_{19} 提早发生，宽大畸形，联律间期分别为 0.38 s、0.48 s、0.48 s，依据其形态、前周期、联律间期等，显然可判定为配对不等的室性早搏，而非室内差异性传导。R_7 时限稍窄、形态介于室性和房扑下传心室的 QRS 波群之间，有合宜传导的 FR 间期 0.20 s，为典型的室性激动为主的房-室室性融合波，更是室内差异性传导可靠的反指征。相邻的两室性异位搏动间期 R_7R_{11} 及 $R_{11}R_{19}$ 分别为 2.0 s 和 4.0 s，呈倍数关系，提示为室性并行心律。通常，室性并行心律见于窦性主导心律，发生于异位主导心律（房性、交界性、室性）者少见，罕见的房-室室性融合波则可有下列情形：①房性早搏或逸搏与室性早搏或逸搏共同激动心室；②心房扑动下传与室性早搏或逸搏共同除极心室；③本例发生于异位房性心律心房扑动中，并可见房-室室性融合波，为常规心电图捕获，实属罕见。

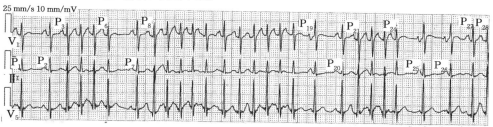

图 24 - 16　伴有异-房传出阻滞的短阵性房性心动过速揭示窦性并行心律

患者，女，46 岁。既往有风湿性心脏病，二尖瓣狭窄。因阵发性胸前区不适、心悸、气促、呼吸困难来院就诊。V_1、II、V_5 导联同步连续记录：心律快速不匀齐是主基调。P_{19} 为窦性心搏，$P_{25}P_{26}$ 为基本窦性周期 0.56 s，频率 107 bpm，PR 间期 0.14 s，P 波异常结合临床符合左心房肥大。余均为 P 波形态一致的非匀齐性房性心动过速，表现如下特点（见 V_1 导联）：①文氏型传导，如 $P_7 \sim P_{12}$ 和 $P_{13} \sim P_{18}$ 两组，PR 间期逐渐延长；②联律间期不一，如 P_{20}、P_{27} 分别为 0.54 s 和 0.43 s；③PP 间期长短不一，变化于 0.24～0.60 s 之间，频率 100～250 bpm，其中 P_1P_2 间期等于 P_6P_7 间期为 0.60 s，$P_{12}P_{13}$ 间期 0.46 s，3 个突发长间期提示异位心房灶发生了传出二度阻滞，心动过速非折返机制所致。需留意的是，包含房速段的两个窦性 $P_{19}P_{25}$ 长间期恰为窦性基本周期的 4 倍，表明房性心动过速的 P 波冲动均未能侵袭窦房结使其节律重整，提示窦房交界区或窦房结周围存在 3 相性保护性传入阻滞，揭示窦性并行心律之特征。本例临床症状显然应考虑与短阵性房性心动过速有关，结合心脏病变，患者发生心房颤动的概率非常高。积极治疗，良好的预后可期待。

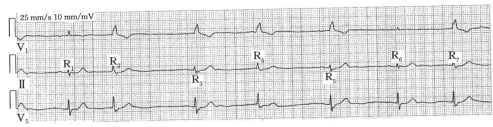

图 24-17　窦性心动过缓及不齐，间歇性右束支阻滞，交界性并行心律

患者，男，84 岁。临床诊断：冠心病，病态窦房结综合征。心电图 V_1、II、V_5 导联同步连续记录：窦性心律缓慢，频率 38～53 bpm，PR 间期 0.20 s。心室波群呈现如下 3 种情形：①正常形，见于 R_1、R_6；②完全性右束支阻滞型，见于 R_3、R_5，与①有相同的房室传导时间，据此，可判定右束支阻滞为间歇性；③完全性右束支阻滞另型，见于提早出现，联律间期显著差异的 R_2、R_4、R_7，阻滞形态与②略有不同（II、V_5 导联明显），考虑交界性起源可能性大，异搏之间距 R_2R_4 间期及 R_4R_7 间期分别为 3.04 s 和 4.12 s，有最大公分母平均值（异位周期）（1.02±0.01）s，变异范围＜±1%，完全符合并行心律之诊断标准。鉴于本例右束支阻滞心率跨度较大并夹有正常心搏，是否为罕见的 3 相及 4 相性右束支阻滞并存的频率依赖性混合型束支阻滞，由于记录时间有限，尚难确定。然而无论是相性阻滞或非相性阻滞，均表明右束支有潜在病变，与病态窦房结综合征有关的窦缓更是须高度关注，适时起搏器治疗应是明智选项。

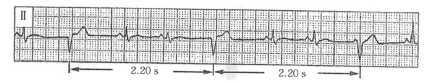

图 24-18　表现为 R-on-P 型早搏的室性并行心律

患者，女，40 岁。临床诊断：心肌炎，心律失常。Ⅱ 导联心电图示：R₁、R₃、R₆、R₇ 为正常窦性心搏，PR 间期 0.12 s，QRS 波群时限 0.08 s。R₂、R₅、R₈ 呈 QS 型宽大畸形伴 ST-T 改变，其分别可见无传递关系之窦性 P 波重叠于 R 波终末、R 波之中，R 波起始处，表现为 R-on-P 模式，可判定为室性起源。R₉ 呈 R 型，时限正常，其前有窦性 P 波，PR 间期 0.10 s，虽有房室传导可融合之条件，但其波形特征不符，当可除外，考虑舒张晚期交界性早搏为宜。R₄ 形态稍变异，介于窦性与室性源之间，PR 间期 0.12 s，提示乃窦性激动为主的室性融合波。测量 R₂R₅ 及 R₅R₈ 室性异搏周期均为 2.20 s，是 R₄R₅ 周期 0.70 s 的 3 倍，不仅进一步佐证了 R₄ 室性融合波的正确判别，也为考虑室性并行机制提供了支持。当然，本例配对间期仅差异 0.08 s，也不绝对排除单纯舒张晚期室性早搏的可能。此外，由上可得，窦性 PP 间期 0.60~0.85 s，互差>0.12 s，频率 70~100 bpm，为窦性心律不齐。

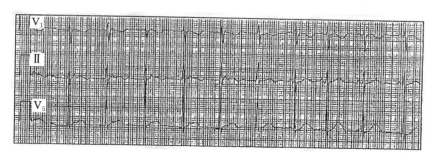

图 24-19　窦性心律不齐，短阵非阵发性交界性心动过速，不完
全性房室干扰脱节，窦-交室性融合波？

患者，男，53 岁。临床诊断：冠心病。V₁、Ⅱ、V₅ 导联同步记录：QRS 波群时限 0.08 s，窦性 P₁~P₆ 均落于 QRS 波群后，RP 间期基本一致，两者频率接近，约 83 bpm，为窦性心律与非阵发性交界性心动过速形成的等频性房室干扰脱节，P₇ 叠加于 QRS 波群中，致 R₆ 稍变形。R₈ 提前出现，有相关 P₉R 间期 0.12 s，为心室夺获。R₉、R₁₀ 仍为 0.12 s 下传的窦性心搏。较为特殊的是：①R₉R₁₀ 间期大于交界性心速间期，并未见异位起搏点发放激动，考虑与连续性窦性夺获致交界性异位灶自律性受到暂时抑制有关。②R₇ 尚未提前，其前 PR 间期 0.11 s，略短于窦性 PR 间期 0.01 s，然而依据其 QRS-T 波与窦性 QRS-T 波对比，可见除极波振幅较低与交界性源相同（见 V₁ 导联），r 波电压则介于窦性（高）和交界性（低）

之间，提示两起搏点分别共同激动心室形成窦-交室性融合波可能性大。

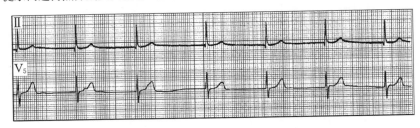

图 24 - 20　干扰性房室脱节伴隐匿性心室夺获致交界性逸搏心律及不齐

　　患者，男，36 岁。临床诊断：心肌炎。Ⅱ、V5 导联同步记录：心室率约 48 bpm，R2 及 R5 之后，T 波之前可见 P 波，其余的 P 波落在 QRS 波群之中，为干扰性房室脱节。值得关注的是，QRS 波群时限正常（0.09 s）且缓慢的 RR 间期，除 R3R4 突然延长 0.20 s 外，余等恒定一致，R3 T 波上的窦性 P 波，隐匿性前向传导，侵及交界区逸搏点，并使其节律重排是该逸搏心律不齐的原因所在，也可能是房室交界区逆向传导不一致所致。

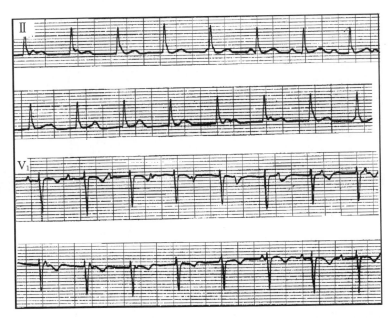

图 24 - 21　双重性（窦性＋交界性）心动过速伴干扰和阻滞性房室脱节

　　患者，男，18 岁。临床诊断：心悸查因。第一、第二排为Ⅱ导联，第三、第四排为 V1 导联，均系连续记录。QRS 波群时限 0.10 s，P 波较规整出现，心房率 115 bpm，R 波则规整发生，心室率 107 bpm，心房率大于心室率，且均超过自身正常界限，两者因频率差异，P 波游动于 QRS 波群之前、之中、之后，有些在 TP 段，貌似下传和夺获心室及文氏传导（如Ⅱ导联的 $R_7 \sim R_9$、V_1 导联的 $R_1 \sim R_4$ 等），实为一种排序巧合，并非有房室传导关系。此巧合发生于双重性心动过速时，往往是干扰和阻滞并存的结果，诊断时应注意。

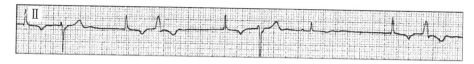

图 24-22 交界性反复搏动伴多形性室内差异性传导二联律

患者，女，52 岁。临床诊断：原发性高血压。R_1、R_3、R_5、R_8 之前未见 P 波，QRS 波群形态相仿，时限 0.06 s，其后可见逆行 P′波与 T 波重叠，RP′间期 0.24 s，随后的 QRS 波群形态各异，呈 rS 型（R_2、R_6）和 Rs 型（$R_4 \sim R_9$）交替样改变，时限亦窄-宽相间，考虑为室内差异性传导所致。其产生原因可能系 R_3R_4、R_8R_9 与 R_1R_2、R_5R_6 不同，分别为 0.52 s、0.60 s，致 P′R 亦相应差异及 R_2R_3、R_4R_5 和 R_7R_8 各不恒一综合相关。以上改变构成 QRS（室上性型）—P′（逆行）—QRS（伴差异性传导）的顺序。R_7 之前有窦性 P 波，PR 间期 0.16 s，QRS 波群时限 0.06 s 为窦性搏动。

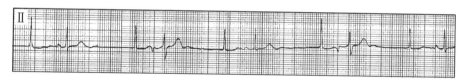

图 24-23 交接性反复与伪反复搏动伴程度不一交替的室性时相性差异性传导

患者，女，24 岁。临床诊断：心肌炎。R_1、R_3、R_5、R_7、R_9 之前未见 P 波，QRS 波群时限 0.06 s，为交接性逸搏。R_2、R_{10} 之前有窦性 P 波，PR 间期 0.16 s，QRS 波群时限 0.06 s，但稍变形，为室性时相性差异性传导，R_1R_2 间期和 R_9R_{10} 间期均为 0.56 s，呈 QRS—P（直立）—QRS（伴室内差异性传导）顺序，为逸搏夺获（伪反复搏动）。R_4、R_8 之前有逆行 P′波，P′R 间期 0.24 s，隐匿性传导所致的 PR 间期延长，其 QRS 波群时限 0.09 s，伴室性时相性差异性传导，R_3R_4 间期和 R_7R_8 间期均为 0.52 s，呈 QRS—P′（逆行）—QRS 的顺序，为交界性反复搏动。R_6 之前有双向 P 波，PR 间期 0.16 s，介于两者之间（逆行与直立 P 波），为房性融合波，其前后的 RR 间期 0.56 s，呈 QRS—P′—QRS（伴室性时相性差异性传导）。因该 R_5P'（0.40 s）较 R_3P' 和 R_7P'（0.28 s）延长达 0.12 s，故应考虑有逆行双径路传导之可能。而夺获搏动和反复搏动之 QRS 波群差异性传导程度轻重交替（包括伴房性融合波的反复搏动）的原因，显然与其各自搏动周期和前周期呈短-长及长-短矛盾改变相关。

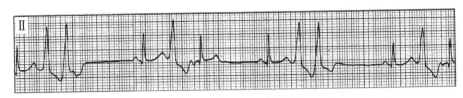

图 24-24 交替发生的成对室性早搏与室性反复搏动三联律

患者，男，75 岁。临床诊断：冠心病。R_2、R_3、R_8、R_9 提前成对出现，QRS 波群时限 0.12 s，形态宽大略形，R_5、R_{11} 呈 QRS—P′（逆行）—QRS 的顺序，其中 RP 间期 0.40 s，R′R（正常）间期 0.48 s，形成了交替发生的成对室性早搏与室性反复搏动三联律。R_3 之后 ST-T 交接处有一窦性 P 波，据此测得 PP 间期 1.00 s。反复搏动之逆行 P′ 波并未侵及窦房结，于窦房交界区发生了干扰，致窦性 R_4、R_{10} 呈完全代偿，而 R_{12} 之前的 P′ 波呈轻度倒置，形态异于 P′ 波和窦性 P 波，有融合的时间和条件，故可确诊为房性融合波。

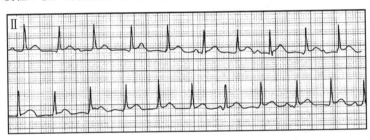

图 24-25 不完全性干扰性房室脱节伴心室夺获，短暂性非阵发性交界性心律

患者，女，40 岁。心前区不适，心悸。Ⅱ 导联连续记录：QRS 波群时限 0.08 s，R_1、R_3、R_6、R_8、R_{10}、R_{19}、R_{21} 之前均有窦性 P 波，PR 间期分别为 0.24 s、0.28 s、0.12 s、0.28 s、0.26 s、0.26 s，窦性频率 54 bpm，交接区频率 107 bpm。

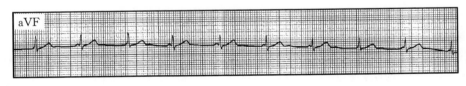

图 24-26 完全性干扰性房室脱节，非阵发性交界性逸搏心律

患者，女，48 岁。临床诊断：原发性高血压。aVF 导联记录：QRS 波群时限 0.07 s，心室率 71 bpm，R_1、R_3、R_8 的 QRS 波群之前后未见 P 波，P 波落在 QRS 波群之中；R_2、$R_3 \sim R_7$ 及 $R_8 \sim R_9$ 的 QRS 波群之前可见 P 波，PR 间期 0.05～0.07 s，P 波与 QRS 波群无关，心房波与心室波频率几乎相等，为完全性干扰性房室脱节，又称等频性房室脱节。完全性干扰性房室脱节应与不完全性干扰性房室脱节相鉴别，前者无心室夺获，后者有心室夺获。

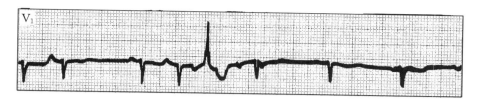

图 24-27 酷似房性反复搏动的多源性房性早搏

患者，女，28岁。临床诊断：风湿性心脏病，二尖瓣关闭不全。心房率64 bpm，QRS波群时限0.06 s。P_1、P_3提前出现，PR间期分别为0.16 s、0.18 s，后者稍有延长，形态与窦性者稍有不同，为房性早搏。P_2的PR间期0.14 s，为窦性P波。R_5的QRS波群提前出现，之前有一个逆行P′波，P′R间期0.14 s，酷似房性反复搏动，因RP长不好解释，可能为多源性房性早搏。但其QRS波群形态与窦性者多异，时限0.08 s，为室内差异性传导。随后的ST段上出现一个直立的P波，为多源性房性早搏。紧接着又来一个逆行P′波，PR间期0.24 s，但下传了心室，在R_6波之后有一个逆行P波，未下传心室，其前的PP频率187 bpm，形成短暂性阵发性多源性房性心动过速。

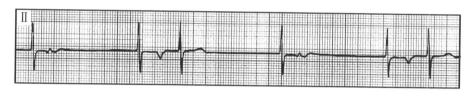

图 24-28 交界性逸搏心律伴逆行双径路交替传导及反复搏动三联律

患者，女，81岁。临床诊断：冠心病。$R_1 \sim R_3$ 和 $R_4 \sim R_6$ 系两组三联律，QRS波群呈室上性型，各组的第1、第2（$R_1 \sim R_2$、$R_4 \sim R_5$）和第2、第3（$R_2 \sim R_3$、$R_5 \sim R_6$）搏动间期恒定，分别为0.64 s和0.66 s，各波前无窦性P波，后于T波降支前（R_1、R_4）和T波中（R_2、R_5）清晰可辨两种形态逆行P′波，前者RP′间期短（240 ms），后者RP′间期长（340 ms），相差100 ms。测量其PP′间期亦呈短（1.74 s）-长（2.16 s）交替，当可除外双重性交界性逸搏心律伴高位起搏点（逆行P波型）2∶1前向心室传导之可能，而判定两种逆行P′波分别与 R_1、R_4 和 R_2、R_5 相关，为逆行双径路交替传导所致。另根据 $R_2 \sim R_3$ 和 $R_5 \sim R_6$ 组成的R—P—R（V—A—V）序列，本例心电图诊断为单源性交界性逸搏心律伴逆行双径路交替传导及反复搏动三联律，其逆行双径路交替传导的发生机制是：①快慢两条径路皆呈2∶1传导阻滞，但不同步，导致一次循快径路逆传，另一次则沿慢径路逆传；②慢径路1∶1，持续逆行传导，快径路2∶1传导，当快径路逆传时显示短的RP′间期。

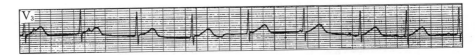

图 24-29 不完全性干扰性房室脱节，短暂性交界性逸搏心律

患者，男，8 岁。临床诊断：心悸查因。R₁～R₆ 的 P 波落在 QRS 波群之前、之中、之后，RR 规整，QRS 波群时限 0.06 s，频率 60 bpm，为交界性逸搏心律。R₇～R₉ 之前有窦性 P 波，PR 间期 0.19 s，QRS 波群时限 0.06 s，心房率约 72 bpm，为心室夺获。

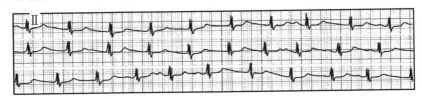

图 24-30 窦房阻滞酷似不完全性干扰性房室脱节伴心室夺获，短暂性非阵发性交界性心律

患者，女，20 岁。临床诊断：心肌炎。Ⅱ 导联连续记录：R₁～R₇、R₉、R₁₁～R₁₇、R₂₁、R₂₃ 前后未见 P 波，频率 75 bpm，QRS 波群时限 0.10 s。第一排 P₂P₃ 间期等于第二排的 2 倍窦性周期间期，说明前者是窦房阻滞所致。

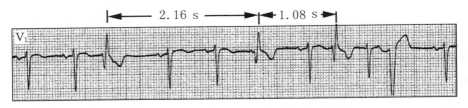

图 24-31 房性早搏伴室内差异性传导与室性并行心律同时出现

患者，男，65 岁。临床诊断：原发性高血压，冠心病。PR 间期 0.16 s，QRS 波群时限 0.07 s，心房率 70 bpm，R₃、R₆、R₈ 的 QRS 波群提前出现，时限 >0.12 s，呈右束支阻滞型。R₃、R₈ 的 ST-T 上及 R₆ 之前均见按时出现的窦性 P 波，各联律间期相差明显。R₃～R₆ 和 R₆～R₈ 间期互成倍数，为室性并行心律。R₁₀ 提前出现，QRS 波群宽大畸形，时限 0.12 s，其之前有提前出现的 P′波，代偿间歇不完全。综上可见，本例 R₃、R₆ 为非间位性并行性室性早搏，R₈ 则为间位性，R₁₀ 貌似室性早搏，实为房性早搏伴室内差异性传导。类似图例，若不仔细辨识，极易误诊和漏诊。

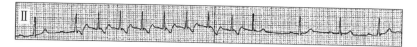

图 24 - 32　一度房室阻滞伴房性反复搏动，形成短暂性房室交界性心动过速

患者，女，36 岁。临床诊断：心肌炎。P_1、P_2 的 PR 间期 0.32 s，R_2 之后至 R_9 出现一连串逆行 P′波，RP′间期 0.12 s，呈 P（PR 间期延长）—QRS—P′（逆行）的顺序，频率 136 bpm。

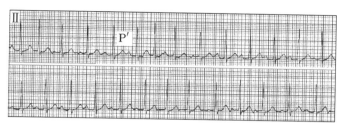

图 24 - 33　酷似房性反复搏动引起反复性心动过速的多源性房性早搏形成非阵发性房性心动过速

患者，男，70 岁。临床诊断：冠心病。Ⅱ 导联连续记录：P'_6 提前出现，P′波形态较前升高，心房率120 bpm，P′R 间期 0.24 s，以后出现一个好像 P′—QRS—P′（逆行）的序列，酷似房性反复心律。但此 P′波比其窦性 PR 间期尚未延长，所以反复搏动不成立，为多源性房性早搏形成非阵发性房性心动过速。

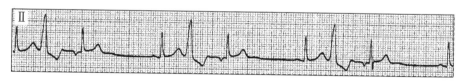

图 24 - 34　窦性心动过缓，室性反复搏动三联律

患者，男，21 岁。临床诊断：心肌炎。R_2、R_5、R_8 提前出现，QRS 波群宽大畸形，时限 0.12 s，R′R 间期0.68 s，呈 QRS—P′（逆行）—QRS 的顺序，连续 3 组，心室率45 bpm。

第二十五章

心电综合征

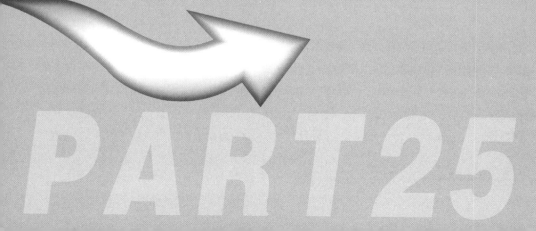

PART25

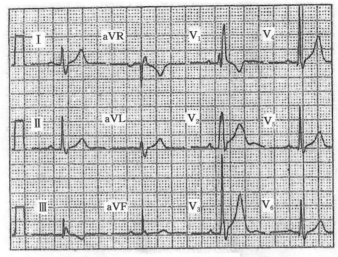

A.完全性右束支阻滞

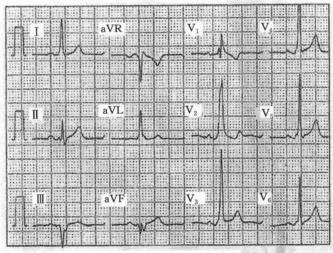

B.A型预激综合征合并右束支阻滞

图 25-1　完全性右束支阻滞及 A 型预激综合征合并合右束支阻滞

　　患者，女，20 岁。临床诊断：阵发性心悸多年。心电图 12 导联 A、B 两图非同次记录。图 A：窦性心搏，PR 间期 0.16 s，QRS 波群时限 0.12 s，多导联见终末波延缓，V₁ 导联呈 rsR′型，为完全性右束支阻滞，PJ 间期 0.26 s，胸导联均主波向上。图 B：窦性心搏仍旧，PR 间期 0.10 s，明显缩短，有 δ 波，QRS 波群时限 0.14 s，PJ 间期 0.28 s，V₁ 导联呈 rsR′型（振幅均明显降低），保持右束支阻滞特征，胸导联主波向上。不同的是，V₄～V₆ 导联 q

波消失，代之以 δ 波，V_5、V_6 导联 s 波变浅，Ⅰ、aVL 导联 s 波消失呈 R 型，Ⅲ、aVF 导联则由主波向上变为主波向下的 QS 型或 Qrs 型，支持 A 型预激并右束支阻滞（显性心室预激 PJ 间期>0.27 s 时，大多合并束支阻滞），因患者有阵发性心悸史多年，极有可能为旁道参与的阵发性快速性心律失常所致（为预激综合征），有待动态心电图及心房调搏检查证实。预激是否掩盖束支阻滞图形，主要取决于预激所在部位是否在束支阻滞的区域内。若预激的部位在束支阻滞的对侧，则两种图形可同时显现，比翼双飞；反之，则束支阻滞图形被掩盖而仅显示预激图形，如 B 型预激掩盖右束支阻滞图形和 A 型预激掩盖左束支阻滞图形。本例显然为右束支阻滞的对侧旁道，故阻滞图形不被掩盖而同时显现。同时也表明，本例右束支阻滞为持续性，预激则为间歇性（不除外频率依赖型）。此外，图 A 胸导联皆表现为 R 波占优势，主波向上，R/S>1，R_{V_2}>R_{V_6}，V_5、V_6 导联 q 波≤0.1 mV，是否同时合并左中隔支阻滞，值得考虑。

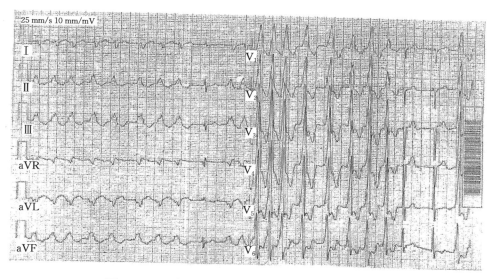

图 25-2　快速型心房颤动伴 A 型预激综合征

患者，女，30 岁。临床诊断：风湿性心脏病，二尖瓣狭窄并关闭不全。心电图 6 导联同步连续记录：基本节律为 P 波消失，f 波替取的心房颤动，RR 间期变化于 0.28～0.69 s 之间，平均心室率 130 bpm，QRS 波群绝大多数宽大畸形，胸导联主波向上，起始部有正向 δ 波，呈完全性预激，偶见部分性预激（胸导联 R_6、R_8）及正常形态图形。通常预激性心房颤动，有如下心电图特征：①窦性 P 波消失，f 波替代，V_1 导联长 RR 间期内较明显；②心室率极快，多大于 200 bpm，最高可达 300 bpm；③RR 间期长短不一，最长 RR 间期常大于最短 RR 间期的 2 倍；④QRS 波群形态多变，呈完全性预激、部分性预激和正常形态的图形混合一体，是其一个特征性改变；⑤当两个相邻的有 δ 波的 RR 间期≤0.25 s 时，易恶化为心室颤动而猝死。本例心室率较慢、可能与快速心房激动对房室旁路造成隐匿性传导及该旁道不应期不断变化有关。最短预激型 RR 间期较长、长短 RR 间期互差＞2 倍，有明显的混合体特征，符合快速型心房颤动合并 A 型预激。雪上加霜的是本例患有高房颤率的风湿性心脏病，其心房颤动的诱发与预激相关，还是心脏疾病本身所致，尚难断定。详询病史及既往心电图对比，有利于鉴别。

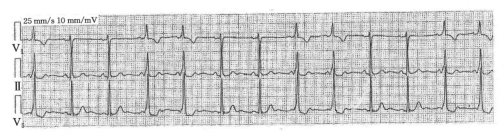

图 25-3　呈 4∶2 罕见比例交替的非频率依赖型间歇性 A 型预激综合征

　　患者，女，59 岁。既往有高血压病史，因外科疾病来院就诊体格检查。心电图 V_1、Ⅱ、V_5 导联同步连续记录：窦性心律，PP 间距规整，为 0.80 s，频率 75 bpm。引人注目的变化是：成双成对的 PR 间期及 QRS 波群变化见于 $R_2 \sim R_5$、$R_6 \sim R_9$、$R_{10} \sim R_{13}$ 共 3 组心搏。每组 4 次心搏的前两搏 PR 间期 0.14 s，QRS 波群正常，PJ 间期 0.22 s，后两搏 PR 间期变短为 0.10 s，QRS 波群增宽异常，时限 0.12 s，起始部有明显的正向 δ 波，均呈 R 型，PJ 间期 0.22 s，为典型的间歇性 A 型预激呈 4∶2 交替，而非成对室性早搏四联律。文献报道间歇性预激的发生率为 25%～75%，有频率依赖型、非频率依赖型、旁室旁路与正道之间隐匿性传导及蝉联现象和旁道的裂隙现象所致 4 种情形，后者常规心电图极为罕见。本例为规律性比例成对交替型 A 型预激，不伴有心率变化，较二联律交替型（正常图形与预激图形交替出现，旁路存在 2∶1 前向传导阻滞）明显罕见，提示旁路前传发生了 4∶2 阻滞。

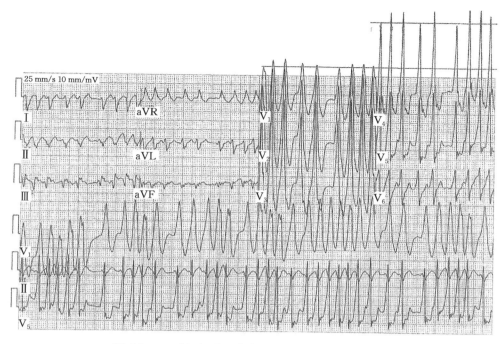

图 25 - 4 极速型心房颤动伴 A 型预激综合征

患者，男，60 岁。既往有阵发性心动过速史，临床诊断：冠心病，心律失常查因。心电图示：窦性 P 波消失，心室节律绝对不齐，提示为心房颤动（细颤型），宽大畸形的 QRS 波群时限 0.16 s 左右，RR 间期 0.19～0.56 s，平均心室率 215 bpm，胸导联 δ 波及主波均向上，可判定为极速型心房颤动 A 型预激综合征（高危型），临床须紧急处置。有文献报道，预激综合征并心房颤动的发生率为 11%～39%，如此高的发生率显然与旁路的存在直接有关。冠状动脉病变引起的心房肌缺血可能是心房颤动被诱发的另一个因素。更为重要的是，它具有突变为心室颤动的潜在危险，此种情形既可见无器质性心脏病的预激综合征患者，也可发生于心肌有病变者。Dreifus 等曾报道，心房颤动并预激综合征的患者中，4 例 RR 间期<180 ms 者均发生心脏停搏或心室颤动。Gallagher 等分析了 18 例发生心室颤动的预激综合征并心房颤动患者，发现最短的 RR 间期为 205 ms 或更短，仅有 4 例心室率较慢，且都另有其他原因。Lie 等的研究则证明，快速的心室率可增加心室肌的异位兴奋性、不应期的不一致性及心室颤动的易患性。国内葛德元、赵贵锋等主编的心电专著病例中，患者窦性心律有急性下壁心肌梗死伴 A 型预激综合征，下壁 Q 波异常被掩盖，突发预激综合征并心房颤动时的最短 RR 间期 0.30 s，因其有严重的心肌缺血和坏死，依然发生了心室颤动，全力抢救 5 天后死亡。可见最短 RR 间期值并非绝对金指标，心脏病变的严重程度也不容忽视。本例为冠心病患者，常规 10 s 心电图描记，平均心室率>200 bpm、多个最短 RR 间期仅 0.19 s，无过渡型正常形态

QRS 波群，表明旁道不应期明显短于正道，引发循旁路下传心室的极快速心室率反应，属高危险预警表现，即便幸运不发生心室颤动，也会导致较严重的血流动力学改变，需紧急临床处置，降低风险，待病情平稳时，择期射频消融阻断旁路，消除隐患是优选项。此外，本例预激性心动过速须与心房颤动伴室内差异传导及室性心动过速相鉴别，宽 QRS 波群形态变化、RR 间期的差值、心室率，QRS 波群起始部有否 δ 波是其判别的关键指标，既往心电图及有无心动过速病史也是有重要价值的鉴别信息。本例 RR 间期变异大，差值远大于 130 ms，最长 RR 间期大于 2 倍最短 RR 间期，室率超过 200 bpm，有 δ 波及心动过速病史，均支持预激综合征伴心房颤动。

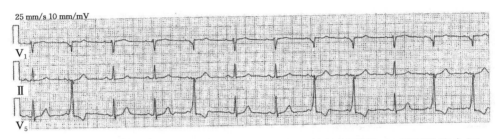

图 25－5　窦性心律，与房室旁道 4 相性阻滞有关的间歇性 B 型预激综合征

　　患者，女，40 岁。感冒后心悸来院就诊。心电图为节律 V_1、Ⅱ、V_5 导联同步连续记录。基本心律窦性 P 波形态无异，PP 间期 0.82～0.90 s，差值＜0.12 s，频率 66～72 bpm，QRS 波群形态呈交替性无规律变化，表现为：①当 PP 间期＜0.84 s 时，其 PR 间期 0.11 s，有 δ 波，QRS 波群宽大畸形，时限 0.13 s，PJ 间期 0.24 s，V_1 导联呈 Qr 型，V_5 导联呈 Rs 型，为 B 型预预激综合征（右后间隔旁道可能性大），见于单个和成对的 R_2、R_5、R_8、R_9、R_{11}、R_{12}。②当 PP 间期＞0.86 s 时，其 PR 间期 0.18 s，QRS 波群形正常，PJ 间期 0.24 s。可见间歇性预激综合征呈明显的频率依赖性，可判为旁道 4 相性阻滞。4 相性阻滞几乎可见于心脏的各传导部位。包括束支、房室、房内、旁道等，且可与 3 相阻滞并存，其显现基本上都属于病理性。本例无器质性心脏病病史，频率依赖性变化窗口较小，频率较快，与常见的旁道 4 相阻滞发生于早搏、心动过速后及房室阻滞时（心率较慢）显露有所不同，皆是其罕见特殊之处。此外，本例尚需与舒张晚期室性早搏相鉴别，恒定不变的成对波形特征及 PJ 间期可资判别。

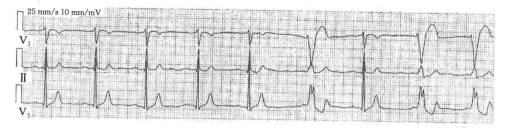

图 25 - 6　窦性心动过缓及不齐，房室旁道 3 相性阻滞掩盖一度房室阻滞

患者，男，67 岁。体检时心电图所见：窦性 PP 间期 1.06～1.40 s，差值＞0.12 s，频率 42～56 bpm。P 波形态一致，时限 0.11 s，为窦性心动过缓及不齐伴左心房异常。有待注意的是：QRS 波群形正常与宽大畸形的间歇性显露与频率有关。即当 PP 间期＜1.10 s 时，PR 间期 0.24 s，P/PR（段）＜1，QRS 波群正常。当 PP 间期＞1.14 s 时，R_6、R_8、R_9 心搏 PR 间期明显缩短至 0.11 s，有 δ 波，变形的 QRS 波群时限 0.16 s，依据 QRS 波群 V_5 导联主波向上、V_1 导联向下，提示为右侧房室旁道所致的 3 相性阻滞型间歇性预激综合征掩盖一度房室阻滞，而未掩盖 P 波增宽异常。本例 3 相性旁道阻滞发生于窦率缓慢时并有掩盖和非掩盖现象是其亮点和罕见所在。且须与室性逸搏及成对相鉴别，房室关系及 QRS 波群形态的一致，逸搏周期的明显差异（R_5R_6 间期、R_7R_8 间期及 R_8R_9 间期均不同），皆不支持逸搏之可能。

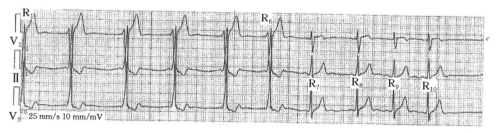

图 25 - 7　窦性心动过缓及不齐，与频率相关的完全性与部分性预激综合征

患者，女，50 岁。临床诊断：心动过缓查因。心电图 V_1、Ⅱ、V_5 导联同步连续记录：窦性心律明显不齐，P 波形态无异，PP 间期变化于 0.76～1.30 s 之间，频率 46～79 bpm。两种 QRS 波群形态及 PR 间期分隔显眼，表现为：①前段 R_1R_6 宽大畸形，时限 0.16 s，PR 间期 0.08 s，有 δ 波，QRS 波群主波 V_1 导联向下，V_5 导联向上，提示为右侧旁路 B 型预激综合征。②后段 R_7R_{10} 趋于正常，时限 0.11 s，PR 间期 0.11 s，有 δ 波，QRS 波群主波方向与前段①无异，提示为部分性预激（不完全性预激）；上述两种预激波形 PJ 间期均为 0.22 s。③PP 间期较长，心动过缓时出现完全性预激①，PP 间期较短，心率正常时显现部分性预激②。这种窦性心律时，频率依赖型的完全性预激波形与部分性预激波形交替或间歇性发生是极为罕见的，有如下解释：①提示预激综合征合并二度房室阻滞。即完全性预激时，房室正

道发生4相性阻滞。②心搏束源恒定时，其PR间期的长短差异取决于激动至旁道间的房内传导时间及在旁道中的传导时间的长短。当交感神经兴奋，心率增快时从而使旁道"失平衡阻力"增加，导致窦性激动在旁道中传导时间延长，形成不完全性预激。反之，迷走神经兴奋时，心率减慢，旁道"失平衡阻力"减小，激动较易通过旁道，使PR间期变短呈现完全性预激。③双旁道，两条旁道形成两种不同的预激波形，然而本例同步3导联δ波及QRS波群主波方向均无差异，用一元论判读，考虑单旁道所致，较为合宜。④完全性预激为B型预激合并左束支阻滞，本例两种不同程度预激PJ间期一致，完全性预激时明显<0.27 s，不支持此可能。若既往有明确的慢率型左束支阻滞，尤其是利用药物或深呼吸、改变体位等方法，使δ波消失，能显现出单纯左束支阻滞图形时，诊断可成立。

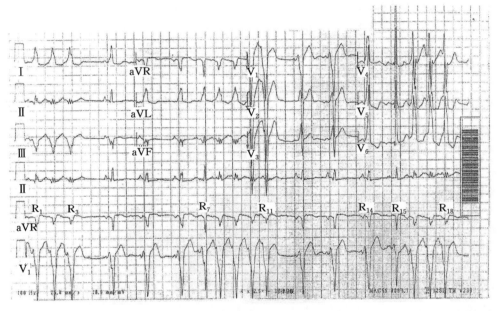

图25-8　B型预激综合征，反复短阵预激性房性心动过速及右心房内韦金斯基现象

　　患者，女，26岁。因心冲、气促、阵发性心律失常伴头昏来院就诊。心电图上下6条为同步连续记录，其中下3条为节律Ⅱ、aVR、V_1导联描记。窦性心律，PP间期0.74～0.78 s，频率77～81 bpm，PR间期0.09 s，多导联见明显δ波，依据胸导联QRS波群主波方向，可判定为右侧旁路B型预激综合征。R_1～R_3、R_7～R_{11}、R_{15}～R_{18}为3阵短时的宽QRS波群心动过速，其前均有相关P波为伴，前两阵心动过速终止后代偿间期长短相异，分别为0.90 s和0.80 s。其中R_7、R_{15}相关P波异形（见V_1节律导联），联律间期不一，为双源房性早搏。值得注意的是：①无论是窦性心搏（R_4），还是房性早搏（R_7、R_{14}）及后续的房性心动过速（最快187 bpm），其预激程度（波大小、PR间期长短及QRS波群畸形程度）均有不

同的变化。提示旁道下传引致除极心肌的相对数量及正道与旁道在传导时间上的相对改变和旁道不应期的变化，使预激 ORS 波群图形变化多端。R_4 预激 QRS 波群畸形程度减轻，显然与其较长代偿间期有关，即旁道不应期的相对变长，正道下传激动心室的占比增加。R_7、R_{14} 之预激心室波形程度改善考虑可能与房性起搏点至旁道间的房内传导时间相对延长有关。而后续短阵性房性心动过速的 QRS 波群的变形更为显著（预激程度加重或完全性预激），则可能系其起搏点位于或接近于旁道的心房端及旁道不应期随心率加快而缩短所致。②前两组房速后窦性 P 波明显差异，即 $R_4 \sim R_6$ 之相关窦性 P 波电压较低，$R_{12} \sim R_{14}$ 之关联窦性 P 波高尖；异常，呈肺型 P 波改变，这种 P 波的间歇性伪善性改变显然应考虑与非时相性房内差异性传导有关。即较短代偿间期后的肺型 P 波改变为原形，并非 4 相性右心房内阻滞，较长代偿间期后的窦性 P 波因房速在逆传窦房结时，于窦房交界区内产生隐匿性折返，使后结间束发生了隐匿性传导致其有效不应期缩短或提前结束，随后而至的窦性激动沿心房传导系统意外顺畅下传，即房性心动过速诱发右心房内韦金斯基现象。

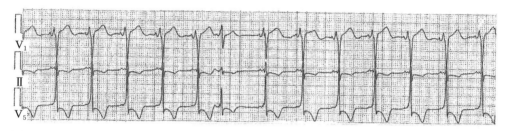

图 25-9   B 型预激综合征，偶发房性早搏及其后 QRS-T 波改变，伪性二尖瓣型 P 波

患者，女，75 岁。因心悸、胸前区不适、活动后加剧来院就诊。临床诊断：冠心病。心电图 V_1、Ⅱ、V_5 同步连续记录：窦性心律匀齐，频率 79 bpm，PR 间期 0.07 s，QRS 波群时限 0.15 s，QRS 波群主波 V_1 导联向下、V_5 导联向上，见明显 δ 波，PJ 间期 0.20 s，考虑为右侧旁路预激综合征。须注意的是，Ⅰ 导联的双峰宽距型 P 波第 2 峰实乃预激波所致，为预激波相关的伪性二尖瓣型 P 波，同步多导联描记容易判定。R_7、R_8 乃本图的亮点所在。表现如下：①R_7 提前发生，QRS 波群畸变窦性心搏稍轻，其前有相关 PP 波为伴，代偿间歇不完全，PR 间期 0.12 s，较窦性 PR 间期延长 0.05 s，考虑与房性早搏灶在心房内传导时间及抵达房室结的时间较长有关。②R_7 房性早搏代偿间期后窦性心搏 R_8，QRS-T 波均有所变化，QRS 波群振幅略降低，T 波则 V_1 导联正向降低、V_5 导联负向变浅。鉴于这种发生于预激性房性早搏后的窦性预激 QRS-T 波改变较为罕见，变化小时极易忽漏，故解析时尤应注意。

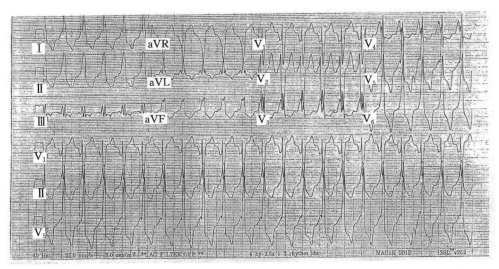

图 25 - 10　B 型预激性心动过速显示巨大 δ 波及显著左心室面高电压

　　患者，女，20 岁。临床诊断：心悸查因。同步 δ 导联减半电压连续记录，上 3 条为常规 12 导联，下 3 条为 V₁、Ⅱ、V₅ 节律导联。无明显 P 波痕迹的宽 QRS 波群心动过速是本图主线，频率 125 bpm，QRS 波群时限 0.20 s，多导联可见明显宽（0.09 s）高（1.7 mV）的 δ 波是其支线之一（通常 δ 波一般不超过 0.5 mV，时限 <0.08 s），依据其 V₁ 导联呈 QRS 型，QRS 波群主波在 V₁、V₂ 导联向下，V₅、V₆ 导联向上，δ 波方向在 Ⅰ、aVL 及下壁导联均向上，考虑为右前间隔旁道可能性大。左心室面电压显著增高是其支线之二，表现为 $S_{V1}+R_{V5}=10.0$ mV，$S_{V2}+R_{V6}=11.4$ mV。如此之高电压是否合并心脏结构性异常，不能除外，有待心脏超声进一步检查确认。本例两条支线特征是其罕见特殊之处，不能确定的预激性心动过速归属是其难点所在，考虑如下可能：①窦性心动过速；②房性心动过速 2∶1 传导；③逆向性房室折返性心动过速；④房束旁道型心动过速，QRS 波群时限 <0.15 s，下壁导联主波向下及胸导联波型特征均与本例不符，可以除外；⑤房室结折返性心动过速伴无辜性旁路，此型罕见，体表心电图与③不能区分，电生理检查及射频消融旁道术后心动过速仍然如旧，有助于证实。

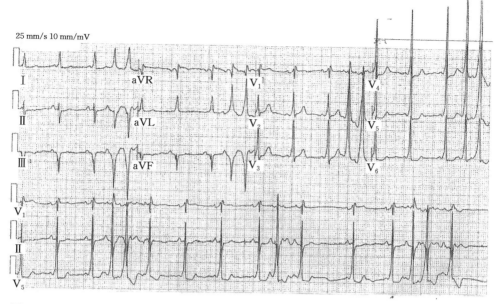

25 mm/s 10 mm/mV

Ⅰ　aVR　V₁　V₄
Ⅱ　aVL　V₂　V₅
Ⅲ　aVF　V₃　V₆
V₁
Ⅱ
V₅

图 25-11　预激综合征（右后间隔旁道），频发短阵性房性心动过速伴二度房
　　　　　室及旁道同步阻滞及 3 相性右束支阻滞

　　患者，男，63 岁。既往有阵发性心动过速史，临床诊断：冠心病。心电图 6 条为非同步连续记录。上 3 条 12 导联同步记录（3 导联同步排列显示）：窦性心律，PP 间期 0.76 s，频率 79 bpm，R₁ 电压略低（结合下 3 条节律导联可判定与心动过速后改变），PR 间期 0.10 s，多导联见明显 δ 波，QRS 波群时限 0.12 s，PJ 间期 0.22 s，V₁ 导联主波向下，δ 波向上，呈 rsR′型，V₂～V₆ 导联主波及 δ 波向上，Ⅰ、aVL 导联 δ 波向上呈 R 型、下壁导联（Ⅲ、aVF）δ 波向下呈 QS 型，提示为预激综合征（右后间隔旁道可能性大）。R₄、R₅ 提早出现，其前有相关 P 波，R₅ 后仍见同形异位 P 波，PP 间期 0.26 s，为频率 230 bpm 的预激型房性心动过速。R₄ 略变形，R′波增高，V₆ 导联终末 s 波略宽钝，提示为 3 相性右束支阻滞型伴室内差异传导。R₅ 的 QRS 波群畸变程度较窦性心搏为著，系由旁道独立下传形成的完全性预激波形。下 3 条节律 V₁、Ⅱ、V₅ 导联同步连续记录有如下特征：①可见 3 组短阵房性心动过速，其中 R₁～R₅ 与上 3 条为同步记录，故解析同理，R₅ 后 P′波下传受阻，为房室正道及旁道同步阻滞所致。R₆ 为其前相关异形倒置 P′波下传，预激波形同窦性，考虑为另源房性早搏。②R₁₄～R₁₆ 与 R₄～R₆ 基本相似，不同的是有 5 个连续同形的房性 P 波形成短阵性房性心动过速。R₁₆ 之相关 PR 间期延长至 0.14 s，提示旁道传导时间延缓，有一度阻滞，第 5 个 P 波同于第 3 个 P 波，皆同步受阻于正道和旁道。第 3 组房性心动过速 R₁₀～R₁₁，有 3 个 P′波，其房室传导异别于其他两组，联律间期更短的 P₁ 下传形成 R₁₀ 预激伴 3 相右束支阻滞，P′₂ 下传

中断，P′₃顺畅传导与窦性心搏一致，呈不完全性预激图形（R₁₁）。综上可见，短阵高频率型预激性房性心动过速可同时合并 3 相性束支阻滞型室内差异传导及同步性旁道及正道阻滞等特殊变化，判读时须细心留意。

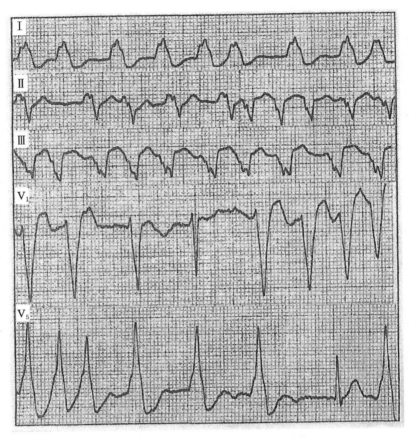

图 25 - 12　预激综合征并心房颤动

　　患者，男，51 岁。因咳嗽、气促加重 1 周入院，已服用洋地黄药物半个月。体格检查：心律绝对不齐，心音强弱不一，心率 120 bpm，心界向左左下扩大，心尖区可闻及双期杂音。临床诊断：风湿性心脏病，二尖瓣狭窄及关闭不全。心电图单导联（Ⅰ、Ⅱ、Ⅲ、V₁、V₅）非同步记录：窦性 P 波消失被 f 波替代，RR 间期绝对不规则，变化于 0.30～0.92 s 之间，平均心室率约 110 bpm，为快速型心房颤动。V₁ 导联 QRS 波群主波向下，V₅ 导联主波向上，有 δ 波，可判为 B 型预激综合征。QRS 波群形态多变，宽窄有别：①房室结正道下传的正常 QRS 波群，见于 V₁ 导联 R₄ 和 R₆ 及 R₇；②部分性预激，见于 V₁ 导联的 R₃；③完全性预激，见于其他绝大多数 QRS 波群。这些表现完全符合预激综合征伴心房颤动的特征性改变，诊断可信。

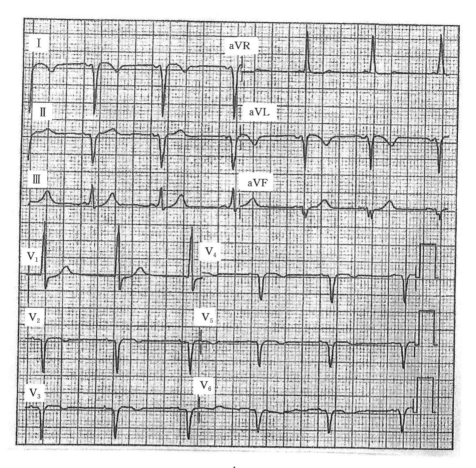

A

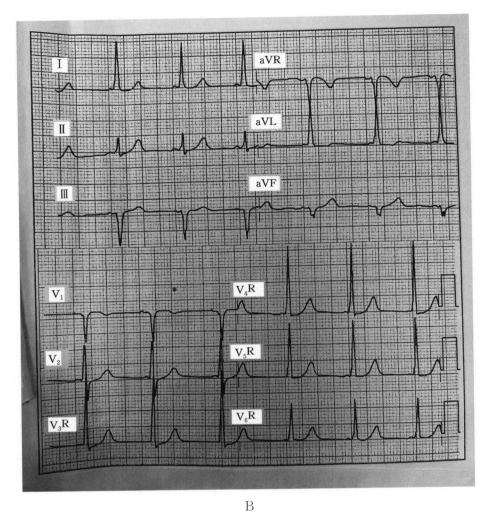

B

图 25-13　右位心心电图，B 型预激综合征

　　患者，男，32 岁。阵发性心悸 5 年。临床诊断：右位心，心悸查因。图 A：心律匀齐，频率 75 bpm，PR 间期 0.08 s，QRS 波群时限 0.11 s，似有 δ 波、Ⅰ、aVL 导联心电波全倒置，Ⅱ与Ⅲ，aVR 与 aVL 导联心电图波形互换，aVF 导联图形未变，V_1 导联呈 Rs 型，V_2～V_6 导联呈 QS 型递减样改变伴 T 波浅倒，提示为右位心心电图改变合并预激综合征。图 B：为同一患者，左、右手反接，胸导联 V_1、V_2 导联记录互换及另加作 V_3R～V_6R 心电图后的一份可供正常判读的 12 导联心电图。窦性心律，PP 间期 0.76～0.88 bpm，频率 68～79 bpm，PR 间期 0.08 s，QRS 波群时限 0.11 s，多导联见明显 δ 波，Ⅲ、aVF、V_1 导联呈 QS 型，V_2 及 V_3R～V_6R 导联主波向上。符合右位心心电图改变合并 B 型预激综合征（提示

右后间隔旁道）。右位心包括镜像右位心、心脏右移和右旋心 3 种，其解剖位置及心电图变化各有不同，其中前者最具特色和代表性，本例为合并心电异常（预激旁道）的镜像右位心罕见患者，有阵发性心悸病史 5 年，应考虑与预激密切相关，故行动态心电图及心房调搏检查评估确定相关风险是合宜的，这不仅有利于治疗的选择，更可让患者知情放心。

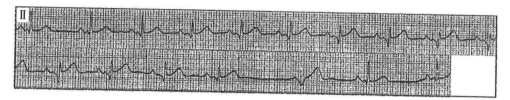

图 25-14　与频率有关的预激综合征 δ 波及 QRS 波群渐变，偶发室性逸搏及窦性停搏或窦房阻滞

患者，女，18 岁。临床诊断：病毒性心肌炎。上下两条心电图 II 导联连续记录：窦性心律不匀齐，R_1、R_2 的 PR 间期 0.10 s，有 δ 波，QRS 波群时限 0.11 s，为部分性预激波形，心房率 60 bpm，Q 波细小正常。颇为有趣的是，当 $R_2 \sim R_{14}$ 心率由慢→快→至慢的渐变过程中，Q 波（实为 δ 波有关）亦呈现出渐深、渐宽及 R 波振幅逐渐降低，直至畸形程度逐渐减轻恢复的相对应过程。这种 P 波无异与频率有关的规律性罕见特殊变化，突显了预激程度的不同变化，与旁道内 3 相及 4 相阻滞无关，也不符合慢旁道内文氏现象（没有旁道发生一次完全性阻滞），考虑与旁道内传导速度的变化有关，即心率较快时，旁道传导速度也加快，与正道下传心室的时间差值增大，预激程度（δ 波）渐大，反之亦反。R_{15} 明显延后（1.24 s）出现，宽大畸形，呈 QS 型，时限 0.14 s，有继发性 T 波改变，无相关 P 波（不排除窦性 P 波重叠 R_{15} 中），为室性逸搏，提示有窦性停搏或窦房阻滞。$R_{15}R_{16}$ 间期与 $R_{16}R_{17}$ 间期一致，为 1.04 s，后者形态与 R_1、R_2 无异。

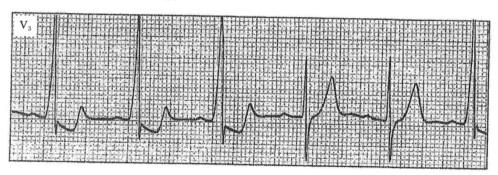

图 25-15　间歇性预激综合征伴阶梯样 QRS-ST 复合型改变，房室旁道及房室正道一度阻滞，房室正道蝉联现象

患者，女，30 岁。临床诊断：心悸查因。心电图 V_3 导联描记。窦性 P 波恒定出现，频率 75 bpm，QRS 波群呈宽（$R_1 \sim R_3$）、窄（R_4、R_5）间歇发生，宽者有不典型 δ 波，其 PR 间期则分别呈短（0.16 s）、长（0.21 s）两种。提示为间歇性预激综合征（非室性心律），房室旁道及房室正道一度阻滞。惊喜的是，仔细观察后可见 $R_1 \sim R_3$ 的 S 波渐深及 ST 段下移渐浅的规律性变化，符合复合型心电阶梯现象特殊改变。且 $R_1 \sim R_3$ 呈完全性预激连续发生，提示房室正道蝉联现象所致。即窦性激动周期小于正道不应期时，窦性激动于房室正道发生阻滞或传导延缓，只能循房室旁道下传心室，并隐匿性逆传正道使其除极，产生不应期，造成正道前传时发生持续性功能性阻滞。当隐匿性逆传正道之强度与深度发生变化或旁道不应期不稳定（大于正道不应期）时，窦性冲动即可沿正道下传心室，形成正常 ORS 波群。

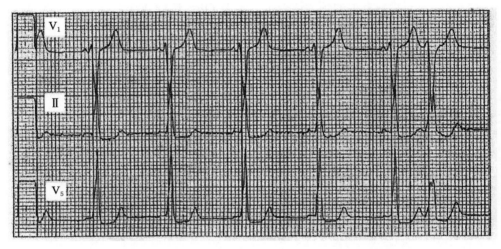

图 25 - 16 B 型预激综合征，偶发房室旁道性早搏或旁道性室性早搏

患者，女，50 岁。术前体格检查。心电图 V_1、Ⅱ、V_5 导联同步连续记录：窦性心律匀齐，PP 间期 0.80 s，频率 75 bpm，房室之间呈 1：1 同步协调传导关系，PR 间期 0.07 s。心室波群宽大变形，时限 0.12 s，有 δ 波，QRS 波群主波 V_1 导联向下，V_5 导联向上，符合 B 型心室预激征象。R_6 最后心搏提早发生，形态与窦性相似，但宽大畸形更明显，其前后无 P 波痕迹可寻，其后也未见明显的窦性 P 波，提示为房室旁道性早搏（逆行 P 波重叠于 QRS 波群中）或旁道束插入心室部位附近的室性早搏。现已证明，旁道束纤维内或旁道束插入心房或心室的部位均易产生异位激动，本例与之相符。

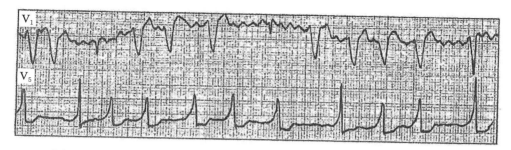

图 25 - 17　心房颤动伴完全性 B 型预激综合征，房室正道三度阻滞

　　患者，女，18 岁。临床诊断：风湿性心脏病。地高辛用量不详。心电图上下两条 V_1、V_5 导联非同步记录：P 波消失，代之以 f 波，RR 间期绝对不齐，QRS 波群时限及形态有异，以明显增宽者（0.20 s）为多，其前有 δ 波，V_1 导联主波向下，V_5 导联主波向上，为右侧旁路 B 型预激综合征。值得关注的是，每当 RR 间期较长，心率较慢时，延迟出现的 QRS 波群正常 [V_1 导联的 R_3（0.70 s）、R_7（0.90 s）] 或趋于正常 [V_1 导联的 R_{12}（0.80 s）、V_5 导联的 R_2（0.86 s）、R_8（0.90 s）、R_{11}（0.86 s）]，符合心房颤动时，不规则 RR 间期的心室波群呈完全性预激波形，而延迟出现的 QRS 波群形态正常或趋于正常的总体特征，此改变常提示预激综合征合并房室正道三度阻滞，正常波形为阻滞平面下的加速型交界性逸搏，趋于正常的波形乃加速的交界性逸搏与 f 波经房室旁道下传所形成的室性融合波。有所疑惑的是，本例该加速型交界性逸搏周期差异偏大（0.70～0.90 s），考虑可能与其自律性不稳定、起搏灶不同或频率滞后有关。

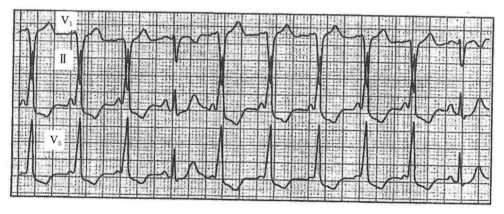

图 25 - 18　窦性心动过速，间歇性 B 型预激综合征，房室正道蝉联现象

　　患者，女，70 岁。既往有阵发性心动过速及冠心病史。V_1、Ⅱ、V_5 导联同步记录：窦性心律匀齐快速，频率 104 bpm。R_1～R_3 及 R_5～R_9 的 QRS 波群宽大畸形，时限 0.12 s，其

前均有δ波，PR间期0.10 s，V₁导联主波向下，V₅导联主波向上，符合B型预激综合征。R₄、R₁₀形态正常，时限0.08 s，PR间期0.14 s，为窦性激动循房室正道下传。房室旁道与正道之间的蝉联现象，以连续出现>3次完全性预激波形或正常QRS波群形为主要标志，通常有如下类型：①房室旁道内蝉联现象（有>3次连续性正常QRS波群）；②房室正道内蝉联现象（有>3次连续性完全性预激波形）；③房室旁道与房室正道交替性蝉联现象（见>3次连续性完全性预激波形和正常波形交替出现，期间无不完全性预激波形发生）；④室性早搏终止房室旁道与正道之间蝉联现象。本例这种非频率相关的连续性预激搏动偶夹有正常心搏的间歇性预激综合征，显然与②（又称正道阻滞型蝉联现象）有关。

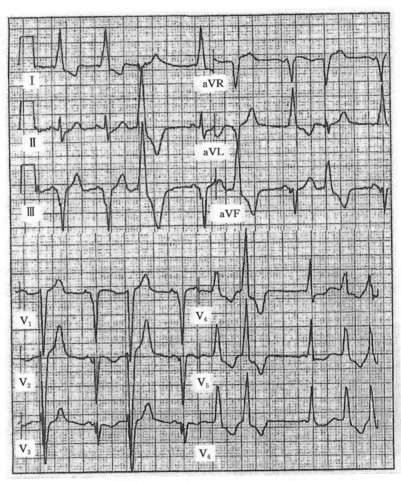

图25-19　B型预激综合征伴多形性室性早搏二联律及部分成对

患者，男，56岁。既往有阵发性心动过速史（性质不详）。临床诊断：冠心病，心律失常。心电图上下 6 条 3 导联同步连续记录：窦性心律，频率 96 bpm，PR 间期 0.08 s，QRS 波群宽大畸形，时限 0.15 s，有 δ 波，Ⅲ、aVF、V$_1$～V$_3$ 导联主波向下，呈 QS 型，Ⅰ、aVL、V$_4$～V$_6$ 导联主波向上，为 B 型预激综合征（基本符合 Gallagher 旁道定位法的右外侧壁旁道，V$_3$ 导联仍为 QS 型改变，不排除有陈旧性心肌梗死可能）。肢体导联 R$_3$、R$_5$、R$_7$ 及胸导联 R$_1$、R$_3$ 为无相关 P 波的提早异形宽大的室性早搏二联律，联律间期 0.44～0.48 s，可判为多形性。胸导联 R$_5$～R$_6$、R$_8$～R$_9$ 为两组联律间期无异的成对室性早搏，前者异形，相距 0.40 s；后者同形（与前者异形组第 1 个室性早搏相同），间期 0.36 s。对于前者应考虑有 3 种可能：①两个不同部位起源；②同源，第 2 个室性早搏发生室内差异传导；③室性早搏引发的室性反复搏动伴室内差异性传导。本例有成对同形室性早搏为证、成对异形间期大于同形间期、两室性早搏间无逆行 P 波及第 1 个同形室性早搏前周期（R$_6$R$_7$ 间期）最长，未发生室内差异性传导，均支持与室性双源有关，而非②和③。此外，结合本例有阵发性心动过速史，是与预激综合征关联，还是室性心动过速所致，完善相关检查（动态心电图及心房调搏术）加以明定，显然是有利于患者的必要之举。

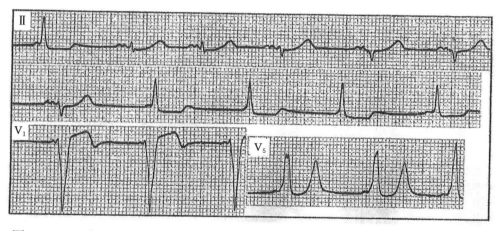

图 25 - 20　窦性心律不齐，B 型预激综合征，时呈预激波及 QRS 波群频率依赖型手风琴样改变，交界性逸搏及短阵性逸搏心律并不完全性房室干扰脱节

患者，女，58 岁。常有心悸、心前区绞痛。临床诊断：冠心病。心电图第 1、第 2 条为 Ⅱ 导联连续记录，第 3 条系 V$_1$ 和 V$_5$ 导联非连续记录。基本心律为窦性，V$_1$、V$_5$ 导联 PP 间期 0.84～0.94 s，频率 63～71 bpm，PR 间期 0.08 s，QRS 波群宽大畸形，时限 0.14 s，见 δ 波，依据 V$_1$ 导联主波向下，V$_5$ 导联主波向上，可判为 B 型预激综合征。导联为全图的亮点及难点，征象如下 Ⅱ 导联、R$_1$、R$_8$～R$_{11}$ 有无关的窦性 P 波在前或重叠致 PR 间期变化不一，最长 PR 间期仅为 0.08 s。QRS 波群形态一致呈 R 型，时限 0.08 s，RR 间期 1.04 s，频率

57 bpm，提示为交界性逸搏心律伴房室干扰脱节。②R₂～R₇有相关之P波相伴，PP间期变化于0.80～1.00 s之间，频率60～75 bpm，呈先快后慢之规律。需探究的两个问题是：第一，增宽的P波双峰（二尖瓣型P波）是真性，还是预激所致的假性（第2峰实为δ波，见图25-10），若为前者则PR间期正常，二尖瓣型P波及预激综合征皆为间歇性，因此巧合组合变化概率太小，故考虑与后者相关。若为多导联同步记录，本例则判别简明（这也是本图的遗憾之处）。第二，QRS波群呈rs型→rS型→QS型→rS型渐变及时限畸形渐重之征象的原因何在？在确定了预激综合征后，该特征性变化，显然应考虑与预激程度（预激波的大小、时限）变化有关，即正道与旁道的传导时间差值渐大或激动在旁道中的传导时间渐短（传导速度渐快），旁道下传激动心室的占比由小变大。伴随QRS波预激程度变化的T波继发性系列渐变也进一步佐证了两者（除极与复极）的亲密关系。对于表现为三变（PR间期逐渐变短，δ波逐渐变大，QRS波群畸形逐渐变重），发生于慢旁道的罕见现象，常称之为不完全隐匿型房室旁道内反文氏现象。本例与之有所不同，PR间期甚短，几乎不变，只有δ波及QRS波群畸形逐渐变大，且有频率依赖性特征，称之为手风琴样现象较为适宜。

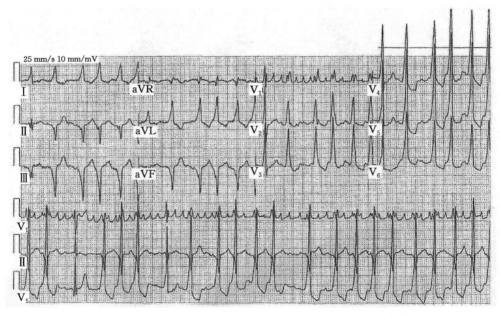

图25-21　A型预激综合征合并心房扑动及快速心室率

患者，男，60岁。临床诊断：冠心病，慢性心力衰竭，预激综合征。心电图上下6条为非同步连续记录。上3条系同步12导联记录3导联显示：P波消失，F波替取，频率375 bpm，RR间期长短不一，呈过速频率（＞100 bpm），QRS波群宽大畸形，时限0.14 s，有明显δ波（V₁导联酷似F波或与F波重叠），属完全性预激，R₁波形类似，畸形较小，为不完全性预激，$V_1 \sim V_6$ 导联主波向上，符合 A 型预激综合征伴快速型心房扑动。下 3 条节律 V_1、Ⅱ、V_5 导联同步连续记录特征表现显示更明显，F 波形态相同，FF 间期略有差异，为 $0.16 \sim 0.18$ s，频率 $333 \sim 375$ bpm，RR 间期绝对不齐，变化于 $0.36 \sim 0.76$ s 之间，平均心室率 132 bpm，R_3 呈 Rs 型（Ⅱ导联）、qRs 型（V_5 导联），与同导联波形明显迥异，为纯正道下传的正常波形。R_7 为不完全性预激波形，余皆为完全性预激波形。由上可见，此种 QRS 波群形态的多变性不仅是预激综合征合并心房颤动的一个特征性改变，也适合于预激综合征合并室率较慢的快速型心房扑动之诊断。尚需提及的是，后者罕见，常呈十分危急的 1∶1 房室传导引发极快的心室率，可高达 $300 \sim 400$ bpm，极易诱发心室颤动，危及生命，故对于极快速匀齐（>300 bpm）的宽 QRS 波群心动过速，首选预激综合征合并心房扑动是心电和临床共同所需。本例为不同比例房室传导的快速型心房扑动，虽暂时危险程度较低，但对其预后及后续变化轨迹，尚难确定，完善相关检查，综合评估，优选治疗方案（包括射频消融），应是当务之急，正确之道。

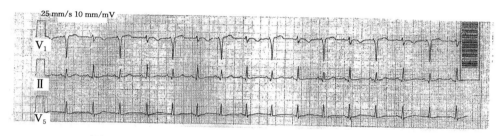

图 25-22 罕见并存的交替性 P 波及 B 型预激综合征

患者，女，28 岁。临床诊断：病毒性脑炎。心电图 V_1、Ⅱ、V_5 导联同步连续记录：窦性心律，PP 间期 $0.56 \sim 0.62$ s，频率 $97 \sim 107$ bpm。PR 间期及 QRS 波群形态均呈交替性变化（V_1 导联明显），PR 间期长者 0.14 s，QRS 波群形态正常；PR 间期短者 0.08 s，QRS 波群宽大畸形，时限 0.13 s，V_1 导联主波向下，V_5 导联主波向上，有 δ 波，PJ 间期均相等，为交替性 B 型预激综合征，旁道 2∶1 前向阻滞所致。有待注意的是，Ⅱ、V_5 导联因 δ 波趋于等电位线，导致伪性 PR 间期及 QRS 波群正常化，而貌似 QRS-T 波复合型电交替。单导联记录判定时应特别留意，避免误诊，多导联描记则较易判别。更为隐蔽而忽漏的有，V_5 导联 $P_1 \sim P_{16}$ 呈肉眼可见的微小低高样交替，交替时 PP 间期虽略有差异，但并未见相匹配的规律性长短交替，故可除外房性早搏二联律之可能。V_1、Ⅱ导联交替不明显（尤其是 P 波明晰的Ⅱ导联）的辨认不仔细，造成漏诊，固有其极罕见的一面，然而对其细小、轻微变化（尤其是局部，甚至是单一导联）的辨认不仔细，造成漏诊，也是不容忽视的原因之一。Donafo 等提出 P 波电交替的心电图变化特征如下：①P 波形态呈交替性变化；②两种 P 波形态必须都是窦性，即必须具备窦性 P 波特点，额面 P 波电轴指向左下；③P 波形态不应有明显的差异，且与呼吸无关；④PP 间期必须固定，以除外 PP 间期明显差异可能是房性早搏或逸搏所致的假性电交替及显著性窦性心律不齐时引起的 P 波形态轻度变化；⑤两种形态 P 波的额面电轴指向相似，无显著改变。若 P 波电轴有明显变化，通常与激动起源不同有关；⑥两种形态 P 波的房室传导时间（PR 间期）应固定，因为在二度或三度房室阻滞时，P 波形态可有轻微变化。本例除 PR 间期不一致呈长短交替（与合并预激综合征有关）外，余皆相吻合。可见 PP 间期的相对稳定与变化是否相匹配及 P 波形态变化特征应是主要指标，PR 间期固定并非绝对标准。P 波电交替的确切机制尚未完全明了，且多见于器质性心脏病，一旦出现，一般认为是一种预后不良征象。心房内特殊传导系统或某部分心房肌传导障碍（不应期的长短交替）所致，应是主要因素。本例为病毒性脑炎患者，心肌受影响不能除外，同时合并交替性预激综合征宜属罕见，预后则有待于追观验证。

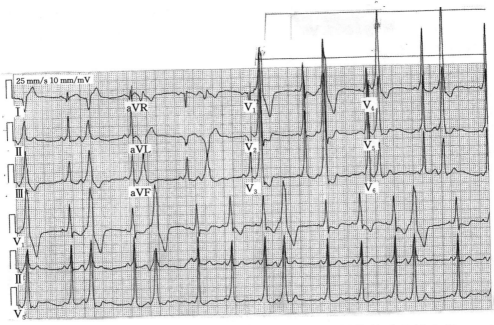

图 25 - 23　A 型预激综合征，频发房室旁道性早搏伴其后 T 波改变

　　患者，女，28 岁。临床诊断：心悸查因。上图 3 条同步 3 导联非连续记录：①窦性心搏，PR 间期 0.08 s，多导联见明显预激波，QRS 时限 0.14 s，胸导联主波及预激波均向上，可判为 A 型预激综合征（左侧旁道）。②与预激征类似更加宽大畸形的早搏，其前下壁导联可见逆行 P'波。下图 3 条 V₁、Ⅱ、V₅ 同步连续记录，其预激和早搏特征与上图 3 条同理，有不完全性代偿间歇，不同和罕见的是 V₁ 导联各早搏后 T 波倒置均有变浅，属搏后 T 波改变，有待探究的是，该早搏源点在哪？通常，房室旁道性早搏特点如下：①提早宽大畸形的 QRS-T 波群，类似于既往原有预激波形，但更宽，表现为无房室正道参与下传心室的完全性预激波形特征。②其 QRS 波群前后可有逆行 P'波，或该 P'波重叠于 QRS 波群中或无逆行 P'波，这

取决于该早搏激动有无逆传心房或前传与逆传的时间差值。如若逆传快于前传，则逆行 P′波出现于 QRS 波群前，此时与心房下部早搏伴完全性预激难以鉴别。③有完全或不完全性代偿间歇。对照本例完全吻合，故其归属房室旁道性或心房下部早搏可定。

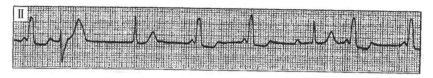

图 25 - 24　间歇性预激综合征，掩盖和显现一度房室阻滞，偶发
室性早搏及交界性逸搏

　　患者，女，18 岁。既往有阵发性心动过速病史。Ⅱ导联记录：R_1、R_4、R_5、R_7、R_8 宽大畸形，时限 0.12 s，其前有相关窦性 P 波为伴，PR 间期 0.08 s，有预激波，并有继发性 ST-T 改变，为典型预激综合征。R_6 形态时限正常，其前有传递关系之窦性 P 波，PR 间期 0.28 s，为窦性激动沿正常房室通道缓慢（一度房室阻滞）前向传导所致。两种传导情形充分彰显了间歇性预激综合征掩盖和显现一度房室阻滞的特殊作用，值得重视。R_2 提前出现，宽大畸形，呈 rS 型，无预激波，与预激宽 QRS 波群明显不同，其前无相关 P′波，其后有窦性 P 波重叠于 T 波峰顶，可排除旁道性早搏，确定室性早搏无疑。R_3 追随于室性早搏后长代偿间期（1.20 s），形态正常，依据窦性 P 波时序（0.80～0.92 s）推定其电压较 R_6 略高，并非交界性逸搏伴非相性室内差异性传导之故，而是由窦性 P 波重叠所致，可见正确辨识这两个重叠之窦性 P 波极为重要，否则就缺乏或没有认知，就可能误诊为二度窦房阻滞。可见，窦性心律伴有心律失常时，寻觅窦性 P 波去哪儿？意义不小。

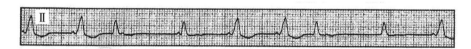

图 25 - 25　预激综合征，表现为早搏-逸搏模式的室性并行心律

　　患者，女，31 岁。临床诊断：心悸查因。既往有阵发性心动过速史，可自行终止。心电图Ⅱ导联记录：R_1、R_2、R_5、R_6、R_9 为窦性心搏，PR 间期 0.08 s，QRS 波群时限 0.14 s，有预激波，可判为预激综合征。R_3、R_7 提前出现，QRS 波群时限 0.10 s，无明显预激波，较窦性心搏变窄，其前无心房波相伴，其后有窦性 P 波因干扰下传受阻，联律间期 0.54～0.58 s，考虑高位室性源早搏可能性大。R_4、R_8 与 R_3、R_7 同形延迟发生，表现为逸搏模式，R_4 前见无关窦性 P 波，R_8 则窦性 P 波可能重叠其中，测量这些窦性 P 波可见并非匀齐，这两对早搏-逸搏型组合 R_3R_4 间期等于 R_7R_8 间期 = 1.10 s，频率 54 bpm，与 R_4R_7 间期 2.14 s 有倍数关联，提示并行性可能性大。

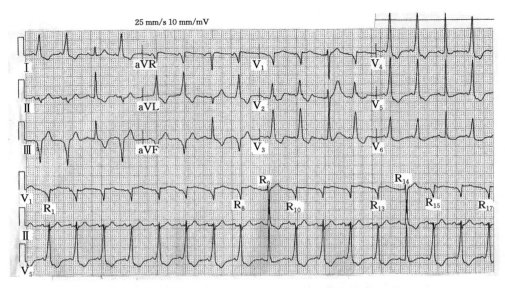

25 mm/s 10 mm/mV

图 25-26　被偶发正常窦性心搏分隔的间歇性预激综合征

　　患者，男，64 岁。临床诊断：冠心病。心电图上下 6 条为非同步记录，上 3 条系 3 导联排序的 12 导联同步描记，下 3 条 V$_1$、Ⅱ、V$_5$ 导联属同步连续记录。基本窦性心律匀齐，频率 100 bpm，上 3 条 4 个窦性心搏中第 1、第 2、第 4 搏动呈典型 B 型预激征象，第 3 搏 QRS 波群正常，PR 间期 0.14 s。下壁导联 T 波倒置与预激时的 QRS 波群主波方向一致。下 3 条总体特色未变，R$_9$ 为正常窦性心搏，无独有偶，R$_{14}$ 复制重现 R$_9$ 之身影，余均为预激系列心搏 PJ 间期无异。本例随机表现单个偶发正常窦性搏动分隔预激综合征的间歇性预激较罕见，正常窦性心搏之 T 波改变，极易误判为原发性 T 波异常（心肌病病变），熟识这种介于原发性与继发性 T 波改变之间酷似心肌缺血的第 3 种 T 波改变，具有非同小可的临床意义，Rosenbaum 称之为电张调整性 T 波改变。该类型 T 波改变常见于间歇性束支阻滞、间歇性预激综合征、右心室起搏或宽 QRS 波群心动过速患者中，其特征为正常除极后的 T 波倒置方向与原异常除极时 QRS 波群主波方向相同，不具有病理性意义，是一种正常的电生理现象。

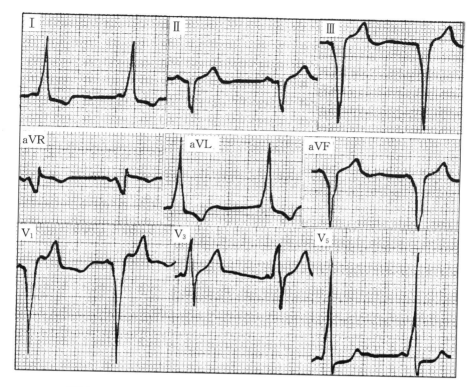

图 25 - 27　B 型预激综合征，酷似陈旧性下壁心肌梗死

　　患者，男，26 岁。反复发作心动过速 5～6 年，每次 1～2 h，均自然停止。发作时胸闷，头昏，心率 180 bpm。PR 间期 0.06 s，心房率 70 bpm，QRS 波群宽大畸形，时限＞0.13 s，有 δ 波，电轴左偏，呈左束支阻滞型，Ⅱ、Ⅲ、aVF 导联出现异常 Q 波。

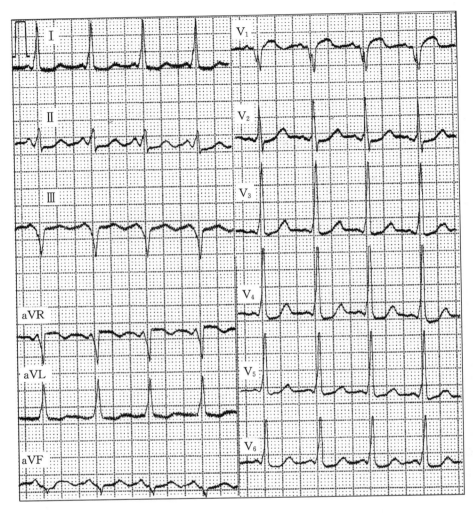

图 25 - 28 B 型预激综合征（右后间隔旁路）

患者，男，25 岁。临床诊断：心悸，阵发性心动过速。PR 间期 0.10 s，QRS 波群宽大畸形，时限 0.11 s，有 δ 波，心房率 94 bpm。Ⅲ、aVF 导联呈 QS 型伴有切迹，酷似陈旧性下壁心肌梗死型；V₁ 导联呈 QS 型，酷似陈旧性前间壁心肌梗死型。由于Ⅲ、aVF 及 V₁ 主波向下，Ⅱ向上的主波不高，Ⅰ、V₅、V₆ 导联呈 R 型，主波向上，无 S 波。以上图形改变可考虑此类预激来自于后间隔旁路所致，经心内生理检查证实为后间隔旁路，并行射频消融治疗成功。

第二十六章

心肌梗死与心肌缺血

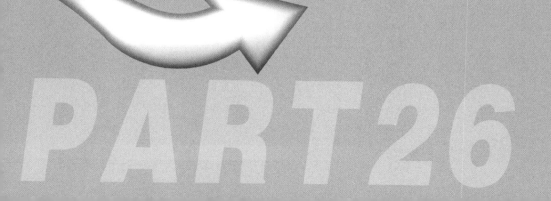

PART 26

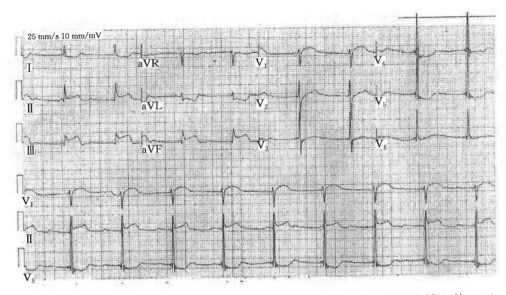

图 26 - 1　窦性心律，急性下壁心肌梗死伴右心室梗死，交界性逸搏心律，三度房室阻滞

　　患者，女，66 岁。有冠心病史 10 余年，因突发心绞痛 8 h，加重 2 h 来院急诊。实验室酶学检查异常增高。心电图示：窦性心律，P 波频率 100 bpm，QRS 波群时限 0.08 s，频率56 bpm，PR 间期长短无序，表明房（窦房结控制）室（交界性起搏）之间呈非协调同步传导的阻滞型脱节关系，即三度房室阻滞。醒目的是，下壁导联心室波呈 qR 型伴 ST 抬高异常，I、aVL、V_4、V_5 导联 ST 下移，T 波倒置。结合临床，判为急性下壁心肌梗死当属无疑。鉴于绝大多数病例研究的结果表明，左心室下壁 Q 波型心肌梗死患者中 14％～36％有右心室心肌梗死，现已明定，凡急性下壁心肌梗死，必须加右胸 V_3R～V_6R 导联。本例当年未予加作右胸导联，是否合并右心室梗死，尚存缺陷。然而对照以下强烈提示合并有右心室梗死的征象：①ST 段抬高Ⅲ导联＞Ⅱ导联，且抬高均≥0.1 mV，诊断价值仅次于 V_3R～V_6R 导联ST 段抬高，诊断符合率达 72％～100％；②V_1～V_3 导联 ST 段抬高，且抬高程度呈递减型；③V_1 导联 ST 段抬高≥0.1 mV，而 V_2 导联 ST 段压低；④V_2 导联 ST 段压低幅度与 aVF 导联 ST 段抬高幅度的比值≤0.5，其敏感性达 80％左右，特异性超 90％以上；⑤I、aVL 导联ST 段下移＞0.2 mV。可见本例与①和②相符，考虑合并右心室梗死的可能性极大。此外，对于急性下壁心肌梗死（右冠状动脉闭塞）合并的各类房室阻滞，尤其是房室结水平阻滞，通常为可逆性，血流动力学稳定者加强心电监护即可，心室率过于缓慢、血流动力学不稳定者可予以临时起搏治疗。三度房室阻滞患者，因房室结的侧支循环丰富，大多数患者 2 周内可逐渐恢复，对于超过 2 周不能好转者，应考虑置入永久性起搏器。本例为希氏束以上水平的三度房室阻滞，交界性逸搏的频率较快，无明显的血流动力学障碍，自行恢复好转的可能性极大。

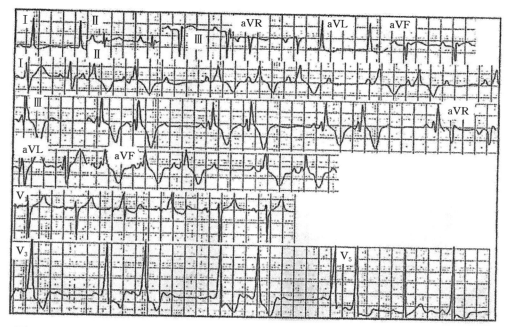

图 26-2　急性下壁心肌梗死，间歇性 A 型预激综合征掩盖一度房室阻滞，房
室旁道二度 Ⅱ 型阻滞合并三度房室阻滞掩盖下壁心肌梗死

　　患者，男，46 岁。临床诊断：冠心病，急性心肌梗死。心电图上下 6 条为同日非同次、非同步、非连续单导联记录。纵观全图板块特色分明、变化规律清晰、是一份奇好病例。表现如下：①上条肢体导联示。窦性心律，频率 75 bpm，PR 间期 0.24 s，QRS 波群时限 0.06 s，Ⅲ 导联呈 Qr 型及 Ⅱ 导联呈 qrsR′ 型伴 ST 弓背样抬高，Ⅰ、aVL 导联 ST 段对应性下移，为急性下壁心肌梗死合并一度房室阻滞。②第 5 条 V$_1$ 导联及第 6 条 V$_3$ 导联示。PR 间期及 QRS 波群形成对或单个交替：a. V$_1$ 导联 R$_1$R$_2$ 与 R$_5$R$_6$ 两组双发搏动及 V$_3$ 导联 R$_5$ 的 PR 间期 0.24 s，与第 1 条相同，心室波群呈 rS 型（V$_1$ 导联）和 Rs 型（V$_5$ 导联），为窦性 P 波循房室正道延缓下传。b. V$_1$ 导联 R$_3$R$_4$ 成对心搏及 V$_3$ 导联 R$_1$、R$_6$ 的 PR 间期 0.16 s，QRS 波群分别呈 Rsr′ 型和 Rs 型，时限 0.16 s，起始部有显眼的 δ 波因 P 波正常（不能形成 PR 间期＞0.12 s）及未见左束支阻滞型 QRS 波群（Mahaim 型预激），考虑为房室旁道传导时间延长的左侧（A 型）慢旁道下传型预激综合征，由上 a、b 可见房室正道及慢旁道 2∶1 及 4∶2 交替性前向阻滞可能是形成本例单个和成对交替型间歇性预激综合征的原因所在，且掩盖一度房室阻滞。③第 2~4 条肢体导联及第 6 条 V$_3$ 导联示。与上述①、②所见两种不同的变化：a. 全部下传心室搏动均呈预激型改变，无交替间歇变化，下壁导联梗死型 Q 波消失被掩盖，高侧壁导联则由 R 型变为 qRS 型。b. 可见多比例型 P 波后 QRS 波群脱落，且多呈规律性下传心室中断，如 Ⅲ、V$_5$ 导联 3 个 P 波，前两个 PR 间期一致，循慢旁道下传呈完全性预激波

形，另 1 个则下传受阻 QRS 波群脱落。a 和 b 所见提示房室正道为三度阻滞，房室旁道二度
Ⅱ型阻滞呈 3∶2～4∶3 传导。结合急性下壁心肌梗死患者，极易诱发一过性、可逆性不同程
度房室阻滞，本例其心电变化与其总体吻合，不同和特殊的是，由于有预激综合征的参与
（是否与急性心肌梗死有关不排除），造成房室阻滞及心肌梗死的被掩盖，给正确诊断带来了
困惑和挑战。然而值得庆幸的是，受疾病影响可能较小的房室旁道在房室正道完全性阻滞的
危困时，承担了下传心室的重任，保证了有序、有效的较好血循环稳定。

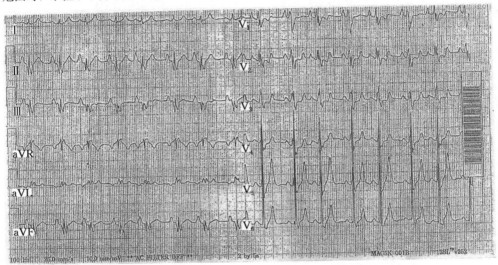

图 26 - 3　陈旧性下壁心肌梗死，房性早搏二联律伴室内差异性传导，酷似 P-
QRS-T 电交替，右心房及双室肥大，室内阻滞

　　患者，男，68 岁。既往有吸烟史 45 年，心肌梗死 PCI 术后 10 年。心脏超声检查示右房
室增大，左心室增大，左室射血分数降低，膈面室壁活动减弱。临床诊断：慢性肺源性心脏
病，原发性高血压，冠心病。心电图系同步 6 导联连续记录。乍一看，心律匀齐，V_1 导联呈
醒目的 QRS-T 波复合性电交替，V_2 导联为较明显的 P-QRS-T 波完全性电交替。细瞧则不然，
除 P_1P_2 间期 0.66 s，频率 91 bpm，为基本窦性周期外，余皆为短（0.58 s）、长（0.70 s）相
间的房性二联律，依据其 P 波的差异性，不难除外同源性电交替之可能，实为房性早搏（P
波增宽型，V_2、V_3 导联清晰）二联律伴室内差异性传导。窦性 P 波形态高尖>0.3 mV，（下
壁及 V_1 导联），时限正常，为右心房肥大的肺型 P 波。下壁导联呈 QRS 型，Q 波深宽异常，
为陈旧性心肌梗死痕迹。QRS 波群时限 0.12 s，为非特异性室内阻滞。RV_5、V_6 均大于
3.0 mV，提示为左心室肥大所致。看似错配的右心房、左心室肥大心电图改变，实为临床和
心电皆相符的匹配变化。即双室肥大时，心电图通常表现的 3 种类型：①无心室肥大征象，
心电图几乎正常型（完全掩盖或隐匿）；②单侧心室肥大型（部分掩盖或隐匿）；③双侧心室
肥大型（包括单侧胸导联呈左心室肥大表现，额面 QRS 波群电轴右偏或出现右心房肥大的肺

型 P 波及有右心室肥大的明确心电图特征伴电轴左偏）。本例显然与③吻合，右心室肥大因左
心室更大而被掩盖，使表象错配和矛盾性的右心房肥大成了真正右心室肥大的对象和代表。

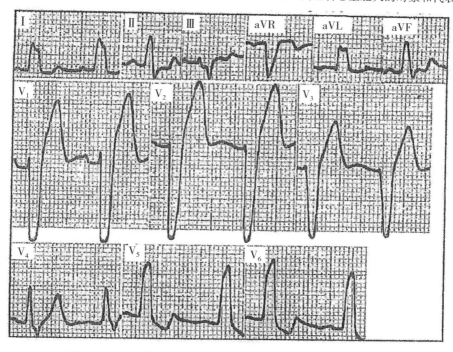

图 26-4　急性前间壁心肌梗死合并完全性左束支阻滞

　　患者，男，71 岁。既往有原发性高血压及冠心病病史。因突发心前区绞痛半天来院就诊。
体检及实验室检查：心率 85 bpm，律齐心界左下扩大，心肌酶学异常增高。心电图 12 导联均
为 1/2 标准电压记录：窦性心律，频率 83～94 bpm，PR 间期 0.18 s，心室波群宽大畸形，时
限 0.12 s，Ⅰ、aVL、V₅、V₆ 导联呈 R 型伴平顶切迹钝挫及 ST-T 继发性改变，V₁～V₃ 导联
r 波递减样改变，ST 段 V₁、V₂ 导联抬高 1.0～1.3 mV，T 波直立，$S_{V2}+R_{V6}=7.2$ mV。
Klein 等应用超声心动图探讨左束支阻滞患者左心室肥大的诊断标准，结果发现 $S_{V2}+R_{V6}>$
4.5 mV 时，其诊断左心室肥大的敏感性为 86%，特异性为 100%。本例远超该值，结合临
床，应当考虑为急性前间壁心肌梗死伴完全性左束支阻滞及左心室肥大。通常急性前间壁心
肌梗死合并完全性左束支阻滞，心电图诊断颇有困难，同向性 ST 抬高和异向性 ST 显著抬高
（>0.8 mV），有利于诊断的确认，反常的 R 波逆递增也是正指征依据，故本例心电图表现，
结合病史及临床资料，具有较高的诊断可靠性。

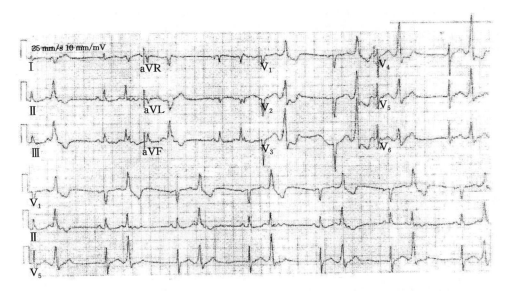

图 26-5　陈旧性前壁心肌梗死，表现为心室折返径路内双径路等速折返的双
　　　　　型性室性早搏二联律

　　患者，男，46 岁。临床诊断：冠心病，心肌梗死后 1 年。因心前区不适，心悸气促 3 天
来院就诊。心电图上下 6 条为同次非同步连续记录。上 3 条系 12 导联同步记录 3 导联分别显
示：窦性心搏与异位心搏交替发生，前者 PR 间期 0.16 s，P 波部分叠落于异位心搏之 ST-T
交接处而干扰性下传中断，QR 波时限 0.08 s。V$_1$～V$_2$ 导联呈 QS 型，V$_3$ 导联呈 rS（胚胎
r 波），显示 r 波丢失，V$_4$～V$_6$ 导联呈 rS 及 Rs 型，R 波明显增高。后者（R$_2$、R$_4$）宽大畸
形，呈同向两种形态，无相关 P 波，联律间期 0.46 s，考虑为双形室性早搏。注意 V$_5$ 导联
R$_2$、R$_4$ 前皆有 P 波落入其前窦性心搏之 ST-T 交界处，酷似房性早搏延缓下传伴室内差异性
传导，然而比照其他同步导联无此迹象，故可确定为伪差性 P 波，排除房性早搏之可能。下 3
条 V$_1$、Ⅱ、V$_5$ 节律导联连续记录：窦性心搏与异位室性早搏二联律及后者呈高低同向性交替
改变得以明证，V$_5$ 导联的伪差性房性早搏 P 波依然如故。因室性早搏联律间期无异，故可判
为双形性，而非双源性。其机制室内折返时，传出支有两条径路、两个出口，但传至心室所
需的时间是相等的，类似于房室结内倒 Y 形双径路，为心室折返径路内双径路等速折返。心
室折返径路内双径路传导在体表心电图有如下 6 种类型：①联律间期长、短交替型；②联律
间期无规律交替型；③联律间期有规律交替型；④成对早搏型；⑤联律间期一致而 R′波两种
形态交替型；⑥联律间期长、短互异，而 R′波两种形态交替型。上述①～④室性早搏形态一
致，后两种则室性早搏形态有两种。本例显然非⑤莫属。

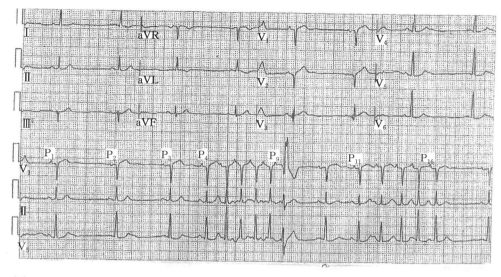

图 26-6 　窦性心动过缓，左心房异陈旧性前间壁心肌梗死，短阵反复性房性
　　　　　心动过速偶伴室内差异性传导及其后 T 波改变

　　患者，男，65 岁。临床诊断：冠心病，心肌梗死 PCI 术后 5 年。因胸闷、气促，心律失常半个月来院就诊。上 3 条心电图系 12 导联同步记录 3 导联分别显示，结合下 3 条 V_1、II、V_5 节律 3 导联同步记录可见：上 3 条 R_1 为房性早搏，R_2 为代偿间期后窦性心搏，PR 间期 0.16 s，P 波时限 0.11 s，QRS 波群时限 0.08 s，$V_1 \sim V_2$ 导联呈 QS 型，V_3 导联为 qrsR′ 型，ST-T 在侧壁导联轻度改变。R_1 前 T 波上有房性 P 波重叠干扰性下传受阻，两 P 波间距 0.58 s。下 3 条 R_2、R_3 为基本窦性周期，PP 间距 1.16 s，频率 51 bpm，$R_4 \sim R_9$ 及 $R_{11} \sim R_{15}$ 为两阵 1∶1 传导的房性心动过速，PP 间期变化于 0.28～0.46 s 之间，频率 130～214 bpm，无明显渐变之规律（温醒及冷却现象），R_9 的 QRS 波群变形，呈完全性右束支阻滞型，随后窦性心搏 R_{10} 见 T 波正向降低。值得关注的是，本例有以下非同寻常的亮点：①两阵房性心动过速的首发房性早搏与通常房速始发房性早搏联律间期短，易伴发室内差异传导相逆，表现为联律间期较长，且不一致，分别为 0.80 s 及 0.70 s，均未发生室内差异传导（3 相阻滞，尤其是第 1 阵房性心动过速前的窦性长周期），而第 2 个房性早搏却明显提前，与首个房性早搏相距分别为 0.40 s 及 0.44 s，随后形成频率不稳定型房速。对比 R_2 之前心搏不难发现与上 3 条心搏为相同记录所得，R_1 前两个相距 0.58 s 的 P 波，前者下传中断，后者顺畅下传，不排除其间有异-房传出阻滞之可能。②异样变形的 R_9，呈完全性右束支阻滞型，为该阵房性心动过速之心搏，有室内差异性传导和室性早搏或房-室室性融合波两种可能需要判别，依据其前无长周期，又未明显提早，考虑室内差异性传导可能性较小，后者室性源可能性较大。若加长描记，有独立发放的同源室性早搏比照，则诊断成立。③短代偿期 R_9 房性心动过速（或

室性早搏）后，窦性心搏 R_{10} T 波正向降低明显（见 II 导联），而 R_1 房性早搏长代偿间期后的窦性 T 波则无改变，与通常认为的早搏后 T 波改变仅与较长代偿间期有关相悖。提示室内传导变化，心室除极异常也是引发 T 波改变的诱因（其或是主因）而较长的代偿间期并非唯一的因素。这一点从临床为何室性早搏及房性早搏伴室内差异性传导后多为 T 波改变，而房性早搏、短阵房性心动过速或能逆传心房的交界性及室性早搏代偿间期后多为 P 波改变（非时相性房内差异性传导）上也可得到印证。即对心房除极产生影响的心律失常容易诱发其后基本节律心搏 P 波改变，而对心室除极产生影响的心律失常，则容易诱发其后基本节律心搏复极化（多为 T 波）改变。

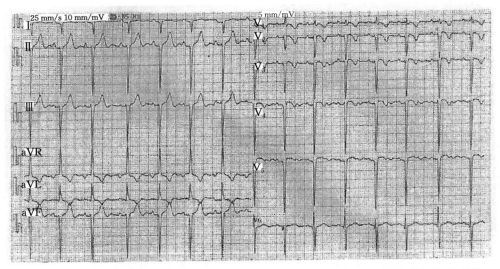

图 26－7　酷似陈旧性前侧壁心肌梗死的显著右心室肥大，QRS 波群电阶梯现象

　　患者，男，26 岁。临床诊断：先天性心脏病，法洛四联症。心电图为同步 6 导联连续记录，胸导联系减半电压。窦性心律，PP 间期 0.66～0.78 s，频率 76～90 bpm，PR 间期 0.16 s，QRS 波群时限 0.10 s。P 波 V_2 导联振幅为 0.20 mV，提示右心房肥大。心室除极波形变化异常是本图醒目的重要标签，表现如下：①肢体导联异常变化。V_1、II、III 导联主波向下，呈 QS 型和 rS 型两种别类，S 波明显增深，S_{II}（2.6 mV）＞S_{III}（2.2 mV），心电轴＋253°，aVR 导联呈 qR 型，R＝1.6 mV，aVF 导联呈 rS 型。②胸导联异常变化。V_1 导联呈 rsR′s′型，余均主波向下，V_2～V_4 导联呈 rS 型，S 波渐增型，S 波最深达 5.4 mV，V_5 导联呈 QS 型，V_6 导联呈 qRS 型。综合①、②两种异常变化（尤其是各 QRS 波群电压的显著增加），结合临床，考虑为罕见的极度右心室肥大伴伪性陈旧性前侧壁心肌梗死。③胸导联 QRS 波群阶梯样改变。见于 R_2～R_4 和 R_5～R_7 两组，V_1、V_5 导联呈高→中→低渐低型周期性变化，余胸导联则呈低→中→高渐高型，而肢体导联无明显此征，充分表明了不同导联的异质性及价值所在。总而言之，从心电维度来看，本例酷似陈旧性心肌梗死的极度右心室肥大和

临床疑难罕见心电图图谱及解析

QRS波群电阶梯现象一同构建了一道罕见的心电风景线，且病程长，血流动力学效应的不断累积变化，加重右心负荷和扩张应是其形成的主因。心肌传导系统某部分不应期的周期性变化则可能是导致 QRS 波群阶梯现象的成因。

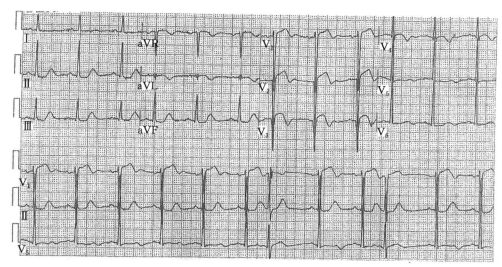

图 26-8　陈旧性前壁心肌梗死伴 ST 抬高改变（室壁瘤相关），左心室肥大，
偶发房性早搏伴室内差异性传导及其后 P-U 波复合性改变

　　患者，男，87 岁。临床诊断：冠心病，心肌梗死。PCI 术后 20 年，心脏彩超示前壁室壁瘤样改变，左心室扩大。心电图上 3 条示：窦性心律，频率 70 bpm，PR 间期 0.17 s，QRS 波群时限 0.10 s，QT 间期 0.44 s，V_1 导联呈 rS 型，V_2、V_3 导联呈 QS 型伴 ST 抬高 0.2 mV，$V_4 \sim V_6$ 导联呈 qRs 型伴 ST-T 轻度改变及 U 波倒置异常，左心室电压指标，$S_{V1} + R_{V5} = 5.3$ mV，结合临床及心电图改变，符合陈旧性前壁心肌梗死伴室壁瘤改变，左心室肥大。心电图下 3 条 V_1、Ⅱ、V_5 节律导联连续记录可见：R_7、R_{10} 提早出现，轻度变形，其前有正向异位 P′波伴随（见 V_1、V_5 导联），PR 间期 0.22 s，可判为房性早搏伴干扰性房室传导延缓及室内差异性传导。罕见和特殊的是，两次房性早搏代偿间期后，皆出现了基本节律第 1 个窦性 P 波和 U 波的复合性变化，前者可见 P 波略变小（V_1、Ⅰ 导联较明显），为该房性早搏致使 3 条结间束应激性、协调性之平衡失控，造成随后窦性激动下传时房内传的正常程序和途径发生改变所致的非时相性房内差异性传导。后者 U 波则明显倒置程度加深（V_5 导联清晰）。早搏后 U 波改变，属早搏后心电图改变中的少见类型，常因 U 波较小、认知不足而忽漏。多见于心室除极异常的室性早搏，有以下 3 种表现形式：①正向增高或降低型（多见）；②负向（倒置）加深或变浅型（少见）；③极性转换型（罕见），即 U 波正向变倒置或负向转直立。本例为明确的器质性心脏病老年高龄患者，表现为房性早搏伴室内差异性传导后的②型及合并非时相性房内差异性传导，符合病理性心电异常。

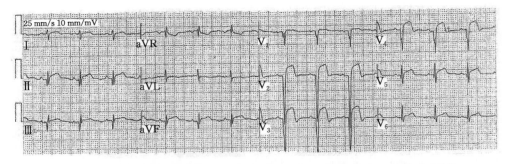

图 26-9　年轻患者急性下壁及广泛前壁心肌梗死，左后分支阻滞

　　患者，男，28 岁。突发心绞痛 6 h 来院就诊。实验室酶学检查异常增高。心电图 12 导联同步记录 3 导联显示：窦性心律匀齐，PP 间期 0.68 s，频率 88 bpm，PR 间期 0.14 s，QRS 波群时限 0.08 s，心电轴＋120°，下壁导联呈 QRs 型伴 ST 段抬高 0.15 mV，V₁～V₄ 导联呈 QS 型伴弓背型 ST 异常抬高 0.3～0.5 mV（V₁ 导联无明显抬高除外），V₅、V₆ 导联呈 qRs 型并 ST 抬高 0.1～0.15 mV。心电图所见，结合病史及酶学异常，本例判为急性下壁及广泛前壁心肌梗死伴左后分支阻滞，并无疑惑和挑战性。需关注的是：①多为老年患者特有的急性冠状动脉病变（心肌梗死），出现于年轻人身上，且来势凶猛、梗死范围大，不容轻视。年轻人急性心肌梗死除有家族史的高血压、血脂异常等并发冠状动脉粥样硬化以外，改变不规律及不良的生活习惯，如晚睡、早起、吸烟、饮酒、吃烤串、高脂饮食，大起大落的运动节奏及情绪波动等，避免这种隐患，对于提前预防和延缓心肌梗死的发生是行之有效的。②在急性心肌缺血或急性心肌梗死 9 h，左后分支阻滞作为局部传导障碍的表现特异性增高，急性心肌梗死时左后分支阻滞的发生率为 0.2%～0.4%，位于各种室内阻滞的末位。Rizon 等描述了 8 例左后分支阻滞患者受累心肌和传导系统的组织学改变，前壁和后壁均发生了心肌梗死，且所有患者室间隔皆受累，梗死的部位和程度相对少而轻，伴左后分支阻滞时，提示病变不仅累及该分支，也累及了中隔支。本例既往无心电图证实有左后分支阻滞，故符合急性心肌梗死所致。

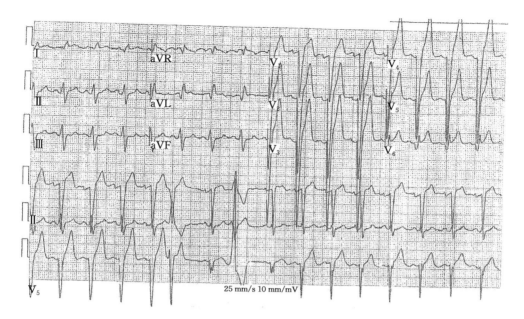

图 26-10　陈旧性侧壁心肌梗死，双源室性早搏揭示重度左束支一度阻滞，左
　　　　　房室肥大

　　患者，男，79 岁。PCI 术后 9 年，临床诊断：肺源性心脏病，冠心病。心电图记录：上 3
条同步记录的 12 导联示。窦性心律，频率 94 bpm，PR 间期 0.16 s，P 波时限 0.11 s，QRS
波群宽大畸形，时限 0.14 s，侧壁 I、aVL、V_6 导联呈 QR 型，Q 波时限>0.04 s，电压>R/
4 波，$V_1 \sim V_5$ 导联呈 rS 型，r 波递增不良，$S_{V2} + R_{V6} = R_{aVL} + S_{V3} = 5.1$ mV，$S_{V3} > S_{V2}$，R_{V6}
$> R_{V5}$，提示陈旧性侧壁心肌梗死伴完全性左束支阻滞及左房室肥大。下 3 条 V_1、II、V_5 同
步节律导联，风云突变，瞬间换面，呈现层次分明的如下特征：①$R_1 \sim R_5$ 与上 3 条相同；
②双源室性早搏，见于主波方向互异、代偿间歇完全的 R_6、R_8，联律间期分别为 0.38 s 和
0.43 s；③不完全性左束支阻滞型，见于室性早搏后的第 1 个窦性心搏 R_7、R_9，时限 0.11 s，
QRS-T 波振幅形态明显变化，显然属于早搏后心电图改变，左束支阻滞程度改善；④完全性
左束支阻滞窄型，见于 R_8 室性早搏后第 2~8（$R_{10} \sim R_{16}$，QRS 波群时限 0.12 s）系列类性心
搏，即 R_9 后 7 个完全性左束支阻滞型窦性系列心搏。可见上述过山车样左束支阻滞程度的变
化（宽完全性→不完全性→窄完全性），无疑得益于室性早搏的揭示，否则极可能被隐匿。表
明完全性左束支阻滞并非真性完全，乃借助于室性早搏后左束支阻滞不同程度的改善而得
以证实的重度一度左束支阻滞所致。此种重度一度左束支阻滞与右束支重度一度阻滞相仿，
发生交替的完全性与不完全性阻滞，完全性阻滞时的两种时限差异均是其有力的诊断依据。
本例这种奇罕的心电搭配与组合为心电宝库提供了有价值的资源。

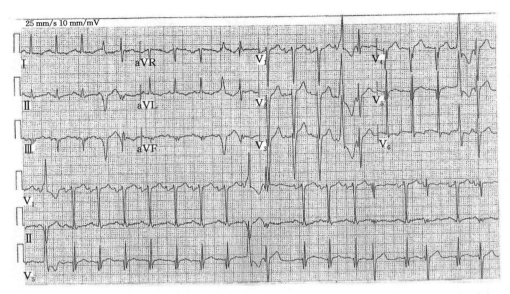

图 26-11　窦性心动过速，陈旧性下壁及前壁心肌梗死，左房室肥大，分别表现为预激性及并行性的双源室性早搏

　　患者，男，56 岁。临床诊断：心肌梗死 PCI 术后 6 年，近来胸闷、气促、心悸来院就诊。心电图上 3 条同步 12 导联 3 导联显示模式。窦性心律，频率 110 bpm，PR 间期 0.16 s，PJ 间期 0.26 s，QRS 波群时限 0.09 s。Ⅲ、aVF 导联呈 QS 型，Ⅱ 导联为 qRs 型，胸导联 $V_1 \sim V_4$ 导联呈 rS 型，r 波逆递增，V_5 导联呈 $rSR'S'$ 型，r 波为胚胎样，T 波均正向，其余导联 T 波低平，$PtfV_1 -0.08$ mm·s，$R_{aVL} + S_{V3} = 3.2$ mV，提示下壁及前壁陈旧性心肌梗死，左房室肥大。R_4、R_5 宽大异形，提早成对发生，前者起始部有预激波样改变（V_1 导联明显），其前有窦性 P 波，PR 间期 0.05 s，酷似预激心搏，然 PJ 间期 0.20 s，较窦性 PJ 间期缩短，aVR 导联呈 R 型，均提示室性早搏（旁道源？）可能性大，后者异样较轻，无心房波相伴，考虑另源室性早搏。下条 V_1、Ⅱ、V_5 节律导联同步连续记录示：R_1、R_9 仍呈预激性心搏图形，PJ 间期与窦性心搏不一致，与上条图形无异，仔细对比两搏，提前程度稍有不同（Ⅰ 导联清晰），前者略迟，PR 间期稍长（P 波完全显露），后者略早，PR 间期稍短（P 波终末部与心室波重叠不显），进一步佐证了室性早搏（旁道源？）的可能，而非间歇性预激。R_{14}、R_{16}、R_{18} 为期前出现的异形同源室性早搏，其前均有不相关的窦性 P 波，呈渐长的文氏型联律间期（0.40 s=0.44 s→0.48 s），$R_{13}R_{15}$ 间期等于 $R_{15}R_{17}$ 间期＝1.12 s，频率 53 bpm，R_{10} 紧随 R_9 预激型室性早搏形成双发，无相关 P 波可寻，鉴于与其后 R_{14}、R_{16}、R_{18} 形态大体相似，$R_{10}R_{13}$ 间期 2.24 s，且有倍数关联，均提示为同源并行性机制所致，R_{10} 在 V_1 导联主波向上、变异较大，考虑为 R_9 室性早搏后心室部分传导组织尚处于相对不应期使接踵而至的 R_{10} 室性早搏发生室内差异性传导。通常成对室性早搏 QRS 波群异形见于双源、单源伴第 2 个室性早搏出

现室内差异性传导及室性早搏引发的室性反复搏动伴心室内差异性传导 3 种情形，本例室性早搏为双源性，借助于对比其他室性早搏形态及相关性，方可确定第 3 个室性早搏也可发生室内差异性传导，是本图的特色所在。试想若早搏前周期及联律间期不变，接续于窦性心搏后的室性早搏（常见）和接续在室性早搏后的室性早搏是有区别的。即窦性心搏后，心室内传导系的调整与恢复要较好，而室性早搏发生时，由于除极程序、方向及速度的变更，毫无疑问，其除极结束后心室内传导系的调整与恢复便较差，不应期的差异化也较大，当第 2 个室性早搏出现时，就有可能较易产生室内差异性传导。本例 R_8R_9 早搏前周期为 0.46 s，R_9R_{10} 联律间期 0.40 s，R_{10} 诱发了室内差异性传导，而 R_{13}、R_{15}、R_{17} 早搏前周期均大于 R_8R_9 早搏前周期，尤其是 R_{13} 早搏前周期为窦性周期 0.56 s，大于 R_8R_9 早搏前周期，联律间期同样为 0.40 s，皆未引发室内差异性传导，应该是较好的说明与例证。两种特殊的异源室性早搏及相关征象并存是罕见的。

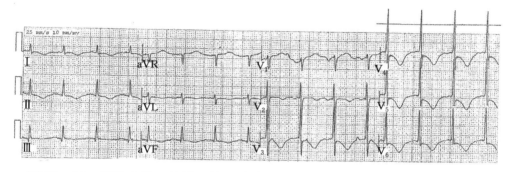

图 26-12　窦性心律，P 波 3 峰型改变，多导联 ST-T 改变及 QT 间期延长

　　患者，女，68 岁。临床诊断：冠心病，糖尿病。心电图为 12 导联同步记录，3 导联分别显示。匀齐节律为窦性，频率 85 bpm，PR 间期 0.18 s，QRS 波群时限 0.08 s，T 波在 Ⅲ、aVL 导联低平，aVR、V_1 导联正向，余均为深度不一（0.1～0.7 mV）的负向，QT 间期延长为 0.46 s，胸导联 V_3～V_6 ST 段下斜型下移 0.1～0.25 mV。结合临床，可判为病理性 ST-T 改变，考虑与慢性冠状动脉供血不足有关。本例罕见和极易忽漏的是，心房除极 P 波的异常变化：①时限增宽异常，见于明显的 Ⅱ、Ⅲ、aVF 下壁导联，时限达 0.15 s；②形态特殊异常，同样见于下壁导联，呈同向等峰 3 峰型，前两峰呈二尖瓣型 P 波改变，时限及峰距均异常，为 P 波改变的主体，第 3 峰为伴随个体，与第 2 峰相距正常。3 峰型 P 波属 P 波形态学里的罕见者，是 P 波异常的一种特殊表现形式，通常指同向性而言。从时限来看，有正常时限和异常时限两种，前者极为罕见。依据其 P 波最高峰的出现位置不同和组合变化，大致可分为：①第 1 峰型；②第 2 峰型；③第 3 峰型；④等峰型（3 个峰无差异）；④双峰等峰型（另 1 峰较低）；⑤渐高型；⑥渐低型。本例显然与④相吻合。辨识这种 P 波的意义在于：①所见病例，几乎均与器质性心脏病有关，尤其是风湿性心脏病二尖瓣狭窄患者也可发生，

遗憾的是，由于认识不足，传统概念的深根影响及察看不仔细，常被误诊为"双峰增宽"的二尖瓣型 P 波，作者曾分析报道过 8 例，7 例误诊即为例证，只有 1 例 P 波时间正常者得以正确诊断；②若心脏超声检查明确显示左心房肥大，则该异常符合各种病因所致的肥大；③若心脏超声检查无左心房结构病变，则该异常应考虑为左心房内阻滞或房间束（Bachmann 束）传导障碍；④若心脏超声检查确定左心房增大，且 P 波总时限＞0.14 s，应当考虑左心房肥大与左心房内阻滞并存；⑤由于肥大的左心房长期负荷过重及心房内传导组织的过度牵拉和损伤致病变加剧，引起心房内异位灶的自律性异常增高、折返现象或触发活动而极易诱发各种房性心律失常。本例考虑与②和④相关。此外，尚需提的是，当 P 波低小，峰距肉眼难以辨别时，加大增幅和/或增速记录，借助于放大镜等，无疑都可提高判别度和检出率，为临床研究提供更多宝贵的病例资源。

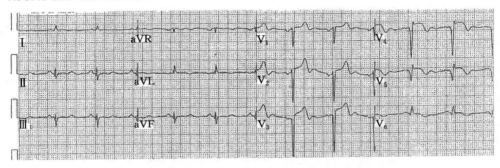

图 26‐13　陈旧性前壁心肌梗死伴室壁瘤所致 ST 段抬高改变

患者，男，67 岁。临床诊断：冠心病，心肌梗死 PCI 术后 8 年，心脏彩超诊断有前壁室壁瘤形成。患者因出现胸闷、气促，胸前区不适，活动后加剧半个月来院就诊。心电图示：窦性心律，PP 间期 0.88 s，频率 68 bpm，PR 间期 0.15 s，QRS 波群时限 0.10 s，心电轴－40°。V$_1$、V$_2$ 导联呈 rS 型，V$_3$ 导联呈 QS 型，V$_4$～V$_6$ 导联为 Qr 型。ST 段在 V$_1$～V$_3$ 导联上斜型抬高 0.1～0.2 mV 伴 T 波直立，V$_4$、V$_5$ 导联弓背型抬高 0.15～0.25 mV 伴 T 波倒置。心电图急性前壁梗死样改变，结合病史及临床资料，符合陈旧性心肌梗死病变伴室壁瘤改变。室壁瘤可以是先天性的或是心肌病、感染及心肌梗死引起，然而绝大部分室壁瘤为透壁性心肌梗死所致，最常见的是由左前支近端狭窄或完全堵塞所致的前壁心肌梗死。下壁形成少见，右心室壁瘤更罕见。其引起的 ST 段抬高主要在 V$_5$ 导联，V$_4$、V$_6$ 导联也可能有此变化。本例与此相符。有研究 64 例尸检证实存在室壁瘤的病例中，心肌梗死的心电图定位与室壁瘤的解剖部位之间有良好的相关性。手术切除室壁瘤的病例，术中所见也证实术前心电图对室壁瘤的解剖部位均做出了正确预测。因此，推论心电图是检出室壁瘤相当敏感而简便的检查手段，尤其是对于更为常见的前壁室壁瘤。需强调的是，最有助于诊断室壁瘤的心电图特征是心肌梗死后超过 1 个月仍有持续性 ST 段抬高。预期手术切除室壁瘤后 ST 段抬高改善和恢复正常的比例并非较高。一项在 74 例室壁瘤切除术前 ST 段抬高的心电图研究中，室壁瘤切除术后保持原有图形不变的高达 60.8％，改善者仅占 25.7％，另有 13.5％的病例 ST 段抬高更为显著。可见影响 ST 段持续抬高的原因并非室壁瘤所专有，心肌运动不协调（失衡）、室壁牵张等已知和未知因素皆可参与其形成。本例 ST 段抬高持续时间甚长，密切追观其室壁瘤动态变化及相关心电改变，为治疗决策提供优选方案当属必需。

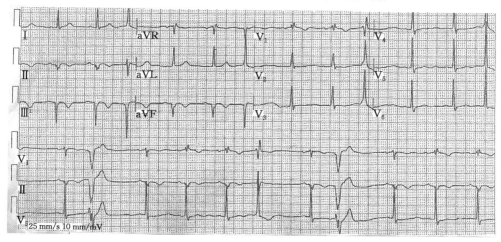

图 26 - 14　陈旧性下壁心肌梗死，双源室性早搏揭示 3 相性不完全性右束支阻滞

　　患者，男，40 岁。临床诊断：冠心病，心肌梗死 PCI 术后 2 年。心电图上下 6 条为同步记录，上 3 条系 12 导联同步记录 3 导联分别显示：窦性心律，频率 75 bpm，PR 间期 0.16 s，QRS 波群时限 0.10 s，V_1 导联呈 rsr′型，r＜r′，多导联 QRS 波群终末波略粗钝，下壁导联呈 QS 型伴 T 波倒置，结合临床，符合陈旧性下壁心肌梗死和不完全性右束支阻滞。R_3 提早发生，宽大畸形，其前无相关 P 波为伴，考虑为早搏源于心室。下 3 条 V_1、Ⅱ、V_5 节律导联充分显现了本例心律失常的轨迹全貌。即 R_2、R_8 及 R_6 双源室性早搏（联律间期分别为 0.52 s 和 0.64 s，形态迥异）代偿间期后，第 1 个基本节律窦性心搏不完全性右束支阻滞图形消失，QRS 波群恢复正常。不难推断 R_1 正常心室除极波，同理为未描记显现的室性早搏所致。这种频率依赖型束支阻滞，常需借助于基本节律自身频率变化或其他心律失常（如早搏、房室阻滞等）造成的间期差异来显现，否则，常被隐匿而无法判定，常规心电图由于记录时间较短更是如此。本例上 3 条记录过短即为不能确定其存在的原因所在。对比既往心电图或延长记录时间有利于正确诊断。室性早搏揭示的 3 相性右束支阻滞有两种情形：①完全性右束支阻滞型（常见）；②不完全性右束支阻滞型（少见）。本例毫无疑问属于后者，也可以认为此 3 相性不完全性右束支阻滞即为 3 相性一度右束支阻滞，因阻滞心率偏慢，考虑乃病理性 3 相性阻滞，而非生理性。

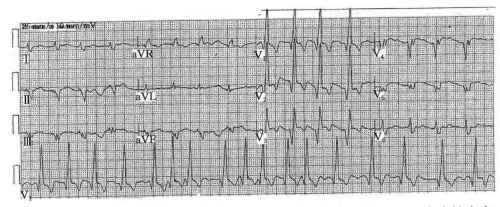

图 26 - 15　快速型心房颤动，陈旧性前间壁心肌梗死伴心肌缺血，完全性右束
支阻滞，右心室肥大

　　患者，男，65 岁。冠心病、肺源性心脏病、心肌梗死后 10 年，PCI 术后 8 年，心房颤动
12 年，抽烟 40 余年，常咳嗽。心电图上 3 条 12 导联同步记录，下一条 V_1 导联分别显示：心
室律绝对不齐但颤动波不明显，有学者认为心室律绝对不齐是诊断心房颤动首选。心室频率
110 bpm，QRS 波群时限 0.18 s，心电轴－70°，Ⅰ、Ⅱ、Ⅲ 导联有明显的 S 波，$S_Ⅱ > S_Ⅲ$，S
波＞0.3 mV，显示 $S_Ⅰ$、$S_Ⅱ$、$S_Ⅲ$ 综合征的右心室肥大特点。aVR 导联呈 qR 型，R＞0.5 mV，
$V_1 \sim V_3$ 导联至 QR 型，V_1 导联 R＞0.3 mV，V_4 导联呈 rSr' 型，V_5 导联呈 rS 型，T 波在
$V_1 \sim V_3$ 导联倒置，V_3、V_4 导联 U 波明显，建议测血钾。

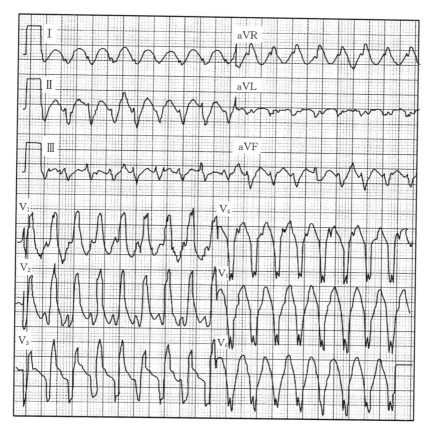

A. 阵发性室性心动过速显示广泛前壁心肌梗死

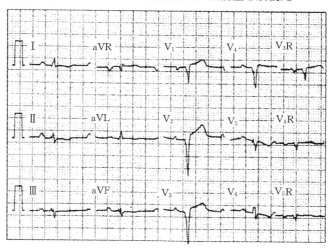

B. 急性广泛前壁、右心室心肌梗死伴左前分支阻滞

图 26 - 16　广泛前壁心肌梗死

患者，男，60 岁。临床诊断：冠心病，因胸前区绞痛、大汗淋漓 3 h 入院做心电图。图 26-16A：QRS 波群宽大畸形，时限＞0.12 s，RR 基本规整，频率 200 bpm，可见房室分离现象，Ⅲ 导联呈明显 QRS 波群电交替，V$_3$ 呈 QR 型，V$_4$～V$_6$ 呈 QS 型，为阵发性室性心动过速。做食管心电图显示有房室分离，给予超速抑制，复律无效，再用药物治疗也无效，最后采用电击复律，恢复了窦性心律，显示急性广泛性前壁加右心室心肌梗死图形。图 26-16B：电击复律后 2 天做心电图，PR 间期 0.19 s，QRS 波群时限 0.08 s，电轴左偏－30°，V$_1$～V$_5$ 及 V$_3$R～V$_5$R 导联呈 QS 型，ST 段弓背型抬高 0.1～0.3 mV，伴直立的 T 波。Ⅰ＋Ⅱ＋Ⅲ 导联的 QRS 波群为 1.2 mV，为肢体导联 QRS 波群低电压。

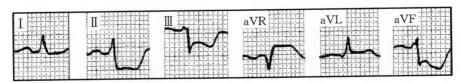

图 26-17　严重的下壁心肌缺血

　　患者，男，28 岁。有心绞痛病史。变异型心绞痛发作时肢体单导联记录：PR 间期 0.16 s，QRS 波群时限 0.08 s，Ⅱ、Ⅲ、aVF 导联 ST 段下斜型压低 0.3 mV 伴 T 波倒置。aVR 导联弓背型向上抬高 0.2 mV，该患者 1 年后于当地突发心绞痛后，气促，大汗淋离，呼吸困难，心律失常。半小时后突然晕倒在地后死亡。

临床疑难罕见心电图图谱及解析

第二十七章

其他心脏病

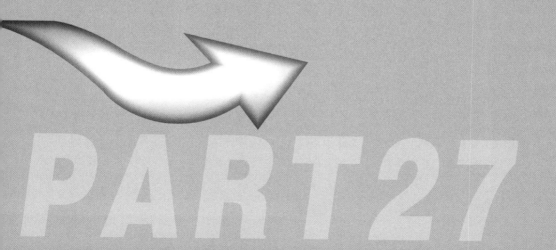

PART27

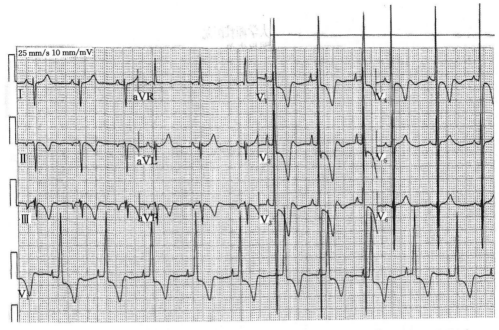

图 27-1　窦性心律，右心房肥大，表现为 $S_I S_{II} S_{III}$ 综合征的右心室肥大

患者，男，38 岁。临床诊断：扩张型心肌病。心电图上 3 条 12 导联同步记录：心律匀齐，PP 间期 0.94 s，频率 63 bpm，PR 间期 0.16 s，P 波在下壁导联及 aVR 导联倒置，I、V_5、V_6 导联直立，P 波心电轴 -50°。V_2 导联 P 波正向高尖，为 0.30 mV，QRS 波群时限 0.10 s，心电轴 +238°，I、II、III 导联见明显的 S 波，S 波 >0.3 mV，$S_{II}>S_{III}$，aVR 导联呈 qR 型，R 波振幅 0.9 mV，V_1 导联呈 R 型，R 波 2.5 mV，V_3 导联 RS 型，R+S= 8.0 mV，R/S=1，V_5 导联呈 RS 型，R/S<1，V_6 导联呈 qrS 型，R/S<1。下壁导联、V_1~V_4 导联 T 波深倒置，后者伴 ST 下移 0.1~0.3 mV，V_2~V_4 导联 U 波倒置明显。综上所述，除本例符合右心房肥大，右心室肥大（S_I、S_{II}、S_{III} 综合征型）外，以下两个问题尚需探究和解答：①P 波的节律源何在？通常而言，窦性心律的 P 波心电轴左偏可致 III、aVF 导联 P 波倒置，II 导联若倒置常提示为非窦性源，然而本例 aVR 导联 P 波倒置，V_5、V_6 导联 P 波直立及相关特征，支持和应该判定为窦房结起源的窦性心律，由于 P 波电轴显著左偏 <30°，故出现 II 导联 P 波倒置。P 波心电轴的显著左偏（0~-30°，甚至 -60°）和显著右偏（+90°~+120°，I 导联 P 波倒置）时均不能否认为窦性 P 波。P 波 aVR 绝对倒置及 V_5、V_6 直立是判定窦性 P 波的完整标准。②本例临床诊断为扩张型心肌病，心电图则表现为明显的右心肥大征象，无最常见的心电图异常左心房室肥大，究其原因，应是右心室的显著肥大掩盖了典型的左心室肥大图形。国内有分析报道 S_I、S_{II}、S_{III} 综合征 124 例，主要见于右心室性疾病和左心室性疾病右心室受累者，扩张型心肌病伴全心衰竭 22 例，占 17.7%，位于慢性肺源性

临床疑难罕见心电图图谱及解析

心脏病、风湿性心脏病之后第 3 位。有明确的右心室肥大心电图特征，同时伴有以下一项或多项改变时，应提示双心室肥大：①心电轴左偏。②V_5、V_6 导联 R 波电压＞2.5 mV 伴 ST-T 改变。③男性 R_{aVL}＋S_{V3}＞2.8 mV，女性＞2.0 mV。④V_3 导联 R＋S＞6.0 mV，R/S＝1。⑤R_I＋S_{III}＞2.5 mV，R_{aVL}＞1.2 mV。对照本例显然与④相符，提示左心室也肥大，只是右心室肥大的程度更显著。通常 S_I、S_{II}、S_{III} 综合征，在除外其他正常变异（特别是瘦长无力型人群）、心肌梗死（尤其是心尖部心肌梗死）、直背综合征、变异型左前支阻滞时，往往见于各种病因引起的严重右心室肥大。故对于临床心电图发现的该综合征，详询病史、查看临床资料，尤其是有否心脏超声检查十分重要，不可轻易放过。

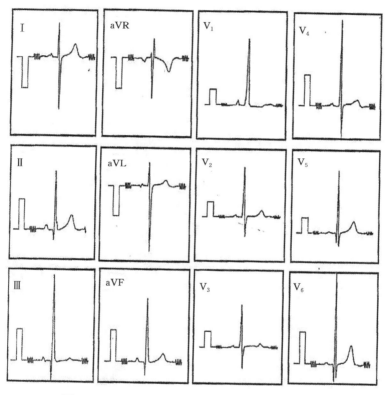

图 27-2　室间隔缺损患者的双侧心室肥大

患者，男，26 岁。临床诊断：先天性心脏病，室间隔缺损。心电图示：窦性 PR 间期 0.14 s，QRS 波群时限 0.10 s，心电轴＋114°，V_1 导联呈 R 型，R_{V1}＝4.3 mV，R_{III}＞R_{aVF}，aVR 导联呈 rSR' 型，R' 波 0.7 mV，R_{V5}＝4.5 mV，R_{V6}＝3.0 mV，V_5、V_6 导联见明显深而窄的 q 波及直立高大 T 波。众所周知，双室肥大的心电图可表现如下情形：①心电图正常或大致正常；②仅有非特异性 QRS 波群时限轻度增宽及轻度 ST-T 改变；③仅显示左心室肥大的心电图改变，此时呈轻、中度肥大的右心室被掩盖；④仅表现右心室肥大的心电图改变，此时右心室显著肥大，左心室肥大被掩盖；⑤同时显现双室肥大的心电图改变，左、右胸导联 R 波电压均增高。本例显然与⑤基本吻合。室间隔缺损患者若出现左、右心室高电压的双室肥大，QV_5、QV_6 明显伴 T 波正向高大，往往提示在缺损较大，分流较多，呈现左心室舒张期负荷过重的情形下，出现了肺动脉和右心室压力轻至中度增高，而非严重的肺动脉高压（此时左胸导联深而窄的 q 波常消失），本例与此相符。值得一提的是，本例的电轴右偏，提示右心室肥大程度超过左心室。

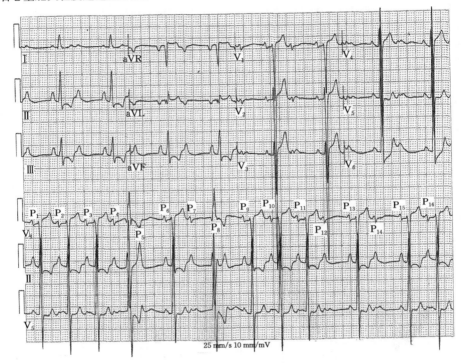

图 27-3　窦性心律，双房双室肥大，二度Ⅰ型房室阻滞，时呈 2∶1
　　　　传导，偶发室性早搏

　　患者，男，33 岁。临床诊断：扩张型心肌病，全心扩大。心电图上下 6 条非同步记录，上 3 条为同步 12 导联记录 3 导联分别显示：窦性心律，PP 间期 0.60 s，频率 100 bpm，P 波呈 2∶1 传导，下传的 PR 间期 0.18 s，P 波在下壁导联≥0.3 mV，$PtfV_1-0.06$ mm·s，QRS 波群时限 0.10 s，$S_{V1}+R_{V5}=5.7$ mV，$S_{V2}+R_{V6}>10.2$ mV，下壁导联 ST-T 改变（下移及倒置），V_6 导联 ST 段上斜型下移 0.3 mV。上述所见，从心电维度，判定为 2∶1 房室阻滞，右心房肥大，左心室肥大伴复极化异常。下 3 条节律导联 V_1、Ⅱ、V_5 连续记录：心室节律不匀齐，与上 3 条缓慢匀齐明显不同，但其房室阻滞本质未变，更重要的是为判定 2∶1 房室阻滞的归属提供了有力证据。表现为①文氏型房室阻滞，见于 $P_1 \sim P_4$ 及 $P_9 \sim P_{12}$，两组 PR 间期分别为 0.18 s→0.22 s→0.24 s→传导中断、QRS 波群脱落及 0.18 s→0.22 s→0.22 s→下传受阻，QRS 波群脱落，另有 P$_{15}$、P$_{16}$ 呈 0.18 s→0.24 s→描记中断；②仍偶见 2∶1 房室阻滞，见于 P$_{13}$ 下传（0.18 s），P$_{14}$ 传导中断；③R$_4$、R$_6$ 宽大畸形（V$_1$ 导联呈 qRs 梗死型），分别于 0.75 s 和 0.92 s 后延迟发生，酷似为下传心搏，P$_5$、P$_8$ 分别重叠于 R$_5$ T 波及 R$_7$ 的 QRS-ST 交接处而干扰性下传受阻。依据全图发生阻滞时的 RP 间期 0.40 s，P$_4$、P$_7$ 应也不例外，为不能下传的窦性 P 波（其 RP 间期 0.40 s），若 R$_5$、R$_7$ 真与 P$_4$、P$_7$ 相关，其明显突变的长 PR 间期及自身的畸形变化，均难以解读。综合全图，明定了房室阻滞为二度Ⅰ型（包括 2∶1 阻滞），变形的 2 个心搏为室性早搏（可能为并行性）呈 qRs 型考虑与近年来发现的与心肌病有关所致），而非其他。提示了看似错配的右心房、左心室肥大，实为右心室肥大被掩盖的双室肥大。尤其是本例 S$_{V2}$＋R$_{V6}$＞10.0 mV，实属罕见，支持左心室肥大程度非同一般。

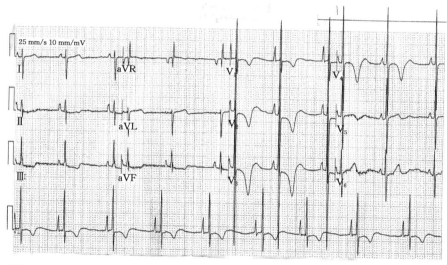

图 27-4　窦性心动过缓及不齐，显著右心室肥大，表现 P 波高尖瘦
　　　　　窄的显著右心房肥大

患者，男，46 岁。临床诊断：慢性阻塞性肺疾病，肺源性心脏病。心电图示：节律缓慢不齐的窦性 PP 间期 1.04～1.24 s，频率 48～57 bpm，PR 间期 0.16 s，多导联 P 波呈高尖瘦窄型异常改变，胸导联表现尤为明显，V$_1$～V$_4$ 导联呈 0.7 mV→0.4 mV→0.35 mV→0.3 mV 递减样改变，P/R$_{II}$ 比值＞0.5。QRS 波群时限 0.07 s，额面心电轴＋140°。aVR 导联呈 qR 型，R 波 0.7 mV，V$_1$、V$_5$ 导联分别呈 Rs 型和 RS 型，R$_{V1}$＋S$_{V5}$＝3.8 mV，T 波除Ⅰ、aVL、V$_5$、V$_6$ 导联直立外，余皆低平和倒置，V$_1$～V$_4$ 导联倒置明显，ST 段在下壁、V$_2$、V$_3$ 导联下移 0.05～0.2 mV。对于心电图判定房室肥大，以下几点要心中有数：①心电图并非是诊断心室（尤其是左心室）肥大最佳的辅助检查，解剖学左心室肥大的患者，仅有 50％心电图符合左心室肥大的心电图诊断标准。心电图诊断为左心室肥大患者中，超声心动图发现 15％～

20％并无解剖学左心室肥大。总体而言，心电图诊断左心室肥大敏感性较低，特异性较高，诊断右心室肥大敏感性更低，但特异性则高于左心室肥大。②尽管影响 QRS 波群振幅的因素较多，容易导致假阳性和假阴性，然而电压增高仍是诊断心室肥大的重要或决定指标，超出正常值愈多，可靠性愈大。③心电图正常或大致正常，绝非心室无肥大，在有引发双室肥大的心脏疾病中，更是如此，需谨慎判读。④P 波高尖（包括肺性 P 波）因影响因素较多（有统计达 30 余种），与右心房肥大无很好的相关性，诊断右心房肥大时需特别小心，而二尖瓣型 P 波与左心房扩张的程度相关性要好于右心房。⑤结合病史、临床资料及心脏超声，再作心电图诊断，应是非常重要的三步曲。本例心电图所见，完全符合肺源性心脏病的心电图诊断标准，也与临床相吻合。其右心房（尤其是特高尖瘦窄型的肺性 P 波）室显著肥大伴复极化异常，均提示疾病程度的过重，不容轻视。最后，本例节律 V_1 导联连续记录的 $R_3 \sim R_5$ 的 QRS 波群电压阶梯样递减改变及 $R_6 \sim R_9$ 的 QRS 波群振幅交替，考虑为呼吸相关的伪性电交替，而非真性。

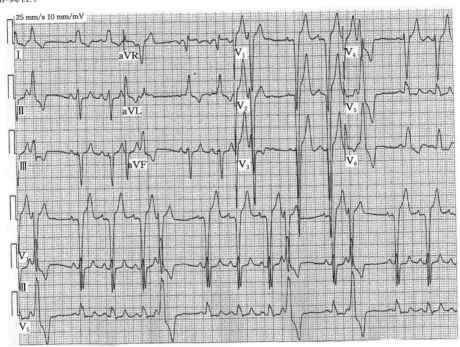

图 27-5　完全性左束支阻滞并左心室肥大，频发室性早搏及其后 QRS-T 波改变

患者，男，60 岁。临床诊断：肥厚型梗阻性心肌病。心电图上 3 条同步 12 导联记录 3 导联分别显示：窦性心律，PP 间期 0.70 s，频率 85 bpm，PR 间期 0.17 s。心室除极 QRS 波群宽大畸形，时限 0.15 s，心电轴−64°，QT 间期 0.40 s，V_1、V_2 导联呈 QS 型，V_3 导联为 rS

型，Ⅰ、V_5 导联呈平顶切迹 R 型，符合完全性左束支阻滞心电图改变。$S_{V3}=3.7\ mV$，$S_{V3}+R_{V6}=4.5\ mV$，$R_{V6}>R_{V5}$、$S_{V3}>S_{V2}$。R_2 为提早宽大畸形的室性早搏，代偿间歇完全。容易忽略的是，该早搏长代偿间期后第 1 个窦性基本心搏 QRS-T 波有轻度改变，T 波 V_4、V_5 导联正向降低、V_6 导联负向增深，QRS 波群振幅则略微增 0.1 mV。心电图下 3 条 V_1、Ⅱ、V_5 导联同步连续记录：心电异常及变化，除室性早搏明显增多及其后 QRS-T 改变（非偶然）外，余与上 3 条相同。这种室性早搏后基本节律宽 QRS 波群（包括束支阻滞、预激综合征、起搏心律等）的心室除极与复极变化，不仅较为罕见，且更容易被忽漏，判读时需关注。本例完全性左束支阻滞伴电轴显著左偏，可考虑合并左前分支阻滞或左心室肥大两种可能。国内有学者提出 $S_{V3}>2.7\ mV$，$S_{V3}+R_{V6}>4.3\ mV$，$R_{V6}>R_{V5}$、$S_{V3}>S_{V2}$，QRS 波群时限 $>$ 0.15 s，提示合并左心室肥大，本例与之大体相匹配，结合临床疾病，考虑此可能性大，而非左前分支阻滞。有研究表明，大多数左束支阻滞患者有解剖学的左心室肥大。Scott 和 Norris 在检查的 29 例左束支阻滞患者中，全部病例皆有解剖学的左心室肥大，而只有 17 例（60%）符合左心室肥大的心电图诊断标准。从这点来看，本例合并左心室肥大应当可靠。对于完全性左束支阻滞合并左心室肥大的心电图诊断难点，期待更多高质量的相关研究推出敏感性及特异性较好搭配的新指标，为心电解困，为临床服务。

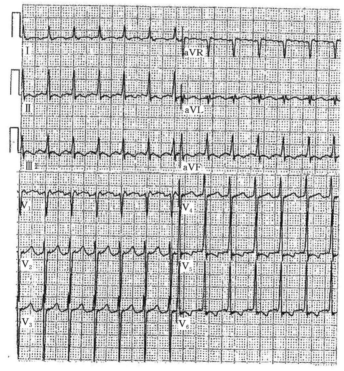

图 27-6　心房扑动（2∶1）、ST-T 改变示心肌病变

患者，男，60 岁。新型冠状病毒感染。因胸前区不适，伴大汗，有胀闷感，无肩背放射痛，无心悸、无晕厥、急性病容。临床诊断：急性冠脉综合征。心电图 12 导联示：P 波消失，F 波取代伴 2：1 传导，RR 规整，心房率 300 bpm、心室率 150 bpm、ST 段在 V_5、V_6 导联水平下移 0.1 mV、T 波在 I 导联低平，II、III、aVF、V_5、V_6 导联倒置。

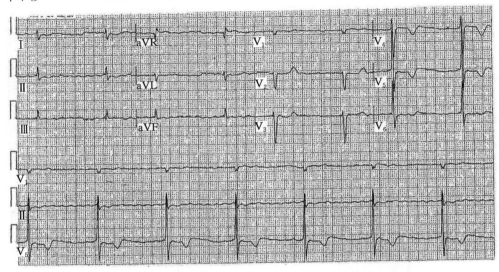

图 27-7　心房扑动伴 8：1 房室传导，二度房室阻滞

患者，女，44 岁。临床诊断：风湿性心脏病，二尖瓣狭窄及关闭不全。心电图示：P 波消失，F 波代替在下 3 条 V_1、I、V_5 导联同步连续记录中的 II 导联中明晰，频率 336 bpm。QRS 波群时限正常 0.10 s，RR 间期 1.44 s，缓慢匀齐，心室率 42 bpm，酷似三度房室阻滞，然而依据 FR 间期固定之重要征象，可除外房室关系完全无关之可能。心电轴＋107°，aVR 导联呈 QR 型，V_1～V_5 导联 R/S＜1。肢导联 T 波低平，V_1～V_3 导联直立，V_4～V_6 倒联倒置。通常，若 FR 间期一致，房室传导比例＞5：1 时，可考虑存在二度房室阻滞。本例心房扑动伴缓慢的心室率，提示房室交界区存在 AB 型三层阻滞（上层 2：1 阻滞，中层 4：3 文氏现象，下层 2：1 阻滞）致罕见的房室 8：1 传导。

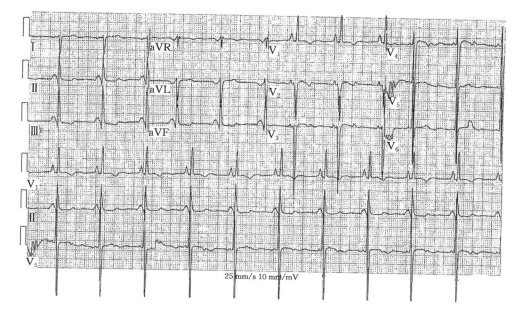

图 27 - 8　窦性心律伴 P 波电轴显著右偏，右房室肥大

　　患者，男，36 岁。临床诊断：漏斗胸。心电图示：P 波有序发生，在 Ⅱ、Ⅲ、aVF 导联高≥0.3 mV，伴切迹，峰距＜0.04 s。在 V₁ 导联正向高尖 0.35 mV，值得注意的是，P 波Ⅰ、aVL、aVR 倒置，P 波电轴＋120°，心房率 63 bpm，PR 间期 0.16 s。QRS 波群时限0.10 s，心电轴＋113°，胸导联 V₁ 导联主波向上呈 qR 型、R 波 1.5 mV，余 V₂～V₆ 导联主波向下，R/S＜1，V₅ 及 V₆ 导联 S 波分别＞2.6 mV 和＞2.0 mV。ST 段在Ⅱ、Ⅲ、aVF 导联水平型下移 0.05 mV，T 波在Ⅱ、Ⅲ、aVF、V₅、V₆ 导联低平。U 波在 V₂～V₆ 导联倒置。

　　本例有两个问题需探讨：①心律问题。是窦性心律还是异位心律。通常，对于窦性 P 波的判定强调，P 波在Ⅱ、aVF、V₅、V₆ 导联直立，aVR 倒置，V₁ 正负双向。然而窦性心律时尚有 P 波电轴左偏（0°～－30°，甚至达－60°）和右偏（＋70°～＋120°）两种情形。前者若 P波电轴＜－30°时，在Ⅱ导联上即可呈现 P 波倒置：后者若 P 波电轴＞90°时，即可发生Ⅰ导联倒置。本例Ⅰ导联 P 波倒置，V₆ 导联 P 波直立，可除外左心房心律之可能，可判定为窦性心律伴 P 波电轴显著右偏。②房室结构问题。漏斗胸因胸骨凹陷直接压迫心脏，常导致右心室最易受到推移和压迫，其次是右心房。若右心长期受压，必定引起心脏形态功能异常和相应的心电异常。国内有对接受手术治疗的 60 例先天性漏斗胸患者 CT 及心电图资料，进行回顾性分析［李传伟等，《中华临床医师杂志（电子版）》，2011 年］。结果 60 例患者中心电图正常者 26 例，有不同程度异常者 34 例。其中呈不完全性右束支传导阻滞者 14 例，ST-T 波改变者 8 例，呈左心房异常者 3 例，具有两项及以上异常者 9 例。随着胸廓畸形程度的增加，心脏受压旋转移位的程度逐渐加重，心电图异常的检出率及严重程度逐渐增加。心电图的改变同胸廓畸形的严重度和心脏受压程度有明显的相关性，而与凹陷深度无明显的相关性。3例呈左心房异常心电图表现的患者经心脏彩色超声检查均未见心房有明显扩大，这可能与心脏向左旋转后，胸导联电极位置与心脏位置发生偏移，呈现类似左心房增大（实际可能为阻滞）的心电图表现。本例虽未有CT检查资料，但心电图典型的右房室肥大征象，显然与其胸廓畸形的严重度和右心长期受压程度皆较重有关。患者病程长、未行手术治疗及可能的继发性肺部病变也是不可轻视的影响因素。

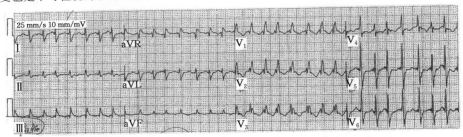

图 27-9　极速型心房颤动、不完全性右束支阻滞、右心室肥大、ST-T 改变

患者，女，75岁。临床诊断：慢性阻塞性肺疾病并肺源性心脏病，心力衰竭，心房颤动20余年。P波消失，心室律绝对不齐，f波不明显，有学者认为，P波消失，心室律绝对不齐是诊断心房颤动的首选，心室率190 bpm。QRS波群时限0.10 s，心电轴+132°，aVR导联呈Qr型，V₁导联呈rSR型，V₅、V₆导联 R/S＝1、S$_{V5}$＞1.2 mV。ST段 V₂、V₃ 导联下斜型下移0.1 mV，V₄、V₅ 导联水平型下移0.15 mV，T波Ⅱ、Ⅲ、aVF、V₅、V₆ 导联平，V₁～V₄ 导联倒置。

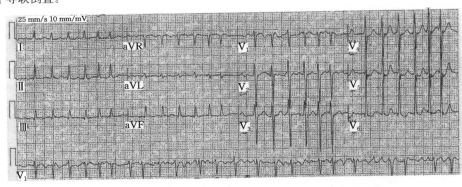

图 27-10　快速型心房颤动伴一过性 T 波电交替

患者，女，50岁。临床诊断：甲状腺功能亢进症。心电图示：P波消失、f波代替（下条V₁导联连续记录明显）。平均心室率151 bpm，QRS波群时限0.08 s。ST段在 V₄～V₆ 导联水平或斜型下移0.1 mV。T波在肢体导联低平。极易忽漏的是：V₄～V₆ 胸导联 R₁～R₆ 其 T波呈正向高低不规则样交替改变（见"＊"号标记）。这种发生于心房颤动中的快速心率型一

过性 T 波电交替，在临床心电实践中，常常被遗漏，原因是观察不力及缺乏概念。故需不断提高对其认知的能力与空间。此外，虽然该型 T 波电交替本身的临床意义可能不大，但其快速心室率所致的血流动力学变化则不容轻视。

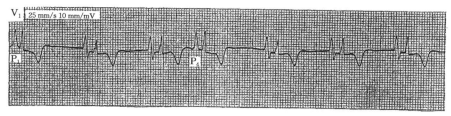

图 27 - 11　罕见高尖双相性 P 波，频发房性早搏，左心房负荷过重，右心室面变电压

患者，女，60 岁。临床诊断：肺源性心脏病。肺癌晚期常咳嗽，近来痰中带血，出气困难。V_5 导联描图示：PR 间期 0.16 s，心房率 60 bpm，P 波在 V_1 导联呈高尖型，高 0.6 mV，$PtfV_1 -0.08$ mm·s。QRS 波群时限 0.07 s，呈 R 型，R>0.7 mV，P_1、P_4 提前出现，P 波高 0.8 mV，PR 间期 0.16 mV，代偿间歇不完全。为房性早搏，ST 段在 V_1 导联水平下移 0.1 mV，T 波倒置，与本身病变所致。

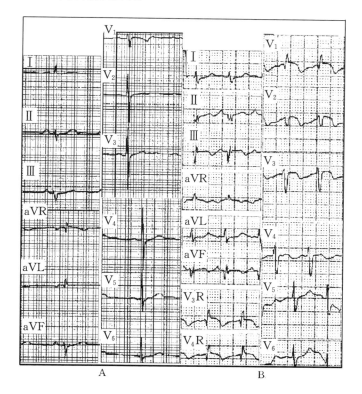

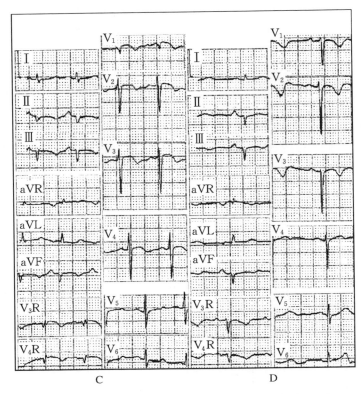

图 27 - 12　酷似急性右心室心肌梗死的急性肺梗死

图 A：患者，男，65 岁。临床诊断：胃溃疡病。心电图检查提示左前分支阻滞，未见其他异常改变。图 B：突发胸前区绞痛。PR 间期 0.13 s，QRS 波群时限 0.07 s，心房率 120 bpm，为窦性心动过速。Ⅱ、Ⅲ、aVF、V_3R、V_4R 及 V_1 导联均出现病理性 Q 波，ST 段抬高 0.1～0.15 mV，但Ⅲ、aVF、V_3R、V_4R 导联 T 波倒置，不符合急性心肌梗死的心电图表现，同时还有右心室面电压增高（Ⅰ、aVL、V_5、V_6 导联 S 波明显），电轴右偏。图 C：于发病后第 2 天记录。可见 Q 波明显缩小，电轴转为左偏，ST 段抬高幅度亦明显恢复，T 波仍为倒置，右心室面电压仍较高。图 D：于发病后第 6 天记录。表现为 Q 波均消失，ST 段恢复到等电位线，右心室面电压明显降低，电轴左偏，改变同图 A 相似。

急性肺梗死与急性右心室心肌梗死的心电图鉴别：①急性肺动脉栓塞可表现为急性右心室扩张，右心室面电压增高，电轴右偏，此为右心室后负荷显著增加所致。多次测心肌酶学值均不增高。②随病情好转，肺动脉栓塞的改变可在短期内恢复，而急性心肌梗死恢复时间较长。本病例发病时即表现为电轴转为左偏，右心室面电压增高，虽有部分 ST 段抬高，但 T 波倒置及 Q 波很快消失，亦不支持急性心肌梗死。于发病后第 6 天多数导联心电图恢复至发病前水平，符合急性肺动脉栓塞的演变过程。

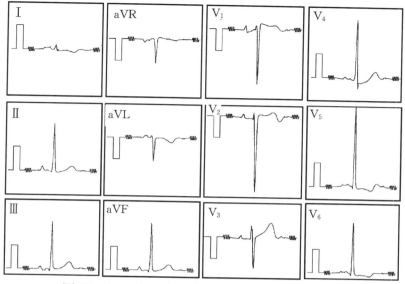

图 27 - 13   左、右心房肥大，左心室肥大劳损

患者，女，24 岁。临床诊断：二尖瓣狭窄及关闭不全。PR 间期 0.20 s，P 波在 I 、 II 、aVR 及 $V_4 \sim V_6$ 导联有切迹，峰距 0.08 s，$PtfV_1 - 0.04$ mm·s；P 波在 II 、 III 、aVF 导联前峰高于后峰，$PtfV_1 + 0.04$ mm·s。QRS 波群时限 0.09 s，$R_{V5} + S_{V1} = 5.8$ mV，V_5 、 V_6 导联 ST 段下斜型压低 0.1 mV， I 、aVL、V_5 、V_6 导联 T 波倒置。

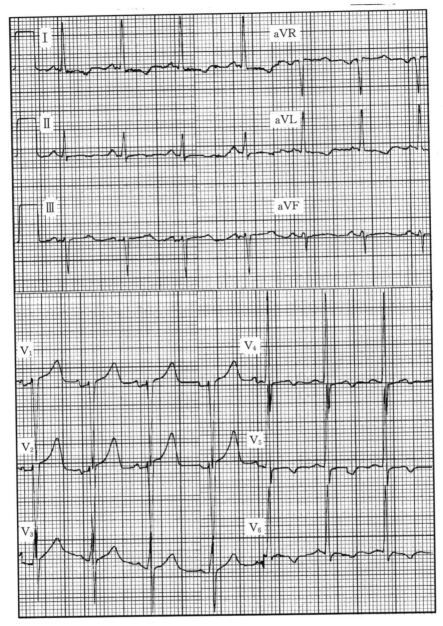

图 27 - 14　左心室肥大

　　患者，女，36 岁。临床诊断：库欣综合征。PR 间期 0.16 s，心房率 86 bpm，QRS 波群时限 0.07 s，心电轴−19°，$R_{V5}+S_{V1}=4.4$ mV，Ⅰ、aVL、$V_4 \sim V_6$ 导联 T 波倒置，为心肌病变所致。

第二十八章

电解质紊乱和药物影响

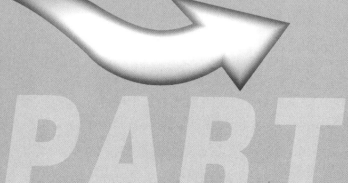

PART28

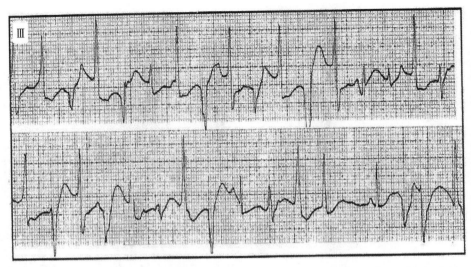

图 28-1　低钾血症引起双向多形性室性心动过速及短暂性阵发性紊乱性
　　　　　心室律

　　患者，女，78 岁。临床诊断：原发性高血压，冠心病，心力衰竭。大量利尿后引起低钾血症，血钾测定 1.4 mmol/L。心电图上下两条系Ⅲ导联连续记录。窦性 P 波穿落于快速、欠匀齐、形态多变的 QRS 波群中是本图的主基调，该房室分离征象为诊断室性心动过速提供了有力佐证。确定房波及房室分离的依据为：下条 R_{13} 为较长间期后唯一可明确认定的窦性心搏，PR 间期 0.12 s，QRS 波群时限 0.06 s，QT（U）间期>0.44 s（被 R_{14} 重叠截断，无法完整测定），R_{14} 的 QRS 波群终末处可见无关窦性 P 波下传心室受阻，依此可得 PP 间期0.74 s，频率 81 bpm，上条 R_{14} QRS 波群起始部及 R_{15} 之 T 波顶峰处均可见较明显窦性 P 波，PP 间期仍为 0.74 s，按此频距测量，窦性 P 波与心室波群形成干扰性房室分离清晰可定。心室除极 QRS 波群形态多变表现为：①R_1～R_{13} 及 R_{18}～R_{25} 两组快速系列 QRS 波群呈双向交替，但正向和负向的 QRS 波群形态不一（多达十余种），宽窄多变，与典型双向性室性心动过速波形恒定特征相悖，故称之为双向多形性较妥帖。R_{14}～R_{17} 及 R_{31}～R_{33}（下条最后 3 搏），形态多变，提示为心室紊乱心律。心室心律频率为 115～214 bpm。R_{26}（下条 R_9）及 R_{16}，前者形态正常，较唯一窦性心搏 QRS 波群（下条 R_{13}）电压有所降低，其前有相关窦性 P 波，PR 间期干扰性略延长为 0.14 s；后者形态趋近于室性，同样有窦性 P 波相伴，PR 间期0.20 s，提示两者为融合程度有别的两个室性融合波。双向性室性心动过速，首先由Schwensen 报道于 1922 年的 1 例洋地黄中毒患者，是一种少见的室性心动过速类型，因其容易发展为多形性、尖端扭转型室性心动过速或心室颤动，病死率较高，故应视为恶性室性心律失常。其病因谱较广，常见于洋地黄中毒，尤其是伴有低血钾患者。在严重的心肌病及较严重的心肌缺血、缺氧和心脏扩大如冠心病、扩张型心肌病、致心律失常性右心室心肌病、急性心肌梗死、急性心肌炎等及乌头碱、金刚烷胺等中毒情况下，也容易发生。还可见于钙离子通道病，如低钾性周期性麻痹和儿茶酚胺敏感性室性心动过速等无器质性心脏病患者。本例为老年心脏病患者，近期未服用洋地黄，为大量利尿后致低钾血症所诱发，其双向多变的形态达十余种之多，实属罕见，双源或多源折返及交替发放冲动伴室内差异性传导所致的可能性大。

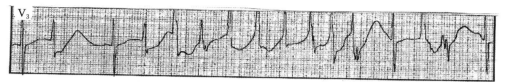

图 28-2　低钾血症患者短-长-短周期现象诱发多形性室性心动过速

　　患者，男，64 岁。临床诊断：肝硬化腹水，血钾 1.6 mmol/L。心电图 V_3 导联示：节律紊乱型改变，R_1、R_3、R_{13}、R_{16} 为窦性心搏，PR 间期 0.12 s，QRS 波群时限 0.08 s，T 波低平。R_2、R_{14}、R_{15} 为提早异形的多源室性早搏及成对，$R_4 \sim R_{12}$ 为连续快速、频率及形态不一的室性心动过速。仔细观察，不难发现两个特征：①R_2、R_4、R_{14}、R_{15} 异位室性心搏的 QT 间期明显延长，其中 R_4 的 T 波被 R_5 截断。提示心室异位心搏也可揭示低血钾异常和改变。②连续 9 搏的多形性室速与短-长-短周期现象有关。即 R_2 室性早搏的短配对间期为第 1 个短周期，R_2 后所形成的较长代偿间期为长周期，R_4 室性早搏的短联律间期为第 2 个短周期，形成这种呈早搏-代偿间期-快速性心律失常序列特征诱发的室性快速性心律失常。发生机制为较长的周期使下一个心动周期的心室不应期相应延长，心室复极不均匀和离散度增加，这种不稳定的心电环境，当再来一个室性早搏时，则极易促发折返性快速性室性心律失常，也易引发早期后除极或延迟后除极相关的触发性心律失常。本例有引发早期后除极或延迟后除极的因素——严重低钾血症，故触发活动机制引起的多形性室性心动过速可能性大。故纠正电解质紊乱——低钾血症，保证机体的内环境平衡，应是避免恶性心律失常事件，引发猝死的首选项。

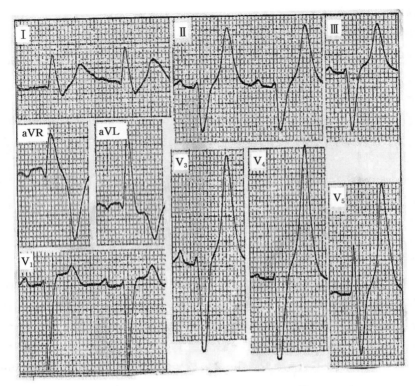

图 28 - 3　高钾血症致室内阻滞

　　患者，男，45 岁。临床诊断：尿毒症，5 天无尿，血钾测定 7.8 mmol/L。心电图示：窦性心律，频率 68 bpm，PR 间期 0.24 s，P 波时限 0.10 s，QRS 波群时限 0.20 s，呈 $Q_I S_{III}$ 型，$S_{III} > S_{II}$，$R_{aVL} > R_{aVR} > R_I$，额面心电轴 $-53°$，V_1、V_3、V_4 导联呈 rS 型，多导联高耸 T 波与心室除极 QRS 波群异向。通常血钾浓度 >6.5 mmol/L 时，便可出现心室内传导减慢，QRS 波群增宽，当其浓度 >6.7 mmol/L 时，通过心电图可作出高钾血症的正确诊断。血钾浓度进一步增高 >7.0 mmol/L 时，心室内传导更加缓慢，多呈现不同于束支阻滞型的均匀增宽的 QRS 波群（非特异室内传导阻滞），对高钾血症更为敏感的心房肌会造成 P 波振幅下降，房内传导延缓，PR 间期延长（主要为 P 波增宽所致）。本例血钾浓度明显增高异常，心电图表现为较特殊的一度房室阻滞及左前分支阻滞伴 QRS 波群增宽型，后者其成因可能是：①原有左前分支阻滞的背景下，发生了新的室内传导的延缓；②左前分支阻滞及室内阻滞同时发生。

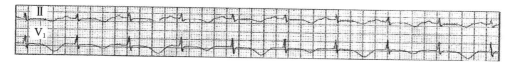

图 28-4 低钾血症诱发 T-U 波同向性电交替，一度房室阻滞

患者，男，85 岁。临床诊断：冠心病，心力衰竭，血钾测定 2.7 mmol/L，血钙正常。心电图 II、V_1 导联同步连续记录：窦性节律匀齐，PP 间期 0.83 s，频率 71 bpm，PR 间期 0.22 s（可能与低钾血症有关），QRS 波群时限 0.07 s。II、V_1 导联 T 波倒置，ST 段水平延长＞0.16 s（提示与冠心病、心肌缺血有关），差异醒目的是：①V_1 导联 T-U 波呈明显的深（0.4 mV）浅（0.2 mV）交替性改变伴对应 QT（U）间期长（0.66 s）短（0.54 s）交替，而 II 导联则无此征象；②同步记录对比可见，V_1 导联 T-U 波浅的 QT 间期与 II 导联契合一致，T-U 波深的长 QT（U）间期则明显长于 II 导联，提示有 U 波成分参与。①、②充分彰显了同步导联记录的优势。一定要切记，对于低钾血症背景下的长 QT（U）间期伴 T 波或 T-U 波电交替，无论有无器质性心脏病，皆是危险的信号，心电不稳定的标志，随时有触发恶性室性心律失常，甚至猝死的可能，积极补钾治疗和心电监护，有利于患者化险为夷，转危为安。本例为老年心脏病患者，低钾血症致长 QT（U）间期伴 T-U 波同向性电交替特征明显，更须高度关注，积极处置和监测。

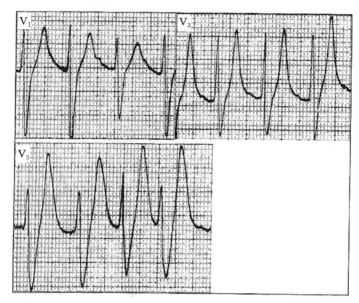

图 28-5 高钾血症引起的窦室传导

患者，女，31 岁。临床诊断：慢性肾衰竭，因高血钾而突发心脏停搏，经抢救复苏，恢复心跳，血钾 10.0 mmol/L，心电图上条 V_1、V_3 导联节律匀齐，频率 115 bpm，PR 间期

0.20 s，QRS 波群时限 0.14 s，V$_3$ 导联 T 波高尖，为窦性心动过速，高钾血症心电图改变。血钾 11.8 mmol/L 时，心电图下条 V$_5$ 导联示：RP 间期不规整，频率 107～136 bpm，QRS 波群时限 0.20 s，P 波消失缺如，类似心房颤动。考虑为高钾血症使心房肌的兴奋性完全丧失，尚未受到抑制的窦房结和结间传导纤维仍能将冲动下传房室交界区、希浦系统和心室肌所产生的窦室传导节律。本例临床转危为安的变化过程，对于有高钾血症病因（尤其是肾衰竭）的患者，绝不可以掉以轻心，麻痹大意，一定要在积极治疗控制的前提下，勤观测，尽早发现危险隐患和处置。此外，文献报道高钾血症引发罕见的 2:1 窦室传导、窦室传导文氏现象、窦室传导及 P 波电交替、窦室传导和心脏多层次传导阻滞及酷似急性心肌梗死样心电图改变等，心电图诊断时，需注意判别。

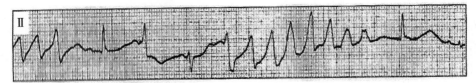

图 28-6　低钾血症引发尖端扭转型室性心动过速

患者，男，57 岁。临床诊断：肺源性心脏病，心力衰竭，低钾血症（1.4 mmol/L）。心电图为 II 导联记录，可见 R$_4$ 为窦性心搏，呈 qR 型，PR 间期 0.24 s，QRS 波群时限 0.08 s，T 波低平。其前有频率 187 bpm 的室性心动过速 R$_1$～R$_3$，其后有 R$_5$～R$_{14}$ 形成的多形性室性心动过速，其中 R$_5$、R$_6$ 前有无关的短 PR 型窦性 P 波，可测得 PP 间期 0.76 s，频率 79 bpm，R$_7$～R$_{14}$ 为宽大畸形，主波方向由负转正的扭转型改变。R$_{15}$ 与窦性 QRS 波群 R$_4$ 相同，Q-T-U 间期 0.68 s，其相关窦性 P 波重叠于 R$_{14}$ T 波中干扰延缓下传可能性大。本例低钾血症严重，极易诱发各种室性心律失常，偏快的窦性频率及 R-on-P/U 的室性心搏诱发的由慢到快至稳定的多形性室性心动过速，提示由心室延迟后除极所触发产生可能性大。

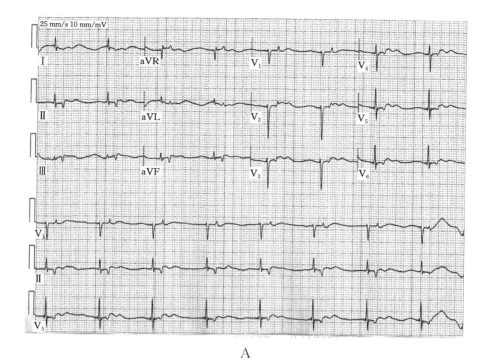

A

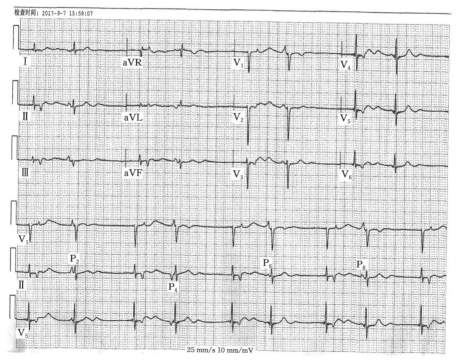

B

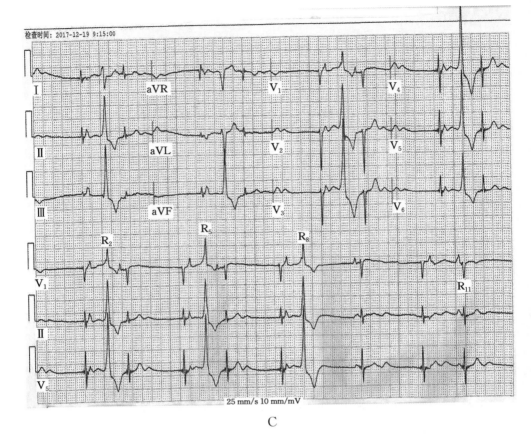

图 28 - 7　交界性逸搏心律伴室房传导，T-U 波改变符合低钾血症

A 图患者，女，61 岁。临床诊断：病态窦房结综合征，甲状腺功能低下，低钾血症（2.6 mmol/L）。心电图示：窄 QRS 波群节律匀齐，频率 47 bpm，各 QRS 波群后可见逆传 P 波，RP 间期 0.18 s，为交界性逸搏心律伴室房传导。唯一例外的是，下 3 条节律导联最后一搏，逆行 P 波形态变小，RP 间期变短为 0.16 s。长、短两种 RP 间期互差＜0.06 s，提示后者可能系房性逸搏或伴房性融合波（房性逸搏与交界性逸搏逆传共同激动心房）下传受阻。各导联 T 波低平，U 波明显，多导联 U 波振幅≥T 波振幅，结合临床，符合低钾血症心电图改变。正常情况下，U 波振幅＞T 波振幅，情形逆反时，则高度提示低钾血症。既往认为心电图变化模式与血钾浓度之间尚存一定关联，可以根据心电图模式去推测实际血钾水平（如 U 波愈高，血钾愈低），然而后期的研究证实血钾水平与心电图模式的关联性并非密切，不能根据心电图模式去准确判定血钾水平。然而心电图对低钾血症存在有快捷、简便和较可靠的诊断提示作用，仍是其他检查所不能相比的，其地位不可动摇。有资料表明，56%～75% 的低钾血症为药源性。严重低钾血症（＜3.0 mmol/L）的发生率为 3.5%～5.2%，尽早辨识这种

电解质紊乱临床意义在于，较高的病死率（20%～34%）及死亡与低血钾的严重程度有关，血钾浓度在 2.5～2.9 mmol/L 时，病死率约为 19.4%，＜2.4 mmol/L 时，病死率上升至 31.9%。本例为严重低钾血症患者，心电图改变典型，应积极处置，防范恶性事件的发生。

B 图为同一患者 8 个月后心电图记录，血钾测定 2.5 mmol/L。通过下 3 条节律 V_1、Ⅱ、V_5 导联同步连续记录可见：T-U 波低钾血症型改变仍旧。节律匀齐的交界性逸搏格局变为 RR 间期呈短、长相间的二联律模式，R_1、R_3、R_5、R_7、R_9 奇数心搏为交界性逸搏伴室房传导，同图 A 无异，逸搏间期略有差异为 1.28～1.40 s；R_2、R_4、R_6、R_8 偶数心搏提前发生，其前皆有相关多变的 P′ 波为伴，逆行 PP′ 间期（联律间期）不一，考虑为多源房性早搏。R_2 的房室传导间期 0.09 s，提示该房性早搏循 James 束下传可能性大。R_6 之 P 波形态介于 P_4～P_8，又有适宜的巧遇空间（联律间期接近），不排除左、右双源房性早搏同时除极心房，产生异-异房性融合波的可能。由上可见，长、短交替二联律的内涵是伴有室房传导的交界性逸搏-多源房性早搏二联律。

C 图仍为同一患者 10 个月（图 B 时隔 2 个月）后的心电图记录，血钾测定 2.4 mmol/L。低钾血症型 T-U 波改变还是未变，心律失常则有增无减，上 3 条 12 导联同步记录 3 导联分别显示，表现如下：①长间歇后 R_1 其前无 P 波，为交界性逸搏，其后可见极性正常 P_1 波，R_1P_1 间期 0.06 s，提示两者无关，P_1 波为几乎与交界性逸搏同步的房性或窦性逸搏。②R_2 宽大畸形、提早出现伴复极化改变，V_1～V_6 导联主波向上，其前有 P_1 波重叠于 R_1 的 ST 段上，P_1R 间期 0.36 s，是罕见的房性或窦性逸搏延缓下传伴室内差异性传导，还是罕见无关的房性或窦性逸搏-室性早搏序列，确有必要加以鉴别，依据其 P 波发生位置及 QRS 波群形态特征，考虑后者可能性大，低钾血症易诱发室性心律失常似乎也支持后者。③R_3 形态正常，紧接 R_2 而至，R_2R_3 间期 0.46 s，其间夹有变形 P_2 波，形态与 P_1 波明显不同，RP_2 间期 0.32 s，考虑有室性反复搏动及室性早搏伴另源房性早搏两种可能。再从下条同步节律 3 导联连续记录，可见两组恰似复制重现的 R_1～R_3 与 R_4～R_6，有所不同的是，后者 R_1P 间期略延长为 0.10 s，P_1R 间期则稍缩短至 0.30 s，两者不恒定的房室或室房关系，支持房性或窦性逸搏-室性早搏，而非交界性逸搏伴正向性逆行 P 波-室性早搏和交界性逸搏-房性或窦性逸搏伴室内差异性传导两种可能。R_7R_8 间期与 R_1R_2、R_4R_5 相同，RP 间期及 PR 间期分别为 0.08 s 和 0.32 s，有别的是 R_8 后无紧随的心搏，而是长代偿间期后的 R_9 窦性心搏。R_{10} 为交界性逸搏，其后 ST 段上见逆行 P 波，RP 间期 0.16 s，逆行 P 波形态与 RP 间期均与图①、②的交界性逸搏源室房传导有别，与图①的最后心搏也有所不同，但逆行 P 波形态与 R_1～R_6 两组心搏的 P_2 高度相似，提示该变化的逆行 P 波也为房性逸搏灶与交界性逸搏逆传共同除极心房形成的房性融合波。此外，对比该逆行 P 波形态与 R_1～R_6 两组心搏的 P_2 高度相似（逆行性），考虑 R_1～R_3、R_4～R_6 两组心搏为几乎同步发生的交界性逸搏-房性逸搏下传受阻-室性早搏伴反复搏动罕见序列模式的可能性大。R_{11} 提早出现，有相关变形 P 波为伴，为与图 B 类似的交界性逸搏-房性早搏组合模式，相异的是逸搏后的逆行 P 波变为房性融合波。不容忽视的是，时间跨度 10 个月余，患者严重低钾血症及心电图改变仍无好转和改善，表明治疗效果不好，对于这种顽固性的持续性低钾血症，需要重新审视，综合评估，调整治疗方案，才有利于患者病情朝好的方向发展与转归。

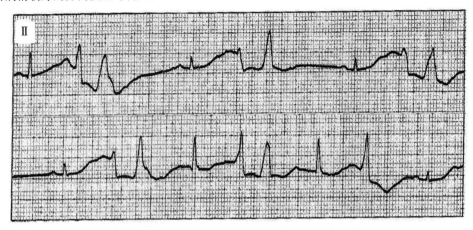

图 28-8　低钾血症引发室性早搏真三联律伴 Ashman 现象相关的室内差
异性传导及其后 QRS 波群振幅降低改变

患者，女，45 岁。临床诊断：尿毒症，血钾测定 2.0 mmol/L。心电图上下两条系 Ⅱ 导联连续记录：$R_1 \sim R_3$、$R_4 \sim R_6$、$R_7 \sim R_9$、$R_{10} \sim R_{12}$、$R_{13} \sim R_{15}$，为连续 5 组三联律搏动，每组首发窦性心搏 PR 间期 0.16 s，QRS 波群时限 0.06 s，第 2、第 3 个提前发生，宽大畸形，其前无相关 P 波，为成对室性早搏，形成真三联律。随后 $R_{16} \sim R_{18}$ 成对室性早搏真三联模式终止。仔细观察室性早搏 R_3、R_6 之 T 波终末处似有可疑窦性 P 波重叠被干扰未下传，与其后窦性心搏 P 波测定后，可确定上条各组三联律间窦性 P 波有序发放的规律，PP 间期 0.76 s，频率 79 bpm。本例如下两个罕见的心电征象是其核心价值所在，表现为：一是每组的第 1 个室性早搏联律间期和成对室性早搏间距恒定，分别为 0.62～64 s 和 0.34 s，成对室性早搏形态除首尾两组变异较小外，余迥然不同。通常，对于成对室性早搏的 QRS 波群形变异、考虑 3 种可能：①双源性室性早搏，表现为同间距的两种固定形态组合。本例两个室性早搏 QRS 波群形态皆各有不一（尤其是第 1 个差异明显），与此不符。②同源室性早搏，但第 2 个室性早搏产生室内差异性传导。本例联律间期及成对早搏间距恒定，第 2 个室性早搏波形大致相同，仅稍有差异，不支持此可能性。③室性早搏引发的室性反复搏动伴室内差异性传导，本例上条窦性 P 波序列明晰，两室性早搏间无逆行 P 波之空间和痕迹，可以排除。上述可能均可除外，显然要另辟蹊径，寻觅他因。观察可见，变异性较大的第 1 个室性早搏大致有两种形态，第 1 种矮小型均接续于 1.24 s 的长代偿间期（早搏前周期）后，第 2 种 R_{14}、R_{16} 高 R 型，早搏前周期明显较短（0.76 s），R_2 推测同理。前者因较长前周期使心室内部分组织不应期延长，而发生了室内差异性传导（Ashman 现象），后者则为原貌。这种联律间期固定，与前周期长度相关的室性早搏变形（Ashman 现象），是室性早搏伴室内差异性传导的一种常见类型。我国著名心电专家庄亚纯教授早在 1986 年《心电学杂志》上就发表了颇具震撼和影响力的论文《室性搏动伴室内差异传导》，报告了 5 个病例所代表的 5 种室性搏动伴室内差异性传导的常见类型，多数类型均属于 3 相性阻滞。然而遗憾的是，时隔 30 余年，时至今日，仍有不少把室内差异性传导看成是室上性激动的专利。殊不知，室性搏动（尤其是常见的室性早搏）亦可发生室内差异性传导，仅是发生率要少得多。二是第 1、第 2、第 3 组成对室性早搏后的窦性心搏 R_4、R_7、R_{10}，不仅 QRS 波群振幅显著降低至 0.3 mV，呈 qr 型，而且皆可见明显增高的 T-U 波融合，QT（U）间期 $\geq$ 0.68 s。而第 4、第 5 组成对室性早搏后的窦性心搏 R_1、R_{13}，则与上述窦性 R_4、R_7、R_{10} 明显不同，呈高 qR 型，振幅为 0.8 mV，T-U 波融合振幅也明显降低。考虑为窦性心搏的原形。为何成对室性早搏后的窦性心搏有如此差异的 QRS-T-U 波改变，究其原因，不难发现电压低的 3 次窦性心搏，均发生于长代偿间期后。电压高（正常原形）的两次窦性心搏，皆见于短代偿间期后，且均因受到后 1 个室性早搏的隐匿性逆传影响而干扰性缓慢下传心室（PR 间期延长），下条最后窦性心搏的低振幅，也是见于其前单个室性早搏代偿间期（0.92 s）后，但代偿间期短于其他低振幅心搏，长于高振幅心搏。换言之，当室性早搏后长间期 $\geq$ 0.92 s 时，发生窦性心搏 QRS 波群振幅降低，T-U 波增高。可见此种 QRS-T-U 波差异性变化与长间歇有关（慢频率依赖型），类似于与心动周期长短有关的 T 波变化。关于 R 波振幅的变化，通常首先会考虑 1956 年 Brody 提出的效应有关，认为心电图 QRS 波群电压是由左心室容量决定的。即左心室容量大，QRS 波群电压也增大，反之则减低。而左心室容量大小与心动周期的长短密切相关。后来其有效性也得到了国外一些学者动物实验、数学分析和实验模形的进一步证实。然而也有人提出左心室容量和 QRS 波群振幅呈负相关或无关。经过心室造影、核素显像和超声心脏彩超的大量研究表明，QRS 波群的电压与左心室容量的相关性较弱，而与左心室质量的相关性较好。心肌组织传导性、左心室功能变化（左心室收缩功能）、室壁厚度等心脏因素及心脏在胸腔的位置、到胸壁的距离、肺内气体含量、血液、水肿、体型等非心脏因素均可影响 QRS 波群振幅。本例心电图为"Brody 效应"的矛盾改变，即长心动周期后 QRS 波群振幅降低，短心动周期后反而增高。有人称之为"反 Bmdy 效应"。成因何在？有人认为与"短路效应"有关，即病理状态下，心力衰竭的心脏，左心室容量负荷的增加将促使本已心肌细胞过度牵张的状况进一步加剧，同时腔内压力的增高使本已心肌回缩力很差的局面更加变差。静息膜电位降低（负值减少），动作电位 0 相上升速度和幅度亦随之降低，此时发挥了关键作用的血液电传导"短路效应"，使 QRS 波群电压也随之降低。心力衰竭的好转和纠正，心肌功能的恢复，QRS 波群电压也就增高。并认为用"Brody 效应"和"短路效应"来解释 QRS 波群振幅变化的理论是基于在心肌不同状态下而建立的。前者为生理状态，后者为病理状态。本例为尿毒症患者，心脏的功能不免要受到牵累和影响，似支持"短路效应"的可能性大。由上本例核心价值可见→窦性 QRS 波群振幅的高低变化及室性早搏伴室内差异性传导，均与成对室性早搏后较长代偿间期有关，值得关注。

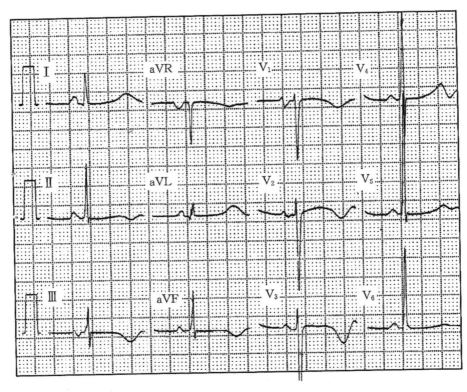

图 28-9　低钙血症及低钾血症心电图改变

　　患者，女，80 岁。临床诊断：冠心病、心力衰竭，电解质紊乱。有尿少、手足搐搦表现，血钙 1.5 mmol/L，血钾 2.9 mmol/L。心电图记录：窦性 PR 间期 0.14 s，PtfV$_1$ −0.12 mm·s，QRS 波群时限 0.06 s，S$_{V1}$＋R$_{V5}$＝4.6 mV，提示有左房室肥大。ST 段普遍延为 0.32 s（＞0.16 s），下壁及 V$_1$～V$_3$ 导联的 T 波倒置，V$_5$、V$_6$ 导联的 T 波低平，QT 间期 0.56 s，V$_4$ 导联后见增高的 T-U 波融合。低钙血症通常对 PR 间期及 QRS 波群间期无影响，对 T 波极性的影响则较明显，可出现尖锐、对称、迟发倒置的 T 波而酷似心内膜下心肌缺血，亦可以出现高大、帐篷样 T 波而酷似高钾血症，诊断时需注意。对 U 波极性和形态也无影响，但 QT 间期延长后的 T 波降支可以掩盖 U 波。ST 段延长致 QT 间期延长是低钙血症的特征性心电图表现，机制是心室肌动作电位平台期钙离子内流减慢使 2 相时间延长。若合并低钾血症时 T-U 波可部分或完全融合难分。本例为老年心脏病患者伴复合性电解质紊乱→低钾血症和低钙血症，心电图改变明显，尽管有酷似心内膜下心肌缺血的 T 波倒置，又有左房室肥大的心电图异常，还有 ST 段延长（轻度）也可与心肌缺血有关，这些单一或多个因素的叠加致复极化异常，似乎给判定带来了干扰和影响，然而电解质测定的结果与心电图完全吻合是我们鉴别的重要支撑，它不仅有效化解了诊断的不确定性，更为临床治疗选择提供了可靠的保障。

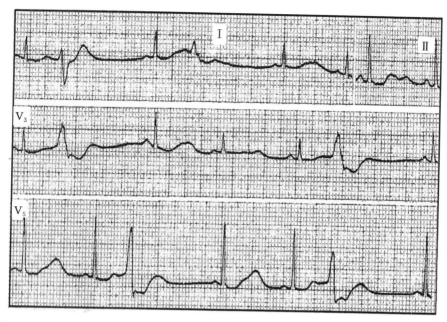

图 28－10　低钾血症引起多发多形性室性早搏及其后 QRS-T-U 波明显改变

患者，女，68 岁。临床诊断：原发性高血压，冠心病，心力衰竭，低钾血症（2.9 mmol/L）。心电图示：基本窦性心律欠匀齐，PP 间期 0.80～0.96 s，频率 62～75 bpm，PR 间期 0.13 s，QRS 波群时限 0.06 s，Ⅰ、V_3、V_5 导联 T 波低平，V_3 导联见 U 波（0.1 mV），QU 间期 0.56 s，Ⅱ导联 T-U 波分离、U 波 0.2 mV，ST 段各导联稍下移≤0.05 mV，可见 6 次提早出现、宽大畸形、配对相近、无相关心房波的早搏，其中Ⅰ导联呈主波异向的两种形态，为多发双形的室性早搏。醒目且需特别关注的是：①室性早搏后第 1 个窦性心搏 QRS 波群电压明显增高，见于 V_3 导联，而其他导联不显，考虑可能与 Brody 效应部分相关；②每个室性早搏长代偿间期后的第 1 个基本窦性搏动的 T-U 波均呈同向性融合型明显增高，Q-T-U 间期仍为 0.56 s，与不受该早搏影响的第 2 个窦性心搏 QU 间期一致（见清晰完整的 V_3 导联）。通常，室性早搏后 T 波改变较常见，U 波改变较少见，两者均可表现为如下 4 种类型：①振幅增高型；②振幅降低型；③极性转换型；④振幅阶梯型。同时呈现 T-U 波复合性改变者较罕见。本例 QRS-T-U 波皆发生改变实属罕见，而窦性搏动时低血钾型 U 波不明显，室性早搏后 T-U 波改变反而显著的有趣现象是罕见和特别之处。似乎提示室性早搏后 T-U 波心电图改变有时更能揭示和佐证电解质紊乱（低钾血症）。庆幸的是低钾血症通常是可逆的，在及时观测（心电图、血钾测定）和有效治疗的前提下，其发展和转归过程是可以预见的。

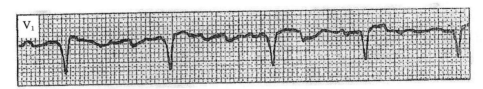

A. 用药前

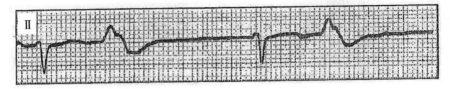

B. 用药后 7 天

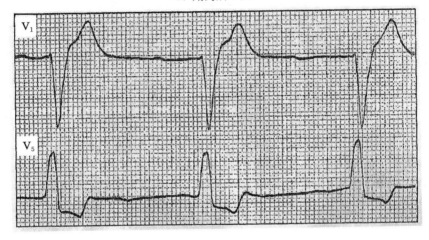

C. 用药后 10 天

图 28-11　心房颤动，洋地黄中毒引起三度房室阻滞，室性逸搏心律

　　患者，男，78 岁。临床诊断：冠心病，心力衰竭，心房颤动。图 A：洋地黄用药前，V_1 导联 P 波消失，f 波替代，RR 间期不等，室率约 70 bpm，QRS 波群时限 0.09 s，为心房颤动。图 B：洋地黄服药 7 天后，Ⅱ 导联仍无 P 波可觅，f 波变纤细，为交界性逸搏-室性早搏模式。图 C：洋地黄服药 10 天后，V_1、V_5 导联记录，f 波细小，QRS 波群宽大畸形，时限 0.14 s，呈完全性左束支阻滞型，频率 44 bpm，考虑为心房颤动，三度房室阻滞，室性逸搏心律。洋地黄类药物应用于临床已 200 余年，虽药用机制尚未完全知晓，但仍是宝刀不老，是临床上治疗心力衰竭有效的长期口服正性肌力药物。鉴于其有效治疗浓度和中毒浓度相隔较近，即药物安全浓度窗口较小。若没有及时连续观测临床反应及心电图改变、血清地高辛的浓度及血钾变化，极易发生中毒，而引发危及生命的心律失常。其预后在很大程度上取决于早期识别，因此熟识洋地黄中毒的相关特征性心电图改变，意义匪浅。尤需强调的是，当

怀疑洋地黄中毒时，心电图节律的多变性比节律的类型更为重要。1976 年 Wellens 总结了洋地黄中毒时节律演变的四条规则：①先前正常或快速心率患者出现缓慢性心律失常；②先前心率正常的患者出现快速性心律失常；③先前节律不规则的患者出现规则节律；④出现有规律的不规则性节律。本例为老年心脏病患者，服用洋地黄药前后心电图改变，明显可见节律的演变，除第②条外，余皆相符，即正常心率变为缓慢性心律失常，三度房室阻滞，室性逸搏心律。先前不规则的心房颤动节律转变为规则的室性逸搏心律。出现了逸搏-室性早搏这种有规律的不规则性节律。通常，室性早搏是洋地黄中毒最早和最常见的心律失常，发生率高达 50％，呈二联律是其中毒的特征性心电图改变之一。综上所述，本例结合临床及服药过程心电图改变考虑为洋地黄中毒，应无疑问，立即停药，当属必要。

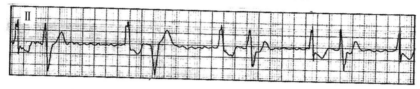

图 28-12　心房颤动，多形性室性早搏二联律

患者，女，67 岁。临床诊断：冠心病，心力衰竭。口服洋地黄药物后心电图Ⅱ导联记录：f 波替取消失的 P 波，心室节律呈短、长相间的二联律模式，奇数 R_1、R_7、R_9 形态相近，时限正常，提示为 f 波下传，R_3、R_5 形态无异，宽大畸形呈 R 型，延迟程度有别（1.16 s 和 1.40 s），但均大于其他奇数心搏，考虑为同源室性逸搏伴频率滞后改变。偶数 R_2、R_4、R_6、R_8 提早发生，QRS 波群宽大异样，时限>0.13 s，联律间期相近，互差<0.08 s，形态多变，提示为多形性室性早搏二联律。通常而言，接受洋地黄类药物治疗患者，心电图可表现为洋地黄效应和洋地黄中毒两部分，前者心电图改变主要是 QT 间期缩短及 ST-T 异常（鱼钩样改变），容易误判为心肌缺血。后者表现繁杂，尤以室性早搏二联律、双向性室性心动过速、房室阻滞、非阵发性交界性心动过速为特征性改变。中毒引起的心律失常可单独发生，不一定与其他系统中毒症状同时出现，与洋地黄用量大小也不一定成比例关系，既可发生于洋地黄过量时，也可发生于治疗剂量而且血洋地黄浓度正常范围时。对于有洋地黄中毒易患因素的患者，即使服用小剂量洋地黄也不能放松警惕。本例为心脏病患者，服用洋地黄后，出现提示中毒性心电图特征性改变，多形性室性早搏二联律，故务必要高度重视和警惕。停药的同时，首先确定有无低钾血症非常重要，因低钾血症是洋地黄毒性重要的决定因素之一。1978 年 Lehmann 等分析了 4 608 例因洋地黄中毒入院的心脏病患者，发现 13.1％合并低钾血症。低钾血症患者复杂室性早搏、室性心动过速、心室颤动、房室交界性心律、窦房阻滞及房室阻滞发生率更高。其次，还不容忽视洋地黄类药物（尤其是最常用的地高辛）和其他心血管药物的相互作用，增高血地高辛浓度在体内蓄积而发生中毒，促进某些恶性心律失常的发生。总之，对于接受洋地黄类药物治疗的患者应及时随访心电图，必要时测定血钾，发现洋地黄中毒心电图特征性改变时，需立即停服相关药物并给予相应的观察和处理。

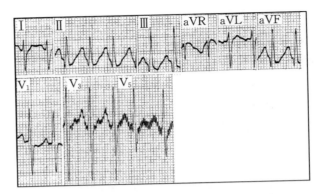

A. 窦性心动过速，T-U-P 融合明显的低血钾

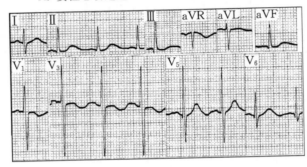

B. 血钾正常后心电图

图 28-13　低血钾及血钾正常后心电图

　　患者，男，5 岁。溺粪水后。图 A：溺粪水后 5 h，测血钾为 2.2 mmol/L。PR 间期 0.11 s，心房率 187 bpm，QRS 波群时限 0.06 s，T-U-P 融合。由于三者融合在一起，形成高耸 T 波，易误诊为室上性心动过速伴高血钾。图 B：48 h 后描图，测血钾已正常，心房率 107 bpm，T 波正常，U 波消失。

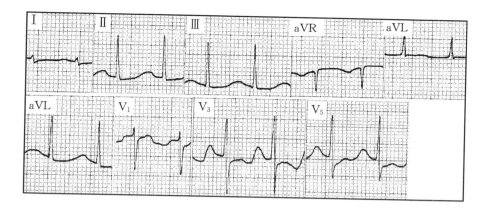

图 28-14   U-P 融合型低血钾

患者，女，14 岁。临床诊断：发热，血钾 3 mmol/L。PR 间期 0.16 s，QRS 波群时限 0.06 s，心房率136 bpm，为窦性心动过速。T 波普遍低平，V_3、V_5 导联，P 波与 U 波融合在一起，形成宽大的较高的 P 波，实为 U-P 融合，是低血钾的表现。

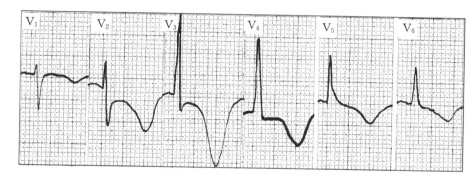

图 28-15   棉籽油中毒引起的低血钾

患者，女，28 岁。长期服用棉籽油引起棉籽油中毒，血钾1.7 mmol/L。本图只记录胸导联：PR 间期 0.12 s，QRS 波群时限 0.10 s，$V_2 \sim V_6$ 导联 ST 段下斜型压低 0.1～0.3 mV，T 波倒置 0.3～1.5 mV，QT 间期 0.52 s。

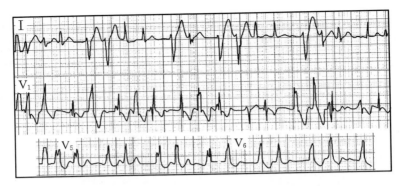

图 28-16　乌头碱中毒引起紊乱性心室律

　　患者，男，43 岁。因风湿病服用中药川乌、草乌各 10 g，服用 4 剂后，出现全身麻胀、呕吐，抬送入院。临床诊断：乌头碱中毒，经抢救痊愈。Ⅰ、V_1、V_5、V_6 导联示：V_1 导联的 QRS 波群时限≥0.12 s，心室率约 130 bpm，QRS 波群波形有 3 种以上，无明显规律可循，系紊乱性心室律；V_5、V_6 导联则见宽大畸形的 QRS 波群成对规律出现，长短间期不成倍数，提示为室性心动过速伴心室异位传出阻滞呈 3∶2 文氏现象。快速、多变的转换常是乌头碱中毒的特征，亦往往是心室扑动或心室颤动的前奏，需要立即处理。

第二十九章

其他常用心电学检查

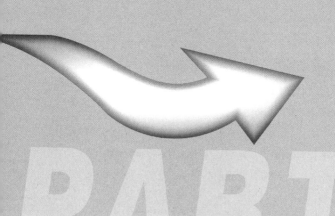

PART 29

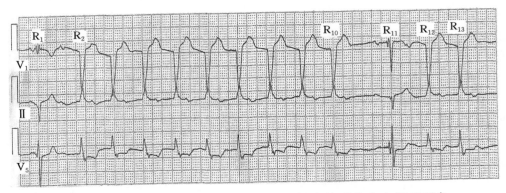

图 29-1　室性心搏和心室起搏性室性融合波诱发韦金斯基现象

　　患者，男，67 岁。临床诊断：因冠心病、三度房室阻滞，植入 VVI 起搏器 6 年。起搏频率设定为 60 bpm，开启频率负滞后功能。心电图 V_1、Ⅱ、V_5 导联同步连续记录：窦性 P 波规序发生，PP 间期 0.66 s，频率 90 bpm。Ⅱ、V_5 导联 P 波呈双峰增宽型，时限 0.12 s，$PtfV_1-0.12$ mm·s，示左心房异常。心室心律可见相同规律的 $R_1 \sim R_{10}$ 和 $R_{11} \sim R_{13}$ 两组分隔鲜明，其中每组的首发心搏 R_1、R_{11} 形态相近，延迟发生（$R_{10}R_{11}$ 间期 1.20 s，R_1 因前无记录，推测同理），两者其前皆可见窦性 P 波，PR 间期分别为 0.12 s 和 0.32 s，是其共性所在。后者有明显起搏脉冲信号相伴，而前者则无视其差异所见。而房室关系及 R_1、R_{11} 确切形成机制待定。第 1 组 $R_2 \sim R_{10}$ 提早连续出现，QRS 波群宽大畸形，呈左束支阻滞型，频率 90 bpm，$R_1 R_2$ 联律间期 0.88 s。第 2 组 R_{12}、R_{13} 提前成对发生，形态、频率与前组相同，不同的是 $R_{11}R_{12}$ 联律间期缩短为 0.76 s。仔细观测不难发现：无论是左束支阻滞型的第 1 组系列搏动，还是第 2 组的成对搏动，其前均有恒定一致的长 PR 间期 0.42 s，形成 1∶1 房室传导关系。R_{10} 后其同样位置（T 波峰顶处）的窦性 P 波（P_{11}）出现下传中断，QRS 波群脱落。对于该类左束支阻滞型搏动的归属，考虑有以下两种可能：①源自于心室的成对早搏及心动过速，巧合形成等频性房室分离；②窦性心律，完全性左束支阻滞伴房室阻滞（PR 间期延长＋二度Ⅱ型），房室阻滞部位可能在房室结内。结合联律间期的差异性、房室传导（PR 间期）的相同性，可除外①的可能。有了②的判定，故可确定 R_1 与其前 P 波无关，为室性源的逸搏可能性大，R_{11} 也因 P 波下传空间有限而无关联。其 QRS 波群变形考虑为右心室起搏心搏与左心室源（右束支阻滞型的 R_1 源）共同激动心室形成的起搏性室性融合波。为何原有的三度房室阻滞，突变为②的阻滞类别，且均接续于 R_1 室性心搏和 R_{11} 起搏性异-室性融合波后，是无约定的巧遇，还是另有成因，显然后者的可能性大，其机制为韦金斯基现象所致。即 R_1 室性搏动，作为强刺激逆传至房室交界阻滞区，降低其应激阈值，使 P_2 得以下传形成 R_2，为韦金斯基易化作用，其后 $R_3 \sim R_{10}$ 均被相关窦性 P 波连续下传，则为韦金斯基效应。同理，R_{11} 起搏性室性融合波，作为强刺激再次逆传阻滞区，降低其应激阈值，P_{13} 下传成功，为易化作用，其后 P_{14} 仍继续下传形成 R_{13}，为效应显现。韦金斯基现象是病理性阻滞的一种短暂改善、恢复和回归，包括易化作用和效应两个部分，前者促进传导功能的改善，后者则使已经改善的传导功能在短时间内得以维持。其能否发生取决于两个因素：①逆行传导对房室阻滞区刺激的强度；②窦性激动到达的时间，即 P 波与室性或交界性逸搏的时间（RP 间期）。只有 RP 间期在一定范围内的窦性 P 波方能下传，较早或较晚到达的窦性激动皆下传受阻。本例两组韦金斯基现象中，RP 间期分别为 0.48 s 和 0.40 s，提示在此区间内（0.40～0.48 s）的窦性 P 波可缓慢下传心室。对比既往心电图（尤其是起搏器植入前心电图），建议患者行动态心电图检查皆可获得更多有价值的资料（包括起搏信息）来证实与证伪。

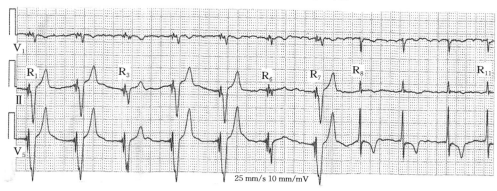

图 29-2 心房扑动，VVI 起搏心律，起搏器功能正常，偶见起搏性房-室室性融合波

　　患者，男，77 岁。临床诊断：冠心病，心脏扩大，心源性晕厥。安装 VVI 起搏器后 4 年，设置的基本起搏周期 1.00 s，频率 60 bpm。心电图 V_1、Π、V_5 导联同步连续记录：心房波低小匀齐，形态几乎未变（V_1 导联负向，$R_1 \sim R_3$ 间偶见极性转换呈正向），频率 333 bpm，为心房扑动偶伴 F 波极性逆转。$R_8 \sim R_{11}$ 欠匀齐，变化于 0.84～0.96 s 之间，形态正常一致，QRS 波群时限 0.08 s，V_1、Π 导联 T 波浅倒，V_5 导联对称倒置明显，FR 间期长短不一，为心房扑动不同比例房室传导。$R_1 \sim R_7$ 连续发生、宽大畸形，有 3 种形态，其前均有钉样起搏信号，频率 60 bpm，为有效性 VVI 起搏心律（心室起搏心律），FR 间期长短无序，表明房室之间无固定关联。R_3、R_6 形态有别，时限分别为 0.18 s 和 0.16 s，介于其他起搏心搏（0.20 s）与心房扑动下传之心搏（$R_8 \sim R_{11}$）之间，为不同程度起搏性为主的房-室室性融合波。临床实践中，房-室室性融合波可有 3 种表现模式：①房性异位冲动与室性异位冲动在心室内发生绝对干扰，形成室性融合波。②心房颤动或心房扑动下传的室上性心搏与室性早搏或室性逸搏共同激动心室形成的室性融合波。③心房颤动或心房扑动下传心室的室上

性心搏与心室起搏心搏共同激动心室形成的起搏性室性融合波。后者由心房颤动下传者较心房扑动下传者多见，故本例属较罕见的心房扑动型起搏性房-室室性融合波。此外，V_5 导联非起搏性心房扑动下传心搏（R_8～R_{11}），除极正常，复极 T 波却明显倒置异常，类似"冠状T 波"，对于这种心室起搏后 T 波改变，鉴别是原发性 T 波异常，还是电张调整性 T 波改变或两者兼而有之，有时较难区分，极易造成心电图误漏诊，延误患者的治疗时机。而两者判别又十分重要，前者多由心肌缺血、劳损等病理性因素所致，属器质性改变。后者是起搏后正常的电生理现象，属功能性变化。故如下 4 种情形分析心室起搏心电图时要注意：①电张调整性 T 波改变酷似下壁、前侧壁心内膜下心肌梗死、亚急性心肌梗死或急性心肌缺血，容易误诊为病理性 T 波改变。解读时需密切结合临床，综合对其进行鉴别。②心室起搏后出现宽大畸形 QRS-T 波群，两波群极性相反，起搏后将会掩盖急性心肌梗死的图形，极易漏诊急性心肌梗死。故临床上遇到安置起搏器的胸痛患者，应格外注意每隔 0.5～1 h 复查心电图作对比分析（包括既往无症状时的起搏心电图），并密切结合临床情况、心肌酶谱、肌钙蛋白等，直至诊断明确，千万不可漏诊。否则，后果严重。③在非起搏心动周期内，易将原本即存在的心肌缺血、劳损型 T 波改变误诊为电张调整性 T 波改变。④患者原本就有原发性 T 波改变，植入起搏器后，T 波可能由倒置转为低平或直立，掩盖了病理性 T 波改变，这种伪善性T 波变化，可能误认为心脏供血得以好转和恢复而放弃继续治疗。2005 年 Alexei Shvilkin 在发表的文章中，通过对比 40 例缺血性 T 波患者以及 13 例起搏器术后出现 T 波记忆在心电向量上的分布关系，总结了以下 3 个鉴别要点：①aVL 导联 T 波正向。② I 导联 T 波正向或位于等电位线。③胸导联 $T_{WImax} > T_{WⅢ}$（胸前导联 T 波最大倒置幅度大于Ⅲ导联 T 波倒置幅度）。这三项指标诊断 T 波记忆的敏感性为 92%，特异性为 100%。本例心室起搏心律后 T 波倒置，出现在 R 波向上为主的Ⅱ、V_5 导联（明显）、$TV_5 > T_Ⅱ$（推测 $T_{WImax} > T_{WⅢ}$），该倒置T 波方向与起搏 QRS 波群主波方向一致，均支持和提示应考虑为电张调整性 T 波改变所致，若有全面系列心电图（最好 12 导联同步）对比观察该 T 波的逐渐消失及恢复过程（心脏记忆现象和累积作用），又无临床症状、心肌酶谱、肌钙蛋白等异常，则功能性电张调整性 T 波改变可明确。

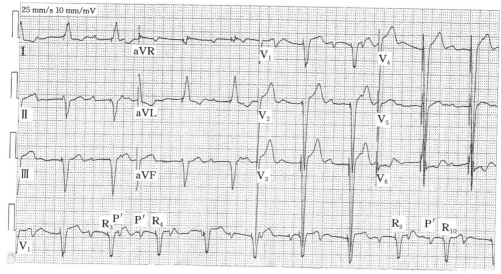

图 29-3　窦性心律与 VVI 起搏心律形成完全性阻滞性房室脱节，偶发窦性早搏、房性早搏及一过性 QRS 波群电交替

　　患者，男，83 岁。临床诊断：因原发性高血压，冠心病，三度房室阻滞，植入 VVI 起搏器 6 年余。起搏频率设定 60 bpm。心电图上下 4 条为非同步记录，上 3 条系 12 导联同步记录，3 导联分别显示。可见窦性 P 波有序发放，PP 间期 0.60 s，频率 100 bpm，PtfV$_1$ —0.14 mm·s，提示左心房异常。QRS 波群宽大畸形，呈完全性左束支阻滞型，其前皆有钉样起搏信号，起搏频率 60 bpm，符合 VVI 右心室起搏征象。心房率＞心室起搏频率，P 波与起搏心律无关联。特殊和极易忽漏的是 I、aVL、V$_6$ 导联 R$_1$ 起搏 QRS 波群之 T 波后均可见倒置 U 波和正负双向 U 波（V$_6$ 导联）。这种心室起搏心搏伴 U 波倒置与束支阻滞、室性异位心搏或节律伴 U 波倒置，均较罕见，前者似乎更少见，对于其发生机制和临床意义，尚不清晰，是否与窦性心律伴正常 QRS 波群的 U 波倒置相同或不同，皆有待于更多病例资料的积累进一步的研究。下条 V$_1$ 节律导联连续记录：窦性心律与心室起搏节律仍旧各自为营、互不相关，无论窦性 P 波发生于起搏周期任何时相均不能下传夺获心室，形成起搏源性的完全性阻滞性房室脱节。这种电活动的房室脱节因导致房室机械活动的分离，房室间失去正常协调同步的激动顺序，长时间存在对血流动力学影响较大，严重者可发生 VVI 起搏器综合征。故优先考虑安置生理性双腔起搏器（DDD 起搏器），较为理想和合宜。此外，如下两种罕见变化，值得关注：①R$_3$、R$_9$ 之后的 P 波提早出现，前者形态与窦性 P 波无异，PP 联律间期为 0.46 s，呈等周期代偿间期（等于窦性周期 0.60 s），可判定为窦性早搏。后者形态与窦性 P 波略异（负向波明显），联律间期 0.48 s，呈不完全性代偿间歇，符合房性早搏征象。常规心电图，能捕获到这种显现于三度房室阻滞中的窦性早搏或/和房性早搏，概率不高是原因之

一，漏诊率高是原因之二，两者共同推高了其罕见度。本例为起搏源性三度房室阻滞伴偶发窦性早搏和房性早搏并存，实属罕见。②R_7~R_8 和 R_9~R_{11} 两组时限一致的起搏 QRS 波群呈低（0.8 mV）高（1.0 mV）交替和低（0.8 mV）→中（0.9 mV）→高（1.0 mV）递增样阶梯型交替。这种起搏性电交替（包括阶梯型），文献罕有报道，缺乏认知，变化差异较小导致漏诊可能是重要的影响因素。依据其波形变化理论上可分为以下 4 种：①起搏性 P 波电交替。②起搏性 QRS 波群电交替。③起搏性 T 波电交替。④起搏性 U 波电交替。本例无疑属于②，其发生机制可能与心室内部分组织不应期的交替性延长变化和周期性延长变化，造成室内 2：1 阻滞和文氏型阻滞有关。

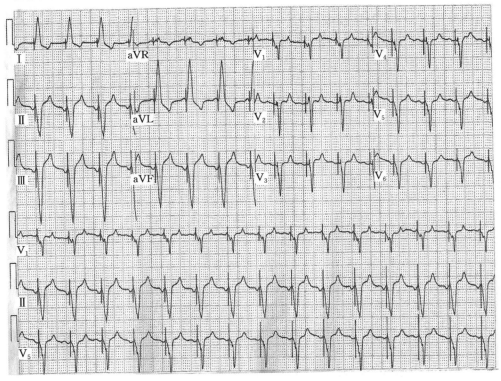

图 29-4　容易漏诊的 DDD 起搏器 2：1 房室传导

　　患者，男，81 岁。有反复晕厥史，临床诊断：冠心病，三度房室阻滞，交界性逸搏心律，植入 DDD 起搏器 2 年。起搏器相关参数不详。心电图上 3 条同步 12 导联记录：宽大畸形的 QRS 波群匀齐出现，RR 间期 0.66 s，频率 90 bpm，其前均有起搏钉样信号，表明心室节律为右心室起搏所致。下壁导联起搏 QRS 波群前有倒置心房波，aVR、aVL 导联则可见正向心房波，PV 间期 0.08 s，1：1 的房室顺序规律提示 VAT 模式起搏，然而 PV 间期显然不支持。观察心房波最佳 V_1 导联，果然征象有别，T 波上有心房波重叠，起搏信号也叠加于心房波上，房波形态相近，测量各房波（PP）间距恒定一致为 0.33 s，频率 180 bpm，考虑为 2∶1 传导的房速可能性大。下 3 条 V_1、Ⅱ、V_5 导联同步连续记录可见，2∶1 房室传导规律仍旧，仔细观察Ⅱ导联 ST-T 交接处有重叠的负向切凹，实为倒置 P 波所致。这种较隐蔽的心房波辨别较为困难，容易漏诊，同步 V_1 导联比照和矛盾性改变有利于判别。DDD 起搏器的上限频率特征是起搏器计时周期中非常重要的一面。当心房率病理性地增加到一定程度（如房性心动过速、心房扑动）后，心室起搏不会完全追踪快速的心房频率，而是显现有利于心脏功能和节约电能的 2∶1～3∶1 房室传导或文氏型房室阻滞，呈现房室非同步现象。本例虽相关起搏参数不详，但房速的频率＞设定的上限频率是毫无疑问的，且此频率肯定大于总心房不应期（TARP）决定的频率，形成心室起搏频率固定的 2∶1 房室阻滞。

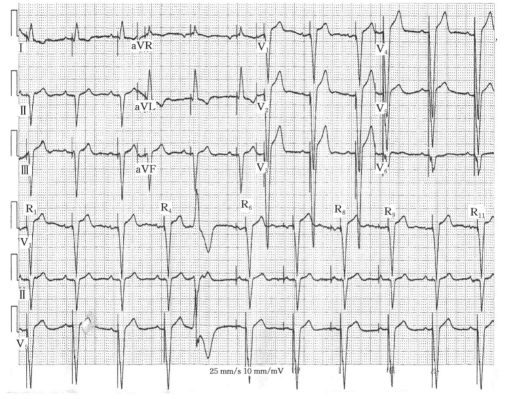

图 29-5　DDD 起搏器显现两种工作模式

患者，男，78 岁。临床诊断：原发性高血压，糖尿病，病态窦房结综合征，植入 DDD 起搏器 5 年余。相关起搏参数设置不详。上 3 条为同步 12 导联记录 3 导联分别显示：窦性 PP 间期 0.96 s，频率 62 bpm，宽大畸形的 QRS 波群均由心室起搏脉冲所引发，PV 间期 0.20 s。为心房感知后触发心室起搏的 VAT 模式。下条 V_1、Ⅱ、V_5 节律导联同步连续记录：R_1～R_4，其前有相关窦性 P 波和起搏信号为伴，PV 间期 0.20 s，与上 3 条起搏模式无异。R_5 系提早出现宽大异形的 QRS-T 波群，为室性早搏；$R_6 \sim R_8$ 系列搏动为 DDD 模式起搏，AV 间期 0.20 s，起搏频率 60 bpm，低于 $R_1 \sim R_4$ 的窦性频率，起搏室性逸搏周期（$R_5 R_6$ 间期）1.10 s，表明室性早搏重整了起搏器的节律。$P_9 \sim P_{11}$ 为 PP 间期 0.94 s，频率略增快（64 bpm）的窦性 P 波，PV 间期 0.20 s，系又恢复的 VAT 模式起搏。P_9 波上升肢起始处重叠有功能性失夺获的心房起搏脉冲，AV 间期 0.19 s，稍短于其他 AV 间期。并非心房感知和起搏障碍，为伪房性融合波。本例 DDD 起搏器所表现的起搏模式转换与室性早搏和自身窦性心律快慢有关。原本较快的窦性频率形成 VAT 模式起搏时，室性早搏所致的重整性代偿间期促发了 DDD 模式起搏的转换，当窦性频率再次超过起搏器下限频率时，又重新恢复和夺回了 VAT 模式起搏权。然无论起搏模式如何变化，起搏器功能正常，能始终保持房室协调同步的生理功能和最佳的血流动力学效果，就是患者最大的福音。

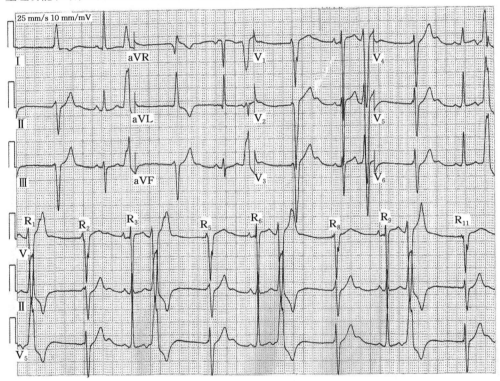

图 29-6　窦性心搏-室性早搏-异源室性逸搏所形成的三联律

　　患者，女，70 岁。临床诊断：冠心病，糖尿病。心电图上下 3 条系非同步记录，现以下 3 条 V_1、Ⅱ、V_5 节律导联同步连续记录解读。规律性呈现是本图的特色所在。表现为：①窦性心律的有序性。P 波匀齐发生，PP 间期 0.88 s，频率 68 bpm，R_3、R_6、R_9 为窦性 P 波下传，余窦性 P 波散落重叠于其他 QRS-T 波中发生干扰性传导中断，P 波时限 0.12 s，为左房异常；

②QRS波群呈三联律模式的规律性。即窄（窦性）-宽（早搏）-宽（逸搏），联律间期和代偿间期（早搏-逸搏间期）一致分别为 0.44 s 及 1.20 s，依据早搏-逸搏 QRS 波群各自相同，两者明显相异和无相关 P 波（早搏 T 波有窦性 P 波重叠，逸搏的 QRS 波群起始部或其中见窦性 P 波叠加）的心电征象，本例可判为窦性心搏-室性早搏-异源室性逸搏三联律。对于这种有序的组合模式，一定切记，不能因为有长的逸搏周期（1.20 s，频率 50 bpm），而误判为窦房结有起搏和传导功能障碍，此时窦性 P 波的测定方是鉴别的关键。本例窦性心律正常即可佐证无窦房结病变。

二、动态心电图

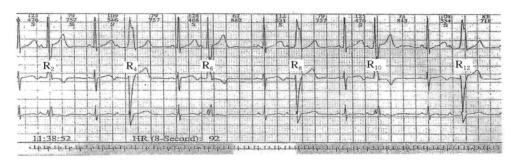

图 29-7　房性早搏二联律伴交替性左、右束支阻滞

　　患者，男，55 岁。临床诊断：冠心病。动态心电图片段如图所示。R_2、R_4、R_6、R_8、R_{10}、R_{12} 提前出现，其前面均可见 P′波，且 PP′联律间期固定（0.42 s），表明为房性早搏二联律。房性早搏下传产生的 QRS 波群宽大畸形，呈交替性左、右束支阻滞图形。第一个早搏下传心室时（R_2），右束支仍处于不应期，激动沿左束支下传，此时有两种可能：①右束支处于有效不应期，激动在右束支传导中断；②右束支处于相对不应期，激动在右束支传导延缓，左束支先激动，右束支后激动，表现为 CRBBB 图形。第二个早搏下传心室时（R_4），P′R 间期较前明显延长（0.22 s），QRS 波群呈 CLBBB 图形，考虑激动沿右束支缓慢下传、左束支传导中断或比右束支传导更慢所致（PP′联律间期固定，基本排除房内传导及房室结传导延迟的可能）。R_4、R_8、R_{12} 的 P′R 间期不一致，可能是激动沿右束支下传的速度不同所致。

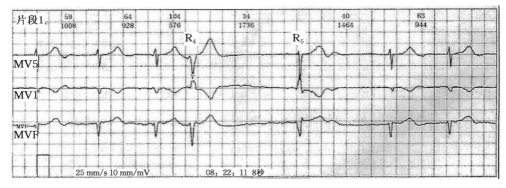

A

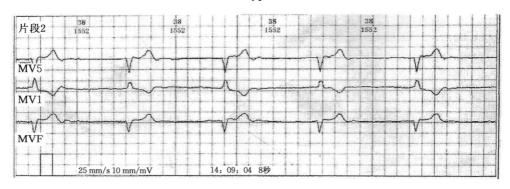

B

图 29-8　心房颤动、偶发室性早搏及室性逸搏、间歇性三度房室阻滞及室性
　　　　逸搏心律

　　患者，男，102 岁。临床诊断：冠心病。动态心电图片段如图所示。图 A 未见窦性 p 波，代之以大小形态不一的细颤波，提示基本节律为心房颤动。R₄ 提前出现、宽大畸形，且有类代偿间歇，为室性早搏，其后可见室性逸搏（R₅）。图 B 心室率缓慢而整齐，RR 间期 1.52 s，QRS 波群宽大畸形，时限 0.12 s，可诊断为心房颤动、间歇性三度房室阻滞、室性逸搏心律。

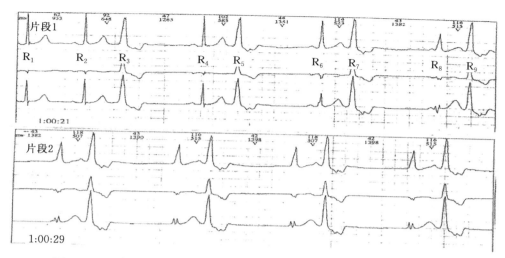

图 29 - 9　窦性心律-室性早搏二联律及室性逸搏-室性早搏二联律

　　患者，女，42 岁。临床诊断：阵发性心悸半年来诊。动态心电图片段如图所示（片段 1、2 为连续记录）。片段 1：R_1、R_2、R_4 的 PR 间期 0.16 s，QRS 波群时限 0.08 s 为窦性心律，R_3、R_5、R_7、R_9 提前出现且宽大畸形，为室性早搏二联律。R_6、R_8 前面可见窦性 P 波，但 QRS 波群形态与窦性不一致，考虑为室性早搏后代偿间歇发生的室性逸搏（呈室性融合波）。片段 2：QRS 波群宽大畸形，时限 0.12 s，RR 间期一长一短，结合片段 1 考虑为室性逸搏-室性早搏二联律。

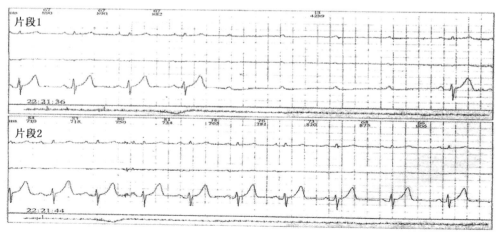

图 29 - 10　窦性心律、间歇性高度房室阻滞伴短暂心室停搏

　　患者，男，76 岁。临床诊断：晕厥查因。动态心电图片段如图所示。窦性 P 波规律出现，PR 间期 0.18 s，$P_4 \sim P_8$ 后无下传的 QRS 波群，导致长 RR 间期达 4.28 s，期间无交界性逸搏

或室性逸搏。诊断考虑为：窦性心律、间歇性高度房室阻滞伴短暂心室停搏，治疗上首选需植入永久性心脏起搏器。

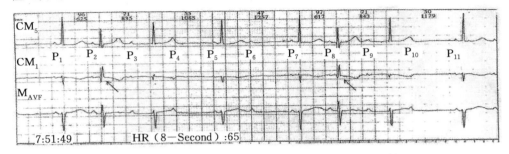

图 29 - 11　房室结双径路、二度 I 型房室阻滞

　　患者，女，48 岁。临床诊断：心律失常来诊。动态心电图片段如图所示。窦性 P 波规律出现，PR 间期逐渐延长，$P_2 \sim P_3$ 及 $P_8 \sim P_9$ 的 PR 间期可见跳跃延长>0.06 s（从 0.16 s 延长至 0.36 s，延长 0.20 s），提示存在房室结双径路。P_4、P_6、P_{10} 后 QRS 波群脱落，提示存在二度 I 型房室阻滞。P_2、P_8 后的 QRS 波群增宽变形，考虑为快频率依赖性的不完全性右束支阻滞。

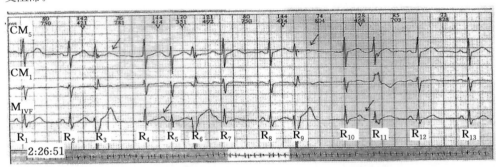

图 29 - 12　窦性心律、室性早搏三联律（插入性）、干扰性 PR 间期延长

　　患者，男，56 岁。临床诊断：冠心病。动态心电图片段如图所示。基本节律为窦性心律，R_3、R_6、R_9 提前出现且宽大畸形，QRS 波群时限 0.12 s，前面没有相关的 P 波，为室性早搏三联律。R_4、R_5 前面似乎没有 P 波，但仔细观察发现，R_3 的 T 波呈双峰、有切迹，R_4 的 T 波也增宽变形，实为 T 波内隐藏了一个 P 波、TP 融合所致。PP 间期恒定，三个室性早搏均为插入性室性早搏，室性早搏后 PR 间期长达 0.56 s，原因是室性早搏逆向隐匿性传导影响了房室结，使房室结前传延缓，不排除房室结双径路，可进一步做电生理检查以鉴别。R_{11} 宽大畸形，呈 CRBBB 图形，为室内差异性传导所致。

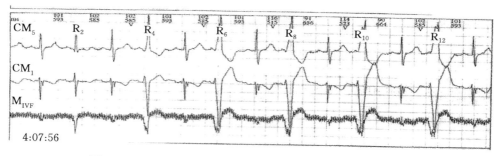

图 29-13　窦性心律、室性早搏二联律、室性融合波

患者，男，25 岁。临床诊断：心肌炎后遗症期复诊。动态心电图片段如图所示。窦性 P 波规律出现，PR 间期 0.16 s，QRS 波群时限 0.10 s，部分 QRS 波群（R_2、R_4、R_6、R_8、R_{10}、R_{12}）宽大畸形，时限 0.12 s。前面均有窦性 P 波，PR 间期缩短，起始粗钝，考虑：①心室预激？②室性早搏二联律？但仔细观察发现，增宽的 QRS 波群形态不一致，缩短的 PR 间期也不一致，因此排除预激，这些宽大畸形的 QRS 波群诊断为室性早搏，部分呈室性融合波（融合程度不同）。

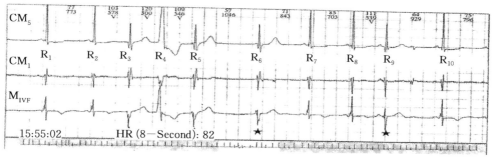

图 29-14　多源室性早搏、室性并行心律

患者，女，49 岁。体检发现心电图异常，动态心电图片段如图所示。R_1、R_2 PR 间期 0.12 s，QRS 波群时限 0.09 s，为窦性心律，R_3 提前出现且宽大畸形，时限 0.12 s，为室性早搏，R_4 为另一起源的室性早搏，其后可见 P′ 波。R_5、R_6 形态和 R_3 一致，且前面无相关的 P 波，同样为室性早搏。仔细测量发现，$R_3R_5 = R_5R_6$（1.04 s），此时需考虑室性并行心律的可能。R_7、R_8 为窦性心律，R_9 提前出现，前面可见 P′ 波，为房性早搏，但其 QRS 波群形态介于窦性心律和室性早搏之间，考虑为房性早搏下传和室性早搏共同形成的室性融合波，且 R_6R_9 间期为 2.08 s，约等于 2 倍 R_5R_6，更支持室性并行心律诊断。

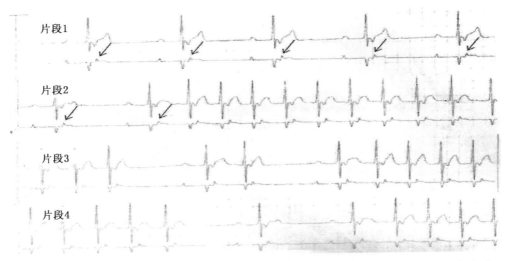

图 29-15 阵发性室上性心动过速（顺向型房室折返性心动过速）、一度房室
阻滞

患者，女，35 岁。临床诊断：阵发性心悸，突发突止。动态心电图片段如图所示。片段
1：窦性心律，QRS 波群时限 0.08 s，一度房室阻滞（PR 间期 0.35 s），每个 QRS 波群后的
ST 段上均可见一个 P′波，RP′间期 0.10 s，此时有两种可能：①房性早搏二联律，未下传？
②隐匿性旁路，室房逆传？片段 2：R₁、R₂ 后出现同样的 P′波，且 R₂ 后诱发室上速，RP′固
定（0.10 s），MV₁ 导联 P′波直立，诊断考虑左侧隐匿性旁路参与的顺向型房室折返性心动过
速。24 h 记录到此类型心动过速反复发作（片段 3、片段 4），且都发生于窦律时，有一个重
要因素是伴有一度房室阻滞，房室结前传延缓使得激动通过旁路逆传时心房能脱离有效不应
期，形成折返。患者最终接受射频消融治疗。

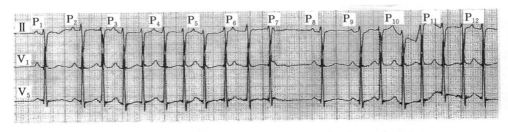

图 29-16 房室结双径路、房室结非折返性心动过速

患者，女，64 岁。临床诊断：阵发性心悸 10 年、加重 1 个月来诊，动态心电图片段如图
所示。窦性 P 波规律出现，从第二个 P 波开始，每个 P 波后跟随 2 个 QRS 波群，时限
0.10 s，连续出现 5 组，QRS 波群形态一致，考虑：①插入性交界性早搏？②房室结双径路、

房室 1：2 传导？24 h 动态心电图中此现象反复出现，且每次均以短阵心动过速形式出现，无单独出现的交界性早搏和代偿间歇，因此考虑为房室结双径路、房室 1：2 传导所致的房室结非折返性心动过速。此图还需注意的是，心动过速时快径和慢径的 PR 间期分别逐渐延长直至脱落（P_7），提示存在快、慢径的文氏现象。此患者经心内电生理确诊为房室结双径路，并行射频消融治疗，术后无类似心动过速发作。

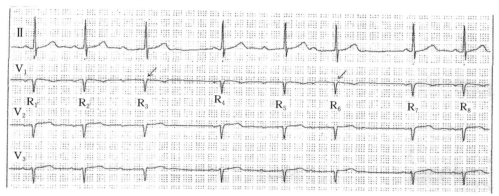

图 29 - 17　房室结双径路、房室结内单次折返激动

患者，女，62 岁。临床诊断：室上速（慢快型房室结折返性心动过速）射频术后复查。动态心电图片段如图所示。$R_1 \sim R_3$ QRS 波群时限 0.08 s，为窦性心律，从 $P_2 \sim R_2$ 到 $P_3 \sim R_3$ 的 PR 间期跳跃延长＞0.06 s，提示存在房室结双径路。R_3 后出现较长的 RR 间期，期间无窦性 P 波，也无明显的异位 P′波，但仔细观察发现，R_3 在 $V_1 \sim V_3$ 导联可见 r′波，与 R_1、R_2 形态不同，实际上，此处的 r′波是激动经房室结快径逆传心房形成折返所致。R_5、R_6 的 PR 间期延长，说明激动经房室结慢径前传，R_6 后也有经快径逆传形成的 P′波（房室结内单次折返）。此患者全程记录无室上速的发作。

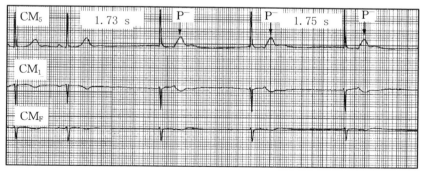

A

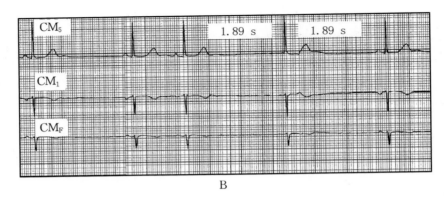

图 29-18　二度Ⅱ型窦房双向阻滞伴交界性逸搏节律及窦房传导延
缓和频率滞后现象

　　患者，女，62 岁。临床诊断：冠心病，病态窦房结综合征（传导障碍型）。图 A、图 B 为非连续记录，心电图呈现如下特点。①二度Ⅱ型窦房阻滞：测量可得图 B P_1P_2 和 P_3P_4 两次长间期分别是窦性周期（P_2P_3）的 2 倍和 4 倍，其间无异位 P 波，表明各有 1 次和 2 次 P-QRS-T 同时缺如。图 A P_2 后突显长间期示属同型。②交界性逸搏及逸搏心律伴逆行传导延缓：因存在二度窦房阻滞，根据图 A R_3～R_5 和图 B R_4 4 次心搏的 QRS 波群时间、形态及延迟出现不难判定为被动性的生理性保护机制所致的交界性逸搏和逸搏心律。然而令人关注的是，该 4 次 QRS 波群后 ST-T 交界处均伴有一明显相关的逆行 P 波，RP′间期 0.28 s，较前向传导正常的窦性 PR 间期（0.14 s）明显延长，为典型的逆行传导延缓或一度窦房阻滞。这种前向性传导正常而逆向传导异常的相悖现象，为单向阻滞的表现类型之一。③频率滞后现象：如图所见，图 A 交界性逸搏灶频率周期相当稳定，仅变化于 1.73～1.75 s；而图 B（仅隔 16 s）P_1P_2 长间期大于逸搏周期，未见预期的逸搏发生。R_4 出现时，其逸搏周期（R_3R_4 1.89 s）方得以显现，亦较图 A 各逸搏周期明显推后。此种现象若能除外逸搏灶发放不齐，可称之为"频率滞后现象"，该概念"移植"于起搏心电图。本例考虑与此相关。④三度窦房传入阻滞：逸搏灶每搏均能逆传心房，但皆未能对窦性心律点产生重整或影响，表明窦房之间尚存有传入阻滞。

　　综上所述，本例是一帧貌似简单却内涵丰富，表现为既有双向窦房阻滞又有房室延缓的双层次传导障碍并存和交界性逸搏灶显现频率滞后的"立体心电图"。

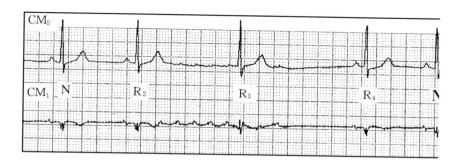

图 29 - 19　阵发性心房扑动伴窦房干扰及连续性前向性隐匿性传导酷似
　　　　　二度房室阻滞

　　患者，男，60 岁。临床诊断：冠心病，心律失常。动态心电图。R_1、R_2、R_4、R_5 之前的 PR 间期 0.16 s，QRS 波群时限 0.08 s，为窦性心搏，R_2 之 T 波终末出现连续 5 个快速、规整、一致的异形心房波，频率 272 bpm，据此可判断为阵发性心房扑动。有待解析的是：R_3 系交界性逸搏还是心房扑动波下传所致。若为前者，则其前的 5 个扑动波和其后的 3 个扑动波皆与之无关，应考虑尚存二度房室阻滞之可能，然而当 R_3R_4 间期（1.72 s）明显大于交界性逸搏周期 R_2R_3（1.40 s）时，并未产生第 2 次逸搏，显然与此种可能性相悖。故 R_3 应为 5∶1 传导所致。此比例传导，有文献指出，亦不能除外二度房室阻滞，但结合心房扑动终止前后正常房室传导时间（PR 间期 0.16 s）的窦性心搏，则更倾向于以连续性前向性隐匿性传导解释此现象更趋合理。晚近已有多项研究认为，心房颤动并二度房室阻滞的病例中，通过复律后对比观察，隐匿性传导是造成该种假性阻滞的真正原因。隐匿性传导是一把双刃剑，导致突然过缓的心室率或停搏是其不利的一面，本例与之基本吻合，不容忽视。此外，包含有心房扑动节律前后的长窦性 P_2P_3 间期恰好是基本窦性周期（P_1P_2）的 3 倍，说明有两次窦性激动外传时与心房扑动激动同时或几乎同时于窦房交界区发生绝对干扰。换言之，窦性周期并未因短暂性阵发性心房扑动而被打乱和受侵袭。这是本例的另一大特点，亦是心电分析中常易忽略之处。

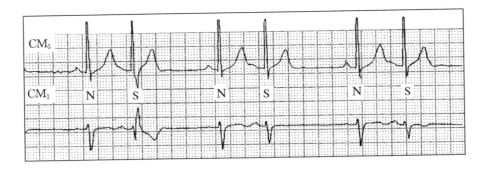

A

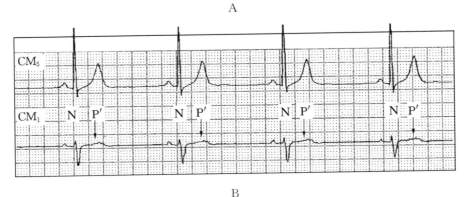

B

图 29 - 20　间歇发生的受阻型和非受阻型房性早搏二联律

患者，男，50 岁。临床诊断：心律失常查因。动态心电图。图 A、图 B 为同一患者的非连续记录。图 A：呈二联律形式发生。R_1、R_3、R_5 的 PR 间期 0.17 s，QRS 波群时限 0.08 s，为窦性心搏，R_2、R_4、R_6 为提早心搏，其前各有与之相关的异形 P′ 波，PR 间期 0.20 s，（CM_1 导联尤为明显）。R_2 明显变形增宽，呈完全性右束支阻滞型；R_4 和 R_6 的窦性 QRS 波群变形较小，表明房性早搏下传心室有不同程度室内差异性传导。图 B：房性二联律模式消失，酷似显著窦性心动过缓，然稍加辨认不难发现 CM_1 导联每个 QRS 波群的 T 波上重叠有一与图 A 条（CM_1 导联）形态一致的 P′ 波，P′ 波落在窦性心搏房室交界区的不应期内，故使房性早搏下传受阻，二联律的诊断得以明确。本例的有益启示是：①二联律型搏动的突然消失或变更，往往能用一元论解释，而受阻型房性早搏二联律是其最常见的表现形式；②CM_1 或 V_1 导联是显现心房波的最佳导联，解析时尤为重要。

图书在版编目（ＣＩＰ）数据

临床疑难罕见心电图图谱及解析 / 史训凡等主编. —长沙：
湖南科学技术出版社，2024.4
ISBN 978-7-5710-2817-6

Ⅰ．①临… Ⅱ．①史… Ⅲ．①疑难病－心电图－图谱
Ⅳ．①R540.4-64

中国国家版本馆 CIP 数据核字(2024)第 066299 号

LINCHUANG YINAN HANJIAN XINDIANTU TUPU JI JIEXI
临床疑难罕见心电图图谱及解析
主　　编：史训凡　刘　琼　彭欣辉　张　蓉　马　颖　李湘民
出 版 人：潘晓山
责任编辑：李　忠　杨　颖
出版发行：湖南科学技术出版社
社　　址：长沙市芙蓉中路一段 416 号泊富国际金融中心
网　　址：http://www.hnstp.com
湖南科学技术出版社天猫旗舰店网址：
　　　　http://hnkjcbs.tmall.com
邮购联系：0731-84375808
印　　刷：湖南省众鑫印务有限公司
　　　　（印装质量问题请直接与本厂联系）
厂　　址：长沙县榔梨街道梨江大道 20 号
邮　　编：410100
版　　次：2024 年 4 月第 1 版
印　　次：2024 年 4 月第 1 次印刷
开　　本：710mm×1000mm　1/16
印　　张：25.25
字　　数：407 千字
书　　号：ISBN 978-7-5710-2817-6
定　　价：98.00 元